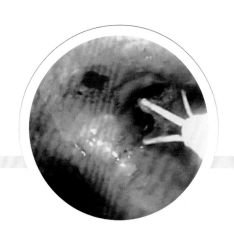

呼吸介入
诊疗新进展

名誉主编　王广发　李时悦

主　　编　王昌惠　范理宏

副 主 编　宋小莲

上海科学技术出版社

图书在版编目（CIP）数据

呼吸介入诊疗新进展/王昌惠，范理宏主编.—上
海：上海科学技术出版社，2015.6
ISBN 978-7-5478-2464-1

Ⅰ.①呼⋯ Ⅱ.①王⋯ ②范⋯ Ⅲ.①呼吸系统疾病－
介入性治疗 Ⅳ.①R560.5

中国版本图书馆CIP数据核字（2014）第266494号

本书出版由上海科技专著出版资金资助

呼吸介入诊疗新进展
主编　王昌惠　范理宏

上海世纪出版股份有限公司
上海科学技术出版社　出版
（上海钦州南路71号　邮政编码200235）
上海世纪出版股份有限公司发行中心发行
200001　上海福建中路193号　www.ewen.co
上海中华商务联合印刷有限公司印刷
开本　787×1092　1/16　印张18　插页4
字数　360千字
2015年6月第1版　2015年6月第1次印刷
ISBN 978-7-5478-2464-1/R·833
定价：138.00元

本书如有缺页、错装或坏损等严重质量问题，请向工厂联系调换

谨以此书
献给我的恩师刘忠令教授

内容提要

　　介入技术是呼吸内科一项非常重要的诊疗技术。近些年来，随着医疗技术和医疗仪器不断发展，呼吸介入取得了突飞猛进的进步，国际上已经形成诸多的创新性诊疗理念和技术。为了让国内从事呼吸介入的医务人员及时全面地掌握国际呼吸介入的最新理念、最新技术及最新发展动态，规范我国呼吸介入的技术操作和诊疗标准，并与国际接轨，国内十余位呼吸介入领域的顶尖专家共同编写了本书。

　　本书在参考国内外权威医学组织颁布的最新指南和标准的基础上，系统地针对近几年来国际上呼吸介入诊疗方面的新理论、新技术、新热点进行总结，同时就呼吸介入技术的规范化操作和要求进行介绍，在阐述理论的基础上，通过对典型病例的分析，分享各位专家多年来在呼吸介入领域积累的宝贵临床经验和诊疗体会。

　　本书编者队伍权威；内容全面系统，针对性强；配以大量临床图片，实用性和指导性强；可为呼吸介入相关领域的医务人员，包括临床医生、研究生和进修生等提供实际可行的操作指南。

编者名单

名誉主编 王广发　李时悦

主　　编 王昌惠　范理宏

副 主 编 宋小莲

主编助理 卢　坤　谢栓栓

编　　委（按姓氏笔画排序）

马佳韵　上海交通大学医学院附属第九人民医院
王　辰　中日友好医院
王　琴　第二军医大学附属长海医院
王广发　北京大学第一医院
王昌惠　同济大学附属第十人民医院
王洪武　煤炭总医院
白　冲　第二军医大学附属长海医院
李时悦　广州医科大学附属第一医院
宋小莲　同济大学附属第十人民医院
张　杰　首都医科大学附属北京天坛医院

張国良　同济大学附属第十人民医院
范理宏　同济大学附属第十人民医院
易祥华　同济大学附属同济医院
罗为展　广州医科大学附属第一医院
金先桥　复旦大学附属华山医院
洪群英　复旦大学附属中山医院
黄　怡　第二军医大学附属长海医院
彭爱梅　同济大学附属第十人民医院
曾奕明　福建医科大学附属第二医院
瞿介明　上海交通大学医学院附属瑞金医院

参编人员（按姓氏笔画排序）

卢　坤　申长兴　朱旭友　刘　洋　李　明　李　奕　李　萍
李　譞　邹　珩　张云凤　林海艳　范莉超　范德生　胡　峰
袁　情　顾　洁　徐　蕾　谈　敏　隆　玄　韩　非　董宇超
傅佩芳　谢栓栓

2

序　言

呼吸介入新技术的不断应用和推广，极大地推动和提高了呼吸疾病的临床诊断与治疗水平，但是如何准确掌握这些新技术，并逐步规范地应用这些新技术，目前仍缺乏经验和标准化的指导。为了让从事呼吸介入的医务人员和相关人员及时掌握国际呼吸介入的最新动态，尽快使呼吸介入新技术规范化并与国际接轨，国内呼吸介入领域知名专家王广发、李时悦、王昌惠等教授汇集近十年来国际上呼吸介入的最新进展和国内专家的临床经验，编写了这本《呼吸介入诊疗新进展》。

本书系统地回顾了以支气管镜为主要手段的呼吸介入技术的历史，将近十年来呼吸介入诊断和治疗方面的新进展进行了总结，并综合了这些专家本人的临床经验，具有较高的学术价值。本书的编委都是长期从事呼吸介入的国内专家，对国际呼吸介入的进展有比较全面的认识，同时具有丰富的实际操作经验，相信该书的出版，对提升我国呼吸介入水平、规范呼吸介入技术将起到积极的作用。

中国工程院院士

2014年6月

前　言

随着医疗技术的不断进步和医疗设备的日益更新,以及患者对生活质量要求的不断提高,介入呼吸病学作为现代呼吸病学的重要分支,发挥着越来越重要的作用。尤其是近十年来,与介入呼吸病学相关的新知识、新理论、新技术和新方法不断涌现,并逐步应用于临床。面对这些全新的介入技术,如何选择最为恰当的方法,如何最大限度地避免可能的风险,是每一位从事呼吸介入的医生所必须面对的。

在呼吸介入快速发展的这十年里,国内有一批知名专家学者在不断探索和实践中,积累了丰富的临床经验。同时,在频繁的国际学术和技术交流中,他们又不断地充实和完善了这些技术和经验,并在此基础上逐步达成了共识。为了总结这些宝贵的经验,同时将介入呼吸病学的最新进展和最新理念传递给大家,我们特邀请了国内知名专家学者共同编写了这本专著,希望能对从事相关工作的人员给予一定的帮助。

本书在编写的过程中,受到了国家卫生和计划生育委员会领导、中华医学会领导,以及各位呼吸介入专家的鼎力支持和帮助,在此一并致谢。

由于编写者的学术水平和能力有限,书中难免会存在一定的缺陷和疏漏,在此表示歉意,敬请专家和读者不吝批评指正。

王昌惠

2015年2月

目　录

第一篇　概论 *1*

　　第一章　呼吸介入诊疗技术发展概述 *2*

第二篇　呼吸介入诊断技术 *13*

　　第二章　经支气管针吸活检术和支气管镜下超声技术 *14*

　　第三章　支气管肺泡灌洗技术 *39*

　　第四章　呼吸介入影像学引导和虚拟支气管镜技术 *47*

　　第五章　特殊光支气管镜在呼吸疾病诊断中的应用 *56*

　　第六章　肺部孤立结节的诊断策略 *80*

　　第七章　经皮肺穿刺活检术 *96*

　　第八章　内科胸腔镜在胸膜疾病诊断中的应用 *113*

第三篇　呼吸介入治疗技术 *125*

　　第九章　支气管镜下的热消融技术 *126*

　　第十章　支气管镜下冷冻治疗技术 *134*

第十一章　支气管腔内高剂量率近距离放射治疗　141

第十二章　光动力治疗　149

第十三章　气道支架的置入　163

第十四章　中央型气道阻塞快速再通的策略选择　177

第十五章　气管和支气管瘘封堵术　190

第十六章　气管异物　199

第十七章　内镜下肺减容术　209

第十八章　难治性哮喘的治疗新策略——支气管热成形术　225

第四篇　呼吸介入相关辅助技术　235

第十九章　硬质支气管镜在气道介入治疗中的应用　236

第二十章　呼吸内镜中心布局和配置　247

第二十一章　呼吸介入的病理学　255

第二十二章　支气管镜技术在肺部感染性疾病中的应用　273

第一篇

概　论

第一章
呼吸介入诊疗技术发展概述

王昌惠

一、呼吸内镜介入诊疗技术的起源与发展

（一）支气管镜技术

支气管镜自1897年问世至今，已有117年的历史。1897年，有"支气管镜之父"之称的德国耳鼻喉专科医生 Gustav Killian 从一名63岁农民的支气管中取出一块猪骨，完成了首例硬质支气管镜操作。这是对1895年 Kirstein 所描述的喉内插管进一步的技术发展。Killian利用 Mikulicz-Rosenheim 硬质食管镜和长的硬质钳取出异物，从而避免了气管切开，开创了硬质内镜插入气管和对支气管进行内镜操作的历史。大西洋的另一端，Chevalier Jackson 则在开发现代硬质支气管镜。1904年，他研制出一种远端有小光的内镜。光导纤维的发明及在医学领域的应用使得可弯曲支气管镜成为可能。1954年，由 Hopkins 和 Kapany 发明的可弯曲内镜，是由大量的两端紧密固定的光导纤维组成，使图像以特定的方式从一端传送到另一端。Ikeda 首先把纤维支气管镜作为进入亚段支气管和肺癌早期诊断获取标本的手段。1976年，町田和奥林巴斯联合开发出第一台纤维支气管镜。Ikeda 同时开发了其他内镜，他用视频芯片取代了支气管镜前端的玻璃纤维束，从而使图像可在显示器上呈现，并且避免了玻璃纤维束固有的易损性。在过去的30年中，纤维支气管镜已成为支气管树可视化诊断的首选仪器，因为它创伤小，不需要全身麻醉，并为远端气道提供了很好的视野。然而，在过去的20年中，随着各种治疗手段的发展，人们对于硬质支气管镜在良、恶性中央气道阻塞治疗方面的兴趣被重新点燃。支气管镜的发展经历了传统硬质支气管镜阶段，纤维支气管镜阶段和现代电子支气管镜、硬质支气管镜、超声支气管镜共用的三个历史阶段。

近十年来，随着全麻技术安全性的提高和介入呼吸病学技术的飞速发展，硬质支气管镜又重新受到许多医生的重视。硬质支气管镜操作孔道大、气道控制好、吸引好，如出现大出血，可通过器械、大孔径吸引管、激光、电刀、氩气刀等相关治疗而进行有效控制；另外，由于孔径大，可插入大活检钳直接钳取气道肿瘤；也可用硬质支气管镜尖端斜面对肿瘤进行直接剥离；还可以插入可弯曲支气管镜和其他各种介入器械进行镜下治疗，同时可通过侧孔进行高频机械通气，适用于复杂气道病变的治疗，相对安全性高，具有纤维支气管镜和电子支气管镜无法比拟的优势。摘取气道异物、治疗复杂气道狭窄、治疗大出血等仍是硬质支气管镜很好的治疗指征。近年硬质支气管镜亦得到发展，许多厂家对其进行了改造，

使用CCD作为其图像采集元件，辅以电视影像系统，为气道内介入治疗提供了很好的操作平台。

国内外许多家医院把硬质支气管镜和可弯曲镜相结合创造了多种联合介入治疗方法。电子支气管镜、纤维支气管镜和硬质支气管镜各具特色，可以在诊断、治疗上优势互补，发挥各自的作用，在目前的医疗活动中缺一不可。

（二）胸腔镜技术

最早的内科胸腔镜手术是由爱尔兰内科医生Francis Richard Cruise完成的。1910年，瑞典内科医生Hans Jacobaeus在局麻下应用胸腔镜完成了胸膜粘连的松解及胸腔积液的引流。1921年，胸腔镜下活检术开始用于肿瘤的诊断。1970年，开始有人使用可弯曲支气管镜代替胸腔镜进行胸腔检查。20世纪90年代，由于电子内镜及电视摄像技术的迅速发展，胸腔镜被胸外科医生广泛应用于临床。随后出现了专门为呼吸内科医生设计的可弯曲内科电子胸腔镜，为呼吸内科医生重新应用胸腔镜技术进行临床诊断和治疗提供了重要手段。目前，介入呼吸病学已成为呼吸病学的一个重要分支，胸腔镜技术作为其中的一项重要技术，其可操作性强，相对安全，尤其是对胸膜疾病的诊断和治疗具有非常重要的价值。内科胸腔镜主要用于呼吸系统部分疑难病的诊断，同时也可用于部分胸腔疾病的治疗。内科胸腔镜在诊断方面的适应证主要有：经常规方法不能明确诊断的胸腔积液；胸膜占位性病变；肺弥漫性或局限性靠近胸膜病变；胸膜间皮瘤和肺癌的分期等。内科胸腔镜在治疗方面的适应证主要有：恶性或良性顽固性胸腔积液的胸膜固定术；急性脓胸的治疗；血胸、乳糜胸、气胸的治疗；支气管胸膜瘘的治疗等。

内科胸腔镜主要有三种类型，分别是硬质胸腔镜、纤维内镜替代胸腔镜以及新型可弯曲内科电子胸腔镜。硬质胸腔镜具有优异的照明度，管腔大，视野清楚，便于操作，且可以与电视系统结合，有利于进行创伤较小的介入性治疗。纤维内镜替代胸腔镜目前在许多中、小型医院普遍展开，创伤小，痛苦轻，镜端可弯曲，与硬质胸腔镜相比减少了检查的盲区，是一种简便、安全、有效的胸膜疾病诊断方法。但是其有许多缺点：内镜易损伤，胸腔内粘连可使内镜弯折，造成光学传导纤维折断；纤维内镜光源暗，视野小；镜体柔软，在胸腔内无支撑，不便于操作；获取的标本少，诊断率相对较低。可弯曲内科电子胸腔镜是近年发展起来的一种新型内科电子胸腔镜，它不仅具有内科胸腔镜的一般特点，而且具有硬质内科胸腔镜不可替代的优点。硬质内科胸腔镜由于其硬式镜头和金属套管使其视野局限在部分壁胸膜和脏胸膜，存在一定的盲区，对于插镜侧胸壁的观察效果不佳。而可弯曲内科电子胸腔镜是一种新型的软硬结合胸腔镜，由可弯曲的前端和硬质的操作杆部组成，具有灵活的镜头和非金属的软性穿刺鞘，能到达硬质内科胸腔镜无法到达的地方。另外，它不仅有优异的照明度，而且比硬质内科胸腔镜更容易操作，只需开一个孔，创伤小，患者易接受，活检孔直径为2.8 mm，活检钳和活检组织块较纤维支气管镜的大，活检阳性率高。随着微创技术和器械的不断发展，可弯曲内科电子胸腔镜将具有更广阔的发展前景。

二、呼吸内镜介入诊疗的主要技术与应用

呼吸内镜介入诊疗技术主要可以概括为两个部分，一部分为经气道内镜技术，称之为介入性气道内镜技术，主要包括硬质支气管镜技术、经支气管针吸活检术（transbronchial needle aspiration，TBNA）、自荧光支气管镜技术、支气管内超声，以及支气管镜介导下的激光、高频电灼、氩等离子体凝固（argon plasma coagulation，APC，即氩气刀）、冷冻，还有气道内支架置入、支气管内近距离后装放疗、光动力刀、气道内高压球囊扩张、支气管镜引导气管插管和氧气导管置入术等；另一部分为通过内科胸腔镜进行的胸腔疾病诊断和治疗技术。但是，随着介入呼吸病学技术的不断发展，其诊治范围也在不断扩大，如近年来开展的X线、CT和B超引导的经皮肺针吸活检术，经皮介入对肺脏肿瘤进行射频消融、放射性粒子植入、微波、氩气刀及冷冻治疗，以及经支气管镜肺减容术治疗重度肺气肿等，均应归入介入呼吸病学的技术范畴。现就一些常用的关键技术和诊治范围简介如下。

（一）肺外周病变介入诊断技术

肺外周病变在胸部影像学上主要表现为肺外周结节、肿块或小片状浸润，可以是不同性质的病变，如原发恶性肿瘤、良性肿瘤、转移瘤、炎性假瘤及肉芽肿病变等。尽管这些病变性质各异，但影像学表现有颇多相似之处，难分彼此。针对肺外周病变诊断较难的问题，可以根据病变大小、部位的不同，分别采取以下三种方法进行诊断：直接采用超细支气管镜（外径2.8 mm）检查，如在6~8级细支气管能发现病灶者可直接活检和刷检，如不能发现病灶，可在相应部位进行盲检和刷检；病变在肺野外周但不靠近胸膜者可在X线或CT引导下，用超细支气管镜在病灶中心和周围进行多点活检和刷检，目前，随着支气管镜导航技术的引入，亦可在虚拟支气管镜或电磁导航技术引导下，结合X线、CT影像指导进行病灶的定位和获取标本；病变靠近胸膜者，可在X线、CT或B超引导下进行经皮肺穿刺针吸或切割活检。以上三种方法互相补充和结合，诊断阳性率可达94.11%。

（二）胸内淋巴结肿大介入诊断技术

胸内淋巴结肿大的原因极为复杂，以转移瘤最为多见，其次为多种炎性病变和恶性淋巴瘤。对于其他征象不明显的胸内淋巴结肿大的诊断是极其困难的，常需进行纵隔镜检查或开胸探查。TBNA是近几年来逐渐应用于临床的新技术，通过该技术可以较容易地获取纵隔淋巴结、支气管旁淋巴结及肺内孤立性结节病灶标本，采用细胞学、病理学和病原微生物学等方法确定病灶性质，以指导临床治疗。若能将常规支气管镜下活检术、TBNA及经皮肺活检术有机结合起来，即可对95%以上的肺癌患者进行病理诊断和分期。

（三）中心性气道狭窄介入再通技术

中心性气道狭窄指气管、隆突、左和右主支气管及中间段支气管的狭窄，多由气道本身病变阻塞或气道外病变压迫管腔造成，其病因复杂多样，可导致患者出现严重的呼吸困难。以往大多采用开胸手术治疗中心性气道狭窄，但有部分患者因失去手术时机，只能放弃治疗。近十年来，介入呼吸病学技术的发展为此类患者带来了希望，目前，经支气管镜介导保

持气道开放的方法很多,如微波热凝、高频电灼、APC、激光消融、冷冻、光动力治疗、高压球囊扩张、气管支架植入及腔内近距离后装放疗等,有关这些方法在实际工作中的选择已成为临床医师研究的热点。相较于外科手术,经支气管镜介入微创治疗气道狭窄的优点是操作简单、安全可靠、经济有效,尤其是对中心性气道梗阻引起的呼吸困难能达到立竿见影的效果。

(四)危重呼吸衰竭介入救治技术

处理各种原因导致的严重呼吸衰竭的关键是保持气道通畅和快速建立人工气道。以往大多采用经喉气管插管,但由于损伤较大,患者难以接受,尤其是清醒患者的对抗性强,不易插入,需使用镇静剂或肌松剂;同时喉镜不利于吸引,难以保持呼吸道通畅,易发生心跳和呼吸骤停。近年来,支气管镜引导气管插管可以同时进行快速吸引,保持气道通畅,使危重呼吸衰竭的救治率明显提高,其优越性体现在:简便、迅速、准确,可赢得抢救时间,对清醒和昏迷患者均可顺利实施;镜下可直视咽、喉、声门、气管和隆突,可避免机械性创伤的发生,防止插入过深导致的单侧通气或误插入食管等情况;镜下可进行快速吸引并灌洗呼吸道分泌物,保持呼吸道通畅,预防并减少窒息及心跳和呼吸骤停等严重并发症。

(五)顽固性咯血介入诊治技术

导致咯血的病因复杂,有部分原因通过影像学和其他实验室检查均不易明确。在治疗方面,部分患者在接受内科药物、介入栓塞、外科手术以及原发病治疗后均不能达到理想的效果,表现为长期顽固性咯血。目前,支气管镜介入技术已成为诊治咯血的重要手段。支气管镜检查可明确出血部位,发现病灶后可进行活检、刷检以明确诊断,并根据出血量、出血部位和病因的不同,在镜下灌入冷盐水、1:10 000 肾上腺素、凝血酶等药物,亦可使用明胶海绵填塞,同时可采用镜下高频电灼、APC 凝固等方法止血。该项技术在临床上已取得满意疗效,文献报道有效率高达93.4%。

(六)气管和支气管结核介入诊治技术

气管和支气管结核的临床表现及胸部影像学特征极不典型,而且此类患者接受常规抗结核治疗后往往不能痊愈,以至于支气管破坏发展至不可逆阶段,最终形成气管和支气管狭窄或完全闭塞。支气管介入诊断技术可以根据病变部位的不同选择不同型号的支气管镜,在可疑部位进行活检、刷检,做组织学、细胞学和细菌学检查,诊断阳性率可达98.2%。同时经支气管镜介入技术可进行局部黏膜多点注射抗结核药物、瘢痕松解及局部毁损术(高频电刀、微波、冷冻、氩气刀等)和高压球囊扩张术等综合治疗,疗效确切,有效率可达94.7%,结合常规抗结核治疗,明显提高了治愈率,并且减少了后期并发症。

(七)顽固性胸腔积液介入诊治技术

胸膜疾病常表现为胸腔积液,其常见病因为结核和肿瘤,也有5%~10%为少见疾病。常规诊断方法为胸腔积液常规、生化、细菌学检查和胸膜活检,但约有10%的长期顽固性胸腔积液使用常规方法不易诊断。内科胸腔镜技术为顽固性胸腔积液的诊治提供了新的有效方法。内科胸腔镜有别于外科胸腔镜,其操作简单,安全可靠,相当于一个胸腔引流术。新问世的内科电子胸腔镜,近端质硬,远端可弯曲,大大地扩展了视野。该技术结合胸腔积液的癌性标志物及细胞学检查,诊断癌性胸腔积液和结核性胸腔积液的准确性可达90%以上。此外,对于一些孤立性胸膜转移瘤、结节病等,其诊断的准确性要显著高于常规胸腔穿刺和盲式胸膜活检术。内科胸腔镜对于结核性胸膜炎的诊断和病情控制、减少胸膜肥厚和粘连、保护肺功能等也有极其重要的临床价值。

对于早期脓胸(发病＜2周,无严重胸膜粘连),内科胸腔镜亦可有较好的治疗效果。笔者对31例脓胸患者早期进行胸腔镜干预,均取得良好效果。主要目标是通过胸腔镜利用活检钳夹取纤维素样组织,使分隔包裹的腔隙连通,再置入胸腔闭式引流管,便于冲洗和吸引,有利于炎症的控制,可以缩短病程,减少胸膜粘连和肥厚,保护肺功能,值得临床推广应用。对于大部分顽固性气胸和小的支气管胸膜瘘的患者,可通过内科胸腔镜找到瘘口,同时利用自体血、滑石粉或凝胶堵塞瘘口,治疗效果较好;对于肺大疱较多、支气管胸膜瘘口较大的患者则效果较差,应尽早行外科手术。综上所述,内科电子胸腔镜作为一种有效的微创技术,对于胸膜疾病的诊断和治疗均有重要意义,呼吸内科临床医师应该加强对内科胸腔镜技术的认识,推动内科胸腔镜技术的迅速发展和广泛应用。

(八)哮喘治疗新方法——支气管热成形术

以往哮喘的治疗主要着眼于降低气道炎症,但抗感染治疗不能逆转气道重塑,并且重度哮喘患者药物控制不佳、药物不良反应多,患者出现对各种治疗药物缺乏反应的现象。临床上常用的治疗哮喘的药物有糖皮质激素、长效和短效β_2受体激动剂、茶碱类药物及白三烯拮抗剂等,这些药物虽然能通过松弛气道平滑肌减少气道痉挛,但不能阻止哮喘继发的气道平滑肌慢性结构改变,即气道重塑,因而不能从根本上阻止患者病情迁延恶化,所以医务人员一直在寻找更有效的治疗哮喘的方法。近年来,一项新的治疗哮喘的方法——支气管热成形术(BT)正逐渐被人们所认识。BT是尝试用非药物方式来治疗哮喘的一项崭新技术。BT通过射频消融的方法消减增殖和积聚的哮喘患者气道平滑肌(ASM),逆转气道结构重塑,降低气道痉挛。这种方法有长效作用,能缓解患者气道阻塞症状,适用于难治性哮喘患者。

BT能在指定的部位精确地控制能量释放、作用时间和所需温度,去除增生的ASM,达到恢复气道通畅的目的。其物理原理是通过治疗电极将高频交流电磁波(350~500 kHz)导入组织,通过电磁转换使组织中带电离子发生振荡后产热,当局部温度达到预设值时,就能使正常的细胞膜溶解,细胞内蛋白变性,细胞内外水分丧失,导致组织凝固性坏死。治疗后,支气管镜下可见气道壁组织出现短暂的黏膜苍白和水肿现象,组织学上可观察到ASM凝固性变性坏死、上皮细胞脱落、黏液腺管和(或)腺体损伤、黏液蓄积以及气道管径变小,偶可见软骨局灶性损伤。除ASM改变外,其他病理改变均为短暂性的,黏膜上皮、黏液腺及软骨组织很快再生并完全修复,ASM最终被一薄层的胶原组织所代替。目前所有研究均未发现ASM再生和瘢痕现象。在进行BT操作前,需对患者进行局部或全身麻醉。医生经患者鼻或口,通过支气管镜工作通道将射频导管送入气道,选定部位后,张开电极臂,使末端金属丝导管扩张形成篮状，当4个电极臂张开接触到气道壁黏膜层时，激活射频发生器，产生可控的射频能，通过导管电极臂直接作用于气道壁组织。随后，电极臂复位，到达另一治疗部位准备再次操作。通过导管的进退和电极臂的反复张开，能够在所有可以到达的支气管内最大限度地进行连续操作，由远端向近端逐一烧灼，实现对整个支气管树的治疗。为确保治疗部位气道的愈合，BT整个疗程分3次进行，每次手术间隔大约3周，每次手术大约1 h，第一阶段治疗右肺下叶，第二阶段治疗左肺下叶，第三阶段治疗两肺上叶，并建议所有患者每次手术的围手术期使用50 mg泼尼松龙5日，以减少由于热成形术引起的气道炎症。

三、我国支气管镜诊疗技术现状

支气管镜介入诊疗技术在我国自1954年开展以来，已有60多年的历史。最早为我国著名的耳鼻咽喉科专家徐荫祥教授，其曾于1940~1941年赴美国费城坦伯尔大学师从Jackson教授，专门学习气管食管镜。徐荫祥教授率先在国内开展气管食管镜手术。20世纪50年代初，在我国已有十余家医院将硬质支气管镜用于气道异物的摘取及气管肿瘤和气管结核的诊断。后来由于种种原因，包括对外交流较少以及经费不足等，我国的支气管镜技术发展相对缓慢。20世纪70年代初，北京协和医院在国内率先引进纤维支气管镜，随后多家单位也相继引进。改革开放以后，随着对外交流的增加，以及医疗卫生技术的快速发展，支气管镜技术也逐渐得到重视和发展。1984年，中华医学会南京分会办起了全国唯一的《内镜》杂志，主要介绍和交流消化内镜的新技术。1991年10月，中华医学会呼吸病学分会在武汉举行第四次全国呼吸病学术会议并成立了中国纤维支气管镜学组。1992年，一项全国性调查表明：在600张床以上的综合性医院中已经100%开展了支气管镜检查和治疗，300张床以上的医院中有81.5%开展了纤维支气管镜检查。1994年6月，在天津召开了第一届全国纤维支气管镜学术大会。2000年3月，中华医学会支气管镜学组在《中华结核和呼吸杂志》上发表了《纤维支气管镜（可弯曲支气管镜）临床应用指南（草案）》，规范了国内常规支气管镜检查、治疗以及经支气管镜肺活检的适应证、禁忌证、操作常规、并发症的处理等，进一步规范了支气管镜技术。2002年，中华医学会呼吸病学分会发表了《支气管肺泡灌洗液细胞学检测技术规范（草案）》，规范了支气管肺泡灌洗技术及检测常规。2002年，上海进行了可弯曲支气管镜（包括纤维支气管镜和电子支气管镜）应用的调查结果显示，2001年二级以上医院开展的支气管镜诊疗项目累计已达14项之多，其中不乏一些国际领先的技术，如气道支架置入、微波、电刀、氩等离子体凝固、激光、冷冻、高压球囊扩张、光动力治疗、后装放疗、腔内超声等。近年来，电子支气管镜在国内基本上得到普及，在三级甲等医院普及率已达100%，在二级甲等医院亦可达到50%以上。另外，荧光、窄带、超细、超声等支气管镜技术在国内得到了迅猛发展。

目前在我国，电视硬质支气管镜的介入诊疗尚不普及，而且病例数不是很多，相信随着腔内介入治疗技术的不断发展和设备器械的不断完善，硬质支气管镜技术将会在我国得到普及。在支气管镜生产制造上，上海医疗器械股份有限公司医用光学仪器厂于20世纪70年代末就生产出了X2-4型纤维支气管镜，由于其物美价廉，被国内许多家医院采用。其二代产品 XZ-2 纤维支气管镜曾获国家科学技术进步奖三等奖,目前 X2-4 型纤维支气管镜各项性能指标已达到或接近国际先进水平,但是目前我国还未能生产出电子支气管镜和电视硬质支气管镜,还需国内医务工作者和医疗设备器械公司共同协作,争取早日生产出具有国际先进水平的各种类型支气管镜。

在引进应用新技术方面,让我们回顾一下 BT 在我国的相关试验研究。目前 BT 技术在我国上海、北京、广州三地进行了针对哮喘患者的临床治疗研究,参与患者收获了满意的疗效,生活质量显著改善。同济大学附属第十人民医院呼吸科是国内首批启用支气管热成形术治疗难治性哮喘的单位,先期进行治疗的病例皆为难治性哮喘,BT 的应用使他们生活质量大为提升,取得了良好的社会效应,现今 BT、经支气管镜肺减容术等良性气道疾病的介入治疗已成为介入呼吸病学的新热点。

四、支气管镜介入诊疗技术的评价与思考

(一)可弯曲支气管镜可否取代硬质支气管镜

支气管镜下介入治疗是100多年前发明支气管镜的初衷,当时由于白喉及气管、支气管结核导致的气管狭窄常危及患者的生命,通过硬质支气管镜下的直接扩张和对坏死组织的清除,挽救了许多患者的生命。随着科技的发展,目前已有许多新技术应用于支气管镜的介入诊疗,如激光、高频电刀、氩等离子体、冷冻、光动力及支架置入等,最早完成这些操作需要通过硬质支气管镜,由于需全身麻醉和特殊的操作技能,其推广和应用受到了限制。随后逐步采用可弯曲支气管镜进行激光等治疗及引导支架置入,并被迅速推广。可弯曲支气管镜可在局部麻醉下进行,无需入手术室,仅需添置一些治疗设备,即可开展介入治疗手术。但遇到较大的肿瘤切除、较大的异物取出、大出血等棘手问题时,操作可能会非常困难,甚至可能危及患者的生命。对患者病情的估计不足是可弯曲支气管镜治疗后发生严重并发症的重要原因,而在可弯曲支气管镜下进行活组织检查的吸引孔太小,无法同时进行机械辅助通气,这也是一个无法克服的问题。此外,一些操作器械在可弯曲支气管镜上的运用也受到一定的限制。可弯曲支气管镜的不足却是硬质支气管镜的优势,故要行复杂的镜下手术,一定要权衡可弯曲支气管镜与硬质支气管镜的利弊。在呼吸道的介入治疗中,硬质支气管镜具有许多可弯曲支气管镜不可替代的优势,在一些比较复杂和危重患者的气道介入治疗中,硬质支气管镜更加安全可靠。

(二)不同治疗手段的正确选择

尽管激光导管具有可弯曲性,在可弯曲支气管镜下也能进行,但是激光治疗时易引起组织穿孔和燃烧,且所需的设备复杂,对操作者的防护要求高且价格昂贵。随着更多介入治疗手段的出现,气道内的激光治疗作为气道介入治疗准入的金标准受到挑战,激光治疗不再是唯一。目前,更倾向于采用价格便宜、操控容易、疗效相近且安全性较高的高频电灼和氩等离子体凝固等热消融治疗。Coulter 等的研究结果表明,118例行介入治疗的患者中,60%采用激光治疗,40%采用高频电烧灼治疗,两者疗效相当。Morice 等认为,电烧灼治疗

比激光治疗更经济。不同烧灼治疗的方法各有其特点,如采用氩等离子体治疗范围相对比较表浅,治疗半径大,一般不用于切除较大的肿块,但可用于表浅的病灶和止血。因此,应该根据现有的设备条件和操作者对设备的掌握情况选择治疗方案。对一些因瘢痕引起的狭窄,尤其是支气管结核导致的狭窄,采用电烧灼治疗可能会使肉芽组织增生更加迅速和明显,使本来已较棘手的问题变得更糟。冷冻治疗也是气道肿瘤或狭窄治疗的不错选择,相较于电烧灼治疗,冷冻治疗的风险较小,且对瘢痕组织和肉芽组织的治疗效果明显优于电烧灼。对于危及生命急需解除的大气道的肿瘤和狭窄,因其效果相对滞后,冷冻治疗则须慎用。支架放置能立刻缓解由气道狭窄所致的症状,现有的气道支架包括金属气道支架(记忆合金支架)、覆膜支架及硅胶支架。各种支架各有利弊,应根据患者的具体情况选用。通常来说,对于恶性疾病导致的气道狭窄,各种支架均适用;对于良性气道狭窄放置支架应慎重,建议采用硅胶支架;金属支架只能作为最后的选择。长期放置支架时应考虑支架是否会移位、分泌物的清除及肉芽组织形成等问题,目前正在研究的药物支架和生物可吸收支架可能会帮助解决这些问题。

(三)不同疾病的支气管镜下治疗

目前,支气管镜下的介入治疗主要是针对大气道恶性肿瘤(原发性支气管肺癌或转移性恶性肿瘤)及非恶性气道疾病(结节病,复发性多软骨炎,感染性并发症包括支气管结核、真菌感染,肺移植术后并发症,人工气道建立等)导致的气道狭窄。不同疾病的治疗方法选择是每一位从事支气管镜下治疗的医师必须慎重考虑的问题。由于支气管镜治疗的特殊性,很难得到比较高级别的循证医学证据。因此,经验的积累及对疾病的认识显得尤其重要。就目前来说,呼吸系统疾病介入治疗的经验大多为回顾性的资料总结,较明确的是气道介入治疗可缓解90%以上患者的气道口径和改善患者的通气状况,在减少机械通气、降低护理等级等方面的效果明显,尽管无法分组比较介入治疗及非介入治疗的预后,但与历史数据相比,患者的生存率有明显的提高。对于大气道内的恶性肿瘤,可采取电烧灼治疗,必要时辅以支架置入;对于外压性的气道狭窄,应首选气道支架置入以保证气道通畅,并为后续治疗创造条件。对于非恶性疾病导致的瘢痕狭窄和肉芽组织增生,应积极治疗原发病,在控制原发病的基础上,可采取比较温和的支气管镜下治疗手段,如球囊扩张、冷冻治疗等,应避免采用更多的刺激肉芽组织增生的治疗手段及支架置入。对于一些特殊疾病,如复发性多软骨炎,由于此类患者的气道狭窄不仅局限于大气道,盲目采用支架扩张大气道,可能使小气道的等压点后移,导致更严重的小气道阻塞,因此,治疗应以全身治疗为主,如确需通过放置支架解决主气道狭窄,应分段、分次放置,避免同时双侧放置,以保证必要的通气。

(四)对支气管镜下诊断方法的评价和思考

通过可视管道观察气管、支气管的病变并明确诊断是支气管镜检查的初衷,光导纤维的运用使人们的视线得以延伸;光学耦合技术使光通过电传输,增加了视野的清晰度并使图像更易保留。用于介入呼吸病学诊断领域的自荧光支气管镜和支气管镜下超声

（EBUS），又使人们的视野从白光转到荧光，从可见视野转到不可见视野。自荧光支气管镜通过发射特定波长的光，收集被照射组织的反射荧光投射到特殊的屏幕上，正常组织反射的荧光为绿色，异常组织为红棕色，表现为异常增厚的上皮组织和新生血管的产生，常提示癌前期和早期癌变。荧光支气管镜主要用于检测中央气道的原位鳞癌，许多研究结果表明，在肺癌的检测上，荧光支气管镜比白光支气管镜更具优势，同济大学附属第十人民医院的临床观察也证实了这一点。但是目前并无证据表明，其对肺癌患者的生存期有优势，原因可能为所有肺癌中原位癌并不占多数，而有些地方周围型肺癌所占比例较高。因此，荧光支气管镜尚未作为肺癌筛查的手段。

　　EBUS可帮助我们分析肿瘤在黏膜下的范围、周围血管的分布及淋巴结的变化，帮助手术医师更好地判断手术的范围。因此有专家建议，肺癌术前应进行该项检查。EBUS的另一个重要用途是超声引导的纵隔淋巴结活组织检查。有研究结果表明，与传统的支气管镜下针吸活组织检查相比，其阳性率由58%上升至84%，且可避免因穿刺到血管而引起的大出血。因此，EBUS已逐步取代纵隔镜成为纵隔淋巴结肿大诊断的重要手段，并成为肺癌分期的必要检查方法。目前，超声支气管镜的成本较高，一些无法开展此项检查的医院采用TBNA技术对一些远离大血管的肿大淋巴结和组织进行穿刺，同样可得到较理想的诊断结果。新近出现的电磁导航技术再次把支气管镜介入触角延伸到周围的肺组织。被检查者躺在特定的电磁板上，电磁探针经过支气管镜导入，在气管隆突和支气管小隆突定标，将定标数据输入电脑并与预先记录的肺CT数据进行整合，就能对病变部位和探针进行立体定位，并计算出探针到达病变部位的最佳路径，使探针能准确地到达特定部位进行病理学诊断。然而，由于整套系统价格昂贵，操作时间较长，活组织检查的组织较少，而采用CT引导的经皮肺活组织检查能获得更多的病理标本，且穿刺成本低、风险小、阳性率高，可能在临床中更能得到广泛的开展，电子导航支气管镜的实用性也因此受到质疑。目前，一些新的成像系统正逐步应用于临床，并不断显示其优越性。窄带成像系统通过特殊的滤镜使被观察部位的血管清晰可见，可显示早期癌变的黏膜血管变化，发现早期癌前病变。光学相干断层扫描则将病理诊断与支气管镜检查结合在一起，通过对支气管局部进行特殊光照射，接受光波反射、重建，可接收到与超声相似且更为清晰的气道黏膜组织结构的变化，达到不需活组织检查即可进行病理诊断的目的。但是，由此得出的诊断与活组织检查诊断的符合率需要更多的临床资料证实。由于国内目前仍缺乏统一的准入制度，从事支气管镜介入诊断和治疗的医师技术水平良莠不齐，一些医师只考虑患者治疗的短期效果而忽略由此产生的不利影响和相关并发症的发生，过度治疗和治疗不当都是介入呼吸病学这个年轻领域中的常见问题，更多的循证医学证据、行业准入标准以及治疗指南的制订，是介入呼吸病学将要面临的重要课题。

五、支气管镜介入诊疗技术的未来与展望

　　从1897年支气管镜技术诞生至今117年的历程中不难看出，一代又一代富有创新精

神的医生们的不懈努力和相关学科新技术的不断出现与完善，是这门学科发展至今的动力源泉所在。支气管镜的发展为气道疾病诊断和治疗带来了前所未有的变革，一门新兴学科"介入呼吸病学"（interventional pulmonology）也应运而生。以呼吸内镜作为介入工具，在人体器官内进行较传统内镜操作更为深入的诊断和治疗的技术称为介入呼吸病学技术。追溯其历史，真正将呼吸系统的介入诊断和治疗技术作为一门科学来加以定义和研究也不过十余年时间。20世纪90年代中期，国外有学者逐渐在文章中开始使用"interventional pulmonology"一词。1999年，由美国学者Beamis和Mathur主编的*Interventional Pulmonology*一书出版，该书的出版对推动和普及各种呼吸介入诊断和治疗技术起到了积极作用，同时也使"介入呼吸病学"这一名词逐渐被越来越多的人所接受。2001年，《新英格兰医学杂志》邀请美国宾夕法尼亚大学医学中心的Seijo和Steman就"介入呼吸病学"的概念、相关技术及其临床应用评价等撰文，作者将"介入呼吸病学"定义为：是肺脏病学的一个新领域，它着重将先进的支气管镜和胸腔镜技术应用到从气管、支气管狭窄至恶性肿瘤所引起的胸腔积液等一系列胸部疾病的诊治上。随后，欧洲呼吸学会（ERS）和美国胸科学会（ATS）共同起草了一份关于介入呼吸病学方面的纲领性文件，文中将"介入呼吸病学"定义为一门涉及呼吸病侵入性诊断和治疗操作的医学科学与艺术，掌握它除了需要接受标准的呼吸病学的专业训练外，还必须接受更加专业的相关训练，并能做出更加专业的判断，其诊治范围侧重于复杂气道内病变的处理，良、恶性病变所致的中央气道狭窄，胸膜疾病，肺血管性病变等的诊断和治疗。随着国内外介入呼吸病学的不断发展，介入呼吸病学将会取得更大的进步。

在我国，支气管镜于20世纪70年代初开始应用于临床，至今已有四十余年的历史，对于支气管镜检查在气管、肺疾病诊断中的价值人们是熟知的，但涉及的各种介入呼吸病学的技术则起步较晚，与欧美国家相比还存在着非常大的差距。其中很多技术，如荧光支气管镜技术、气道内超声、支气管腔内近距离后装放疗等在国内尚未得到广泛开展。即使常用的一些介入诊断和治疗技术也仅仅是在北京、上海、广州、西安等城市一些较大的医院开展。其中主要的原因如下：我国目前的经济发展水平不高，资金有限，昂贵的进口设备不能及时到位；在我国尚缺乏系统开展介入呼吸病学技术的组织机构和培训基地，因此，操作规程不规范，并发症相对较多，严重影响到该项技术的推广和应用；呼吸内科、胸外科、麻醉科、病理科、检验科医师之间缺乏协作，导致该项技术的操作风险增加和阳性诊断率下降，随着时间的推移，也影响了该项技术的发展；医务工作人员与医学工程技术人员之间缺乏协作，导致很难产出一些具有自主知识产权的新技术。针对以上这些问题，我国有学者提出了应该采取以下的对策：成立介入呼吸病学相应的学术机构，积极地推广各种先进的诊疗技术，有效地组织开展临床协作和科学研究；在全国不同地区选择8~10家具有一定规模和条件的医院，分别建立介入呼吸病学医师培训基地，负责对开展相关技术的从业人员进行系统的培训，对考试合格者发给证书，实行严格的准入制度；加强介入呼吸病学专家和相关学科专家的配合，共同探索，最大限度地降低手术风险，提高诊断的正确率和治疗的成功率；倡导和培育介入呼吸病学的从业人员，积极开展与材料科学和医学工程技术人员的科研合作,力争从源头上创新、创造和发明一批具有自主知识产权的实用临床技术和器材以造福于广大患者。

纵观我国介入呼吸病学的发展现状,一批中青年医务工作者不畏困难,创造条件,努力拼搏,并在气道良、恶性肿瘤和支气管结核等疾病的腔内介入诊断与治疗,肺癌经皮介入射频消融,氩氦刀、冷冻、微波热凝及组织间放射性粒子植入治疗,自发性气胸及支气管胸膜瘘的封堵等方面均做了很多有益的探索,特别是随着与国外同行的交流日益增多,我们与国外的差距正在缩小。介入呼吸病学涉及的领域包括胸外科、呼吸内科、危重症学科、耳鼻喉科、麻醉科和放射科等多个临床学科,也属于微创医学的范畴。介入呼吸病学的诞生是临床医学发展的必然趋势,符合医学历史发展的客观规律。另外,电子技术、光学技术、计算机技术、医用材料学、纳米科学等的发展必将为支气管镜技术的发展注入了新的动力,我们相信,支气管镜微创技术在不远的将来还会有更新的突破。

总而言之,呼吸系统疾病介入诊断和治疗技术在临床上的应用日益普遍,该技术在快速发展并取得良好效果的同时,也面临着诸多难题,如何认识该技术的应用范围,严格掌握适应证和禁忌证,尽量减少该技术的并发症,都是呼吸内科医师必须面对的问题和挑战。

第二篇
呼吸介入
诊断技术

第二章
经支气管针吸活检术和支气管镜下超声技术

李时悦　罗为展

经支气管针吸活检术（transbronchial needle aspiration，TBNA）是支气管镜检查中的一项基本技术，是肺门、纵隔肿大淋巴结或占位性病变、肺癌分期、黏膜下病变等的重要诊断手段，且近年来把超声技术引入支气管镜检查，对气道内病变、肺外周病变实现了超声检查，有助于对病变特性的了解以及引导穿刺活检，同时，超声实时引导下经支气管针吸活检术以其可视、可控、精准、阳性率高、安全等特点，对介入呼吸病学产生了深远重大的影响，在临床上起到越来越重要的作用。本文将介绍经支气管针吸活检术及气道内超声技术的适应证、禁忌证、操作过程及临床应用。

第一节　经支气管针吸活检术

一、发展历史

经支气管针吸活检术是用一种特制的带有可弯曲导管的穿刺针，借助支气管镜的活检通道进入气道内，穿透气道壁对气管、支气管腔外病变，如结节、肿块、肿大的淋巴结以及肺部实质性病灶进行穿刺吸引获取细胞学、组织学标本，并进行病理学、细菌学及其他特殊检查的操作技术。1949年，阿根廷医师Eduardo Schieppati在阿根廷支气管食管大会上首先报告了应用直径1 mm的钢针通过硬质支气管镜对隆突下淋巴结进行经支气管穿刺，以帮助诊断支气管肺癌和食管癌，并对该方法的安全性进行了探讨，从而开创了经支气管针吸活检的新方法，后人也把他称为"TBNA之父"。但该技术在当时未受到重视，到了20世纪70年代末，美籍华裔Ko-pen Wang医师拓展了硬质支气管镜下TBNA的应用，并在当时纤维支气管镜开始广泛应用的背景下，把TBNA运用于纤维支气管镜，通过大量的试验，不断改进了操作技术及器械（穿刺针），在1983年发表了可弯曲支气管镜下Wang氏TBNA定位法和操作方法，这种方法也被称为经典的TBNA，并逐渐推广应用，开始了TBNA的新时代。

二、操作设备

经支气管针吸活检术主要的操作设备包括穿刺针和硬质或可弯曲支气管镜。

　　根据病灶位置、病变可能的性质、获取细胞或组织标本等因素选用合适的穿刺针是TBNA成功的重要因素。经典TBNA的穿刺针有两种，即Wang氏穿刺针和Olympus公司生产的穿刺针（NA-1C和NA-2C）。Wang氏穿刺针用XYZ三个数字来命名，其中X代表穿刺针的软硬度，1表示质地最硬，5表示质地最柔软，中央型病灶选用质地较硬的穿刺针，周围型病灶选用较柔软的穿刺针；YZ代表规格，19表示19G，22表示22G，获取细胞标本可选用22G或21G穿刺针，获取组织标本可选用19G或18G针，20G针可用于细胞或组织标本。NA-1C为细胞针；NA-2C为组织针，其针头前端有一侧口，在负压和抽动的情况下，组织被吸入侧口并被切割，从而获得组织标本。穿刺针近端为可以操控穿刺针和针芯的部件，同时需要负压吸引器，一般可用注射器。

三、操作方法

　　1. 术前准备　同常规支气管镜检查，如血常规、胸部CT（增强）等检查，出、凝血功能异常时检查出、凝血时间，术前禁食4~6 h，签署知情同意书。

　　2. 麻醉　同常规支气管镜检查。由于TBNA是精细操作，对患者要求较高，可以在常规局部麻醉的基础上静脉给予镇静和（或）镇痛药物，如咪唑安定、哌替啶、芬太尼、舒芬太尼等药物。

　　3. 确定穿刺部位和进针角度　根据胸部CT扫描提示的目标位置，依照Wang氏定位法结合支气管镜下解剖结构，确定穿刺的部位、穿刺角度及穿刺深度并进行穿刺（表2-1）。

表2-1　纵隔淋巴结分组、CT定位、Wang氏穿刺部位

Wang氏淋巴结组	CT定位标准	Wang氏TBNA穿刺定位
1. 前隆突淋巴结	左、右主支气管交汇点前上方	隆突上第1、2气管环间，12点
2. 后隆突淋巴结	左、右主支气管交汇点后下方	隆突后方，5~6点
3. 右气管旁淋巴结	上腔静脉后、气管下段（近奇静脉弓）前侧方	隆突上第2~4气管环间，1~2点
4. 左气管旁淋巴结（主动脉肺窗）	近左气管、支气管转角处，主动脉弓下和左肺动脉之上	隆突上第1~2气管环间，9点
5. 右主支气管淋巴结	右主支气管前上方	右主支气管起始向下第1~2软骨环间，12点
6. 左主支气管淋巴结	左主支气管前上方	左主支气管起始向下第1~2软骨环间，12点
7. 右上肺门淋巴结	右上支气管开口前外方	右上支气管分嵴前外方
8. 隆突下淋巴结	左、右主支气管之间或近右上支气管开口水平	主支气管内侧壁，9点
9. 右下肺门淋巴结	中间段支气管前侧方，近中叶支气管开口水平	中间段支气管前侧壁，3点
10. 隆突远端淋巴结	中间支气管与左主支气管之间，近右中叶支气管开口水平	中间支气管内侧壁，近右中叶支气管开口水平，9点
11. 左肺门淋巴结	左上下叶支气管之间	左下支气管外侧壁近背支开口，9点

4. 穿刺方法

1）突刺法：在鼻或口端固定支气管镜，用手在支气管镜活检孔上方捏住穿刺针的尾端，用一较大的力度快速而稳定地将穿刺针刺向目标穿刺点，直到穿过气管壁。

2）金属环紧贴气道壁法：穿刺针处于回收位置（在外套管内），通过支气镜活检通道进入气道后，将穿刺针金属环端紧贴在目标穿刺点的气道黏膜上，操作者在患者口或鼻端固定支气管镜及鞘管，助手将穿刺针推出，依靠穿刺针针尖的力量穿透气道壁。

3）推进法：穿刺针尖端刺入目标穿刺点的气道黏膜内，调整支气管镜弯曲角度，使得穿刺针尽可能与气道壁垂直，操作者左手在活检通道处固定穿刺针尾端，右手以恒定的力气将支气管镜连同穿刺针前送，直至穿刺针穿透气道壁。

4）咳嗽法：属于一种辅助方法，通常在使用突刺法或推进法时，如果刺入困难，可以要求患者用力咳嗽，使气道壁撞击穿刺针针尖，两方面的合力可增加穿刺力度，使穿刺针穿透气道壁。

最近，Wang医师又开发出一小固件将穿刺针在活检孔处固定，操作者可以不必固定穿刺针，更方便地利用推进法将穿刺针穿透气道壁。

穿刺时应注意：① 穿刺的角度，穿刺针应尽可能垂直地在两个软骨环之间刺入，角度要求≥45°，这就需要在操作时尽量下压调节柄，使镜体形成尽可能大的弯曲度。如一开始角度较小，可适当前推支气管镜来调整角度。② 穿刺针伸出镜的长度，尽量控制穿刺针伸出镜的长度，一般只看到针尖即可，在整个操作过程中也要控制好伸出的长度。③ 可随时变换、联合采用不同的刺入技术，每种方法均需要助手密切、协调的配合。

5. 穿刺过程　将20 ml注射器安装在穿刺针后方，并保持负压状态（10~20 ml），操作者可适当改变穿刺针的角度并来回抽动，以提高获取标本的概率。在穿刺过程中，若发现穿刺导管内有大量血液吸出，及时停止抽吸。以上过程反复针吸活检2~3次。如果使用的是细胞学穿刺活检针，则穿刺针在退出病灶前应减掉负压，以免吸入气道内的分泌物污染标本；如果使用的为组织学穿刺活检针，在拔针前应维持负压，以免丢失组织标本。

6. 标本的处理　标本需要进行细胞涂片和组织固定。抽出的标本可直接推到玻片上，如有组织块，则挑出进行固定，液体部分进行涂片。也可直接推到离心管里，挑出组织块固定，液体部分离心后浓缩，再用石蜡包埋，切片后进行显微镜检查。抽出的液体也可采用新的技术如液基薄层细胞涂片技术等来处理以提高阳性率。

四、适应证与禁忌证

1. 适应证

（1）纵隔及肺门淋巴结肿大的诊断及鉴别诊断。

（2）肺癌患者术前分期、术后评估、化疗后重新分期等。

（3）气管及支气管的外压性病灶。

（4）黏膜下病变。

（5）肺周围型结节。

（6）对纵隔脓肿及囊肿进行引流及诊断。

2. 禁忌证

（1）肺功能低下，无法耐受者。

（2）出、凝血功能异常者。

（3）心功能不全或衰竭、严重高血压或者心律失常者。

（4）对麻醉药过敏，且不能用其他药物替代者。

（5）全身状态或者其他脏器器官重度衰竭者。

（6）主动脉瘤者。

（7）哮喘发作或大咯血。

（8）穿刺部位明显感染。

五、并发症及其预防和处理

自20世纪80年代开始应用经典TBNA以来，几十年的临床应用已经证明了TBNA是一项安全的操作技术，并发症的发生率很低，罕见严重并发症的报道。常见的并发症有出血、感染、气胸、纵隔气肿、纵隔出血等。可根据并发症的具体情况进行相应处理。

另外，要注意的是避免损坏超声支气管镜，操作时穿刺针每次进出支气管镜一定要明确针尖在外保护套管内，每次穿刺时必须在支气镜的末端看到穿刺针尖才能进行，穿刺时切忌使用暴力，这对初学者尤为重要。

六、临床应用

经典TBNA作为介入呼吸病学的一项基本技术，经过多年的不断改进、完善，已形成了成熟系统的定位、穿刺方法，并且由于其不需特别的设备，所需要的就是穿刺针，费用低、创伤小、安全性高，因此在临床上有不可代替的地位，其应用范围广泛且非常实用，对于国内大多数医院来说，更是一项不可或缺的基本技术。

但是，作为一项操作技术，TBNA有其独特的定位方法和操作技巧，并且对操作的要求较高，从初学到熟练掌握肯定有一个较长、较艰难的过程，只有不断地练习、总结，操作者才能掌握其特点和规律。

第二节　气道内超声引导下经支气管针吸活检术

一、发展历史

气道内超声是超声医学发展的一个重要方向，20世纪90年代随着超声技术的发展，开始探索其在气道内的应用。1992年，Hurther 和 Hanratht 首次报道了应用带球囊的环形超声探头通过支气管镜完成气道内超声检查,其检查的内容主要包括观察气管和支气管各层结构、肺外周病灶,并可观察肺门、纵隔淋巴结及纵隔。2002年,日本Olympus公司研发了一种搭载于支气管镜的凸阵扫描(扇形扫描)探头气道内超声(convex probe endobronchial ultrasonography),2004年,Yasufuku发表了应用该设备首次实现了在气道内超声实时引导下经支气管针吸活检术(real-time endobronchial ultrasound-guided transbronchial needle aspiration,EBUS-TBNA),从而开启了超声技术及经支气管针吸活检术在呼吸系统应用的新时代,对呼吸系统疾病的诊断和治疗产生了重大深远的影响。

二、器材及设备

目前市面上有三家公司生产的扇形超声支气管镜可供选择,各个厂家的设备大同小异,设备的构造、功能基本相同,主要由三部分组成。

1. 超声主机 可以是较精致的超声仪,与电子支气管镜的主机大小相仿,一起放在支气管镜的台车上,使用较方便,但功能也较简单;也可以是体积较大、功能强大的临床常规使用的超声仪,除可在超声支气管镜应用外,也可以广泛应用于临床其他方面,由于体积较大,需要外接超声主机。不同仪器超声频率有所不同,目前有7.5 MHz、10 MHz、12 MHz,对于引导穿刺来说,7.5 MHz的频率完全可以清楚地显示病灶,对于需要更高质量显示病灶的超声声像,可以选用频率较高的超声,但其扫描深度会较浅。

2. 超声光纤电子支气管镜 基本的构造是超声支气管镜前端搭载凸面的超声探头,扫描范围为60°~75°;支气管镜可以是纤维支气管镜,近年来还研制出电子支气管镜,使支气管镜的图像更加清晰,其先端部外径为6.9~7.45 mm。超声支气管镜的工作通道是2.0~2.2 mm,远端有一定的角度,开口呈一斜面,因此穿刺针穿出支气管镜时有一角度,刚好落在超声扫描(病灶)的范围内。凸面超声探头一般需要套上一个专用的水囊并注水,这样可以使探头更好地与气道壁接触,从而获得清晰的超声声像。表2-2是不同厂家超声支气管镜的型号及参数。

表2-2 不同厂家超声支气管镜的型号和参数

参　数	公　司		
	奥林巴斯	宾　得	富　士
型号	BF-UC260FW	EB-1970UK	EB-530US
主机系统	EU-ME1	HITACHI	SU-8000
通道内径(mm)	2.2	2.0	2.0
外径(mm)	6.3	6.3	6.3
先端部外径(mm)	6.9	7.45	6.7
弯曲角度	120°/90°	120°/90°	130°/90°
扫描范围	60°	75°	65°
视野方向	35°向前斜视	45°向前斜视	10°向前斜视

3. 穿刺针　可以是生产厂家的专用穿刺针，也可以使用通用的穿刺针，基本的结构是外套管、针头、针芯、固定装置，以及用于产生负压的注射器，均为一次性使用。穿刺针常见型号为NA-201SX-4021、NA-201SX-4022，规格为21G、22G。穿刺距离可以调节，一般在20 mm以上。近年来，国外还开发出针状的穿刺活检钳，以增加穿刺活检的标本量。

三、工作原理

凸面超声探头搭载于支气管镜的前端而形成了一体化的超声光纤电子支气管镜（convex probe endobronchial ultrasound bronchoscope），简称超声支气管镜，前端凸面超声探头扫描范围为60°~75°，像一扇形，故称扇形超声，工作通道为2.0~2.2 mm，远端有一定的角度，开口呈一斜面，穿刺针经支气管镜工作通道伸出来刚好是前端超声探头扫描的范围，因此，检查时通过调整支气管镜位置和超声探头扫描找到病灶处并固定，这时经支气管镜送出穿刺针就位于扇形超声扫描的范围（病灶）内，从而可以在超声实时引导下进行穿刺进入病灶，实现了气道内超声实时引导下经支气管针吸术。同时，扇形超声扫描还有多普勒的功能，应用多普勒功能可以对扫描的区域或病灶了解是否有血管存在以及血液供应情况。最近开发的一些超声主机带有超声弹性成像技术功能，可以了解病灶的软硬度，从而增加对病灶性质的了解及判断。由于对穿刺病灶及周围的结构可视，定位准确，超声实时引导下操作明显地提高了TBNA的准确性及效率，同时也具有很高的安全性。

四、操作方法

（一）操作步骤

1. 麻醉

1）局部麻醉、镇静、镇痛：在支气管镜检查常规麻醉的基础上，加上静脉的镇静和镇痛药。镇静药一般可用咪唑安定，首次2 mg静脉注射。镇痛药可采用哌替啶、芬太尼、舒芬太尼等药物，芬太尼首次一般可以静脉注射50 mg，舒芬太尼首次5 μg静脉注射。必要时可追加，年老、体质差的患者，镇静、镇痛药物首次剂量应酌情减少。

2）静脉麻醉：绝大多数患者可以在上述麻醉下顺利地接受检查，个别不耐受的患者或特殊情况下，可采用静脉麻醉下经喉罩、气管插管、硬质支气管镜完成操作。

2. 常规支气管镜检查　由于超声支气管镜直径较大且弯曲的角度较小，很难全面地对气道进行常规检查，因此，建议在超声支气管镜检查前先以常规支气管镜进行气道检查，以发现可能的气道病变。新近开发的超声支气管镜由于采用10°前倾，且是电子支气管镜，图像清晰度、观察的视野有很大的改善，但由于直径较大，难以进入到肺上叶或段支气管进行观察。

3. 进入路径　可以经口、经鼻腔、经气管插管（喉罩、气管套管、硬质支气管镜等）进入。可以首先尝试经鼻腔入镜，先对鼻腔进行麻醉和收缩鼻腔黏膜（如麻黄素等）处理后，以湿润的棉签尝试通过鼻腔，如棉签通过顺利且感觉还有一定的空间，接着可以尝试超声支气管镜经鼻腔进入，但进入时宜把超声的扫描面侧对鼻腔，这样较容易进入鼻腔。如棉签试探鼻腔时感觉较窄或以超声支气管镜经鼻插入时较困难,则可采用经口等途径进入,特别是直径较大(如7.5 mm)的超声支气管镜。根据笔者的体会,国内70%~80%的患者可以经鼻腔进入6.5 mm的超声支气管镜,经鼻进镜由于鼻腔较小,对支气管镜的固定较好,穿刺时力量可以较好地传送至末端,且可以避免牙齿咬坏支气管镜,当然可能会对鼻腔黏膜有一定的影响。

4. 进镜及观察 由于超声支气管镜有一定角度的前倾,且前段有一超声探头,因此在进镜时,应轻微上推操作柄,使超声支气管镜前端有一定角度的下(后)弯,这样可以使支气管镜保持在相对垂直的位置,方便观察,同时,由于前端有超声探头,操作时与目标的距离应比常规支气管镜的距离稍远。到达远端的气道后(一般是左肺或右肺下叶支气管),注入生理盐水至水囊,并通过支气管镜看到水囊的充胀,观察支气管时,水囊可较小,观察气管时,水囊宜较大。开启超声功能,通过显示器的两个界面可以同时观察超声声像和支气管镜下的图像,观察超声声像时,下按支气管镜的操作柄,同时轻压超声支气管镜使超声探头与支气管壁紧密接触,并按一定的顺序,从下向上移动,缓慢移动,同时密切观察超声声像,重点观察CT提示异常或病灶的区域,仔细察看目标穿刺部位的短径,调节探头于病灶的最大短径并处于超声声像的中央,调节扫描频率、超声图像的增益、对比度,以获得最佳图像,冻结超声图像,测量目标穿刺部位短径、长径及形状等各种超声征象并输入数据库。建议可能的话,应观察其他灰阶超声声像特征,如边界、回声高低、回声是否均匀、凝固性坏死、钙化、融合和后方回声增强等特征。再启用能量多普勒功能,辨别病灶内是否有血管及血液供应情况。如有条件可进一步观察弹性成像等超声指标,进一步了解病灶的特性。

5. 穿刺 观察并确定穿刺部位后,送入穿刺针(确定穿刺针尖退在外套管里),固定穿刺针于与支气管镜的连接处,调整穿刺针外套管远端使其刚刚露出在支气管镜工作通道开口处(通过支气管镜观察)并固定。根据超声声像调整支气管镜在最佳的穿刺位置,助手固定支气管镜,操作者一手握持支气管镜,另一手调节穿刺针的穿刺深度,推出穿刺针头刺入气道壁,助手应在穿刺的同时助推支气管镜以帮助穿刺针进入气道壁。穿刺时可以通过超声声像和支气管镜下图像实时监测穿刺针插入的情况,完成超声实时引导下的经支气管穿刺针吸活检。

6. 抽吸 通过超声证实穿刺针处在病灶内后,退出针芯,穿刺针上端经三通接头连接已带有负压(一般是10~20 ml)的注射器,连接后打开负压,在超声实时监测下,穿刺针在病灶内进行来回抽吸,一般是10~15次,抽吸的范围依病灶大小而定。抽吸完成后,释放负压,穿刺针头退回外套管,随后穿刺针整体退出支气管镜,接着进行标本的处理。

7. 标本处理 可直接将标本喷涂在玻片上,挑出组织块用甲醛溶液固定送组织切片,并用另一片玻片涂匀,立即置于95%乙醇中固定做涂片检查。也可用3 ml生理盐水或Hank液冲洗穿刺针,把标本直接注入离心管并固定,送病理科进一步处理。

(二)操作技巧

1)尽量避开软骨环:镜身是纤维支气管镜时,加上穿刺时支气管镜紧压管壁,视野可能不太清晰,对软骨环位置的观察有一定的影响,电子支气管镜则视野较清晰。进针前先观察好软骨环的位置,若进针时不易刺入管壁,则可能刺到软骨,退出针头,重新选择合适的穿刺点。

2）助手的配合:助手的配合非常重要。穿刺进针时,助手的同步助推很重要。

3）感受针尖从外套管出来后才用力刺入管壁:由于穿刺针刺入管壁时需要一定的力量,但切忌使用暴力,要在穿刺针尖从外套管出来后才开始用力,因此需要在体外体验针尖刚出套管时的感觉。这样可以避免无效的穿刺或用力不当损坏穿刺针或支气管镜。

4）抽吸时方向的变化:穿刺针刺入病灶后进行来回抽吸时,尽量在超声的引导及提示下对不同的方向进行抽吸,不仅要抽吸病灶中央,也要抽吸病灶边缘,这样标本更具代表性,且可以避免抽吸一个方向时由于局部病变坏死造成的假阴性。

（三）注意事项

1. 麻醉　良好的麻醉是完成操作的基本保障,因此,基本的气道表面麻醉加上静脉镇静、镇痛是需要的。对上述麻醉还不能耐受的患者,应考虑静脉麻醉。

2. 标本的处理　由于穿刺针多数采用较小的22G,标本量可能不会很大,正确的标本处理方法非常重要。

3. 现场细胞学检查　有条件的单位在穿刺时可请病理科医师行现场细胞学检查,对穿刺出来的细胞涂片进行快速染色后现场检查,可以明确细胞类型。如没有淋巴细胞,提示可能没有穿刺到淋巴结,需要重新穿刺;如果可见淋巴细胞,但未见特异性细胞（表现）,说明已经穿刺到淋巴结,如临床上考虑淋巴结有病变,需要再次穿刺;如可见特异性细胞（或表现）,说明穿刺已达到诊断的目的。

4. 穿刺次数　如有现场细胞学检查,细胞学已明确诊断则可完成操作。如没有现场细胞学检查,一般推荐穿刺3次,当然也要结合每次穿刺的标本量。如需要行分子病理学的相关检查,一般推荐4~6次或以上。关于肺门和纵隔淋巴结穿刺的次数,Lee认为在没有ROSE技术（rapid oil-site cytopathologic examination, ROSE）支持下,EBUS-TBNA每部位3次穿刺后即可获得最大的诊断价值,标本取材满意度可达100%;而有ROSE技术比没有ROSE技术穿刺部位和次数则更少,在有ROSE技术时,平均只需穿刺1.1个部位和2.3针,而没有ROSE技术时,平均需穿刺1.6个部位和4针。

五、各种淋巴结病变的声像特征

为了优先对可疑的恶性病变进行淋巴结针吸活检,最近研究报道利用超声声像的形态学特点作为肿瘤转移的预测指标。2010年,Fujiwara等报道了使用EBUS对1 061枚肺门和纵隔淋巴结的声像特征进行分析,发现转移性淋巴结存在呈圆形、边缘清晰、回声不均匀、有凝固性坏死等特征。Imai等发现回声是否均匀及淋巴结存在与否可鉴别结节病和肺癌引起的肺门和纵隔淋巴结肿大。笔者分析、总结了EBUS-TBNA检查肺门和纵隔淋巴结的灰阶超声声像特征,筛选出短径长度、形态、边界、回声高低、回声是否均匀、凝固性坏死、钙化、融合和后方回声增强等九个特征,把病理结果作为标准分析了准确率、灵敏度、特异度、阴性预测值、阳性预测值,进行对比分析,并采用二分类多因素logistic回归分析,结果表明,圆形、边界清晰、回声不均匀、低回声、后方回声增强等五个声像特征对判断恶性淋巴结有意义(图2-1),也证实了EBUS-TBNA检查时分析其灰阶超声声像特征,可预测肺门和纵隔的恶性淋巴结,这也是国内首次应用EBUS灰阶超声声像进行肺门和纵隔淋巴结预测恶性淋巴结的研究。此外,笔者也发现了彩色多普勒超声血流显像也有助于判断肺门和纵隔淋巴结的良、恶性。新一代复合式气道内超声BF-UC260FW以及超声主机EU-ME1,可显示血流显像的速度,便于观察淋巴结内部血流较快的血管及支气管动脉,有利于观察淋巴结内部血流的空间布局,笔者把淋巴结血流分布在外周,呈点状、棒状定义为阳性淋巴结,发现彩色多普勒超声血流显像对恶性淋巴结的敏感度、特异度、准确率、阳性预计值、阴性预计值分别为85.71%(36/42)、62.07%(18/29)、76.06%(54/71)、76.60%(36/47)、75.00%(18/24)(图2-2)。随着超声研发技术的不断向前推进,日本宾得公司研发了带有超声弹性成像功能的气道内超声。超声弹性成像可测定肺门和纵隔淋巴结的弹性指数,反映了组织软硬程度。一般说来,硬度增加同其恶性风险升高有着密切关系,从而可以通过超声弹性成像来

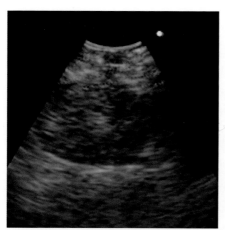
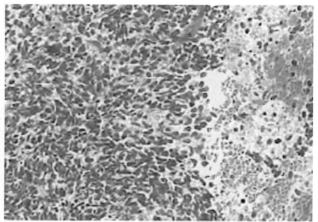

图2-1 灰阶超声显示7#淋巴结为类圆形、短径>1 cm、回声不均匀、后方回声增强、低回声

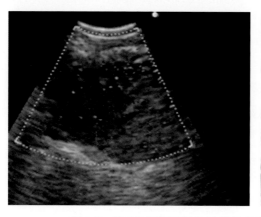
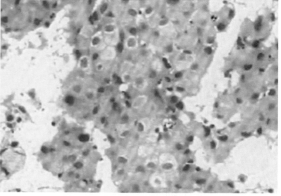

图2-2 彩色多普勒超声显示血流为点状、棒状,以外周为主;病理显示为低分化腺癌

评估组织的良、恶性。超声弹性成像图像为红、绿、蓝等颜色，我们把蓝色的面积在50%以上定义为阳性淋巴结，并对43枚肺门和纵隔淋巴结行超声弹性成像检查及行EBUS-TBNA，将超声弹性成像检查与EBUS-TBNA的病理结果比较，发现超声弹性成像对恶性淋巴结的敏感度、特异度、准确率分别为70.83%（17/24）、84.21%（16/19）、76.74%（33/43），这表明该技术敏感度、特异度、准确率较高，有助于肺门和纵隔淋巴结良、恶性的鉴别诊断（图2-3）。

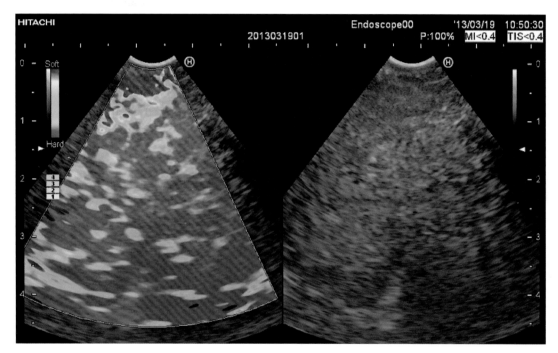

图2-3 超声弹性成像显示大部分为蓝色图像，提示该淋巴结的硬度较大

六、临床应用

TBNA作为介入呼吸病学的重要技术其作用已不言而喻，而在经典TBNA的基础上与超声技术联合起来，更是如虎添翼。在超声实时引导下的TBNA，可以精准地刺入病灶，并在超声的指导下对病灶抽吸深度、方向进行可控的操作，也可以通过超声声像的特点对病灶的性质进行初步的分析，了解病灶是否有血管及血供情况，具备可视、可控、精准、阳性率高、安全等特点，是临床非常实用的技术，因而近年来发展迅速，得到了广泛应用。

1. 肺癌诊断及分期 2004年，日本Yasufuku首次报道对70例疑诊肺癌的肺门和纵隔淋巴结肿大的患者行EBUS-TBNA，共有68例患者得到满意的标本量，其中45例诊断为恶性淋巴结，25例为良性淋巴结，将手术病理学结果及随访结果相比较，发现其敏感度、特异度、准确率分别为95.7%、100%和97.1%，并且操作中未见其发生严重并发症。Lee等对102例怀疑有非小细胞肺癌的患者共163枚肺门和纵隔淋巴结行EBUS-TBNA，其中30例患者共41枚淋巴结转移，2例患者共2枚恶性淋巴结漏诊，术前分期的敏感度和特异度分别为93.75%和96.62%。Herth进一步研究EBUS-TBNA对直径＜1 cm病灶的诊断价值,检查100例患者的119枚淋巴结,穿刺淋巴结直径为5~10 mm,平均8.1 mm,其中19例恶性淋巴结被EBUS-TBNA确诊,有2例被漏诊,所有的诊断都通过外科手术明确,EBUS-TBNA诊断的敏感度为92.3%,特异度为100%,阴性预测值为96.3%,没有并发症发生,提示直径＜10 mm的淋巴结也可行EBUS-TBNA,且诊断效率高。一项关于评估EBUS-TBNA、CT和PET-CT对肺癌淋巴结分期价值的报道,共有102例患者,手术前分别行CT、PET和EBUS-TBNA明确肺门和纵隔淋巴结是否转移,CT、PET和EBUS-TBNA对肺门和纵隔淋巴结的诊断敏感度分别为76.9%、80.0%和92.3%,特异度分别为55.3%、70.1%和100%,诊断准确率分别为60.8%、72.5%和98.0%,说明对于需要手术的肺癌患者,EBUS-TBNA对肺门和纵隔淋巴结的诊断敏感度、特异度均高于CT或PET。基于EBUS-TBNA对诊断肺癌及其分期的诊断效率及安全性,美国胸科医师学会推荐把EBUS-TBNA作为肺癌分期的首选手段之一。

2. 肺门和纵隔淋巴结结节病　一项荟萃分析表明,在15个研究中心共553个肺门和纵隔淋巴结结节病行EBUS-TBNA,所有研究均使用22G穿刺针,其诊断率为54%~93%,诊断准确率为79%,是否行现场快速细胞学检测并没有出现统计学差异,前瞻性研究诊断率比回顾性研究高(83.9% vs 74.3%)。Navani等报道对39例怀疑为结节病的患者行支气管镜检查,包括EBUS-TBNA、肺活检、支气管活检,最后27例最终确诊为结节病,其中23例(85.18%)经EBUS-TBNA诊断为结节病,而肺活检联合支气管黏膜活检的诊断率为34.62%,三种技术联合为92.59%。回顾性分析了2005年1月至2012年10月在广州医科大学附属第一医院经组织病理学确诊的76例胸内结节病患者,有56例行经支气管镜检查(包括EBUS-TBNA、经典TBNA、经支气管肺活检、黏膜活检、支气管肺泡灌洗等),总阳性率为89.3%(50/56),其中EBUS-TBNA的阳性率为95.7%(22/23);对于Ⅰ、Ⅱ期结节病患者,EBUS-TBNA是否联合经支气管镜肺活检、黏膜活检对诊断阳性率无影响。以上研究均提示,EBUS-TBNA应作为诊断肺门和纵隔淋巴结结节病的首要诊断手段。

3. 淋巴结结核　Hassan等报道了利用EBUS-TBNA对24例孤立结节性肺门和纵隔淋巴结结核进行检查,确诊19例,其中病理诊断16例,抗酸染色阳性5例,结核杆菌培养阳性12例,其准确率、灵敏度、特异度、阳性预测值、阴性预测值分别为79%、95%、100%、100%、80%。我国学者解桢等回顾性总结38例患者经EBUS-TBNA活检88组淋巴结,其中纵隔淋巴结60组(68.18%),肺门及叶间淋巴结28组(31.82%),38例患者中经EBUS-TBNA明确诊断34例(89.47%),检查耐受良好,无任何相关并发症发生,这表明EBUS-TBNA是一种安全有效的诊断肺门和纵隔淋巴结结核的方法。

4. 分子检测　2007年,Nakajima等报道将EBUS-TBNA所取得的淋巴结组织用于检测*EGFR*基因突变的研究。结果显示,在43例患者中,*EGFR*基因突变发现11处,突变率25.6%。其中,1处出现于19号染色体(E746-A750del),9处出现于21号染色体(L858R)。此外,还有1例患者出现双位点的基因突变(L858R+L861V)。Jurado对56例诊断为肺腺癌的患者行EBUS-TBNA，并且按照*EGFR*、*Kras*、*ALK*的顺序检测。93%（52例）的肺癌患者有足够的EBUS-TBNA穿刺组织量行全部或者部分*EGFR*、*Kras*、*ALK*的检测，*EGFR*、*Kras*、*ALK*的阳性率分别为10%、25%、12%，认为EBUS-TBNA可以诊断肺癌及其分期，且有足够的组织量行分子检测。

5. 指导化疗　EBUS-TBNA标本组织也可用于组织免疫学检测，并根据组织分型及化疗疗效相关酶标使化疗方案个体化。2008年，Mohamed等报道将EBUS-TBNA所取得的非小细胞肺癌N_2淋巴结用于pRb、cyclin D1、p16^{INK4A}、p53、p21^{Wafl}及Ki-67等免疫组化检测，单变量回归分析表明p53、p21^{Wafl}与化疗敏感性相关，多变量回归分析则表明只有p53的过表达与化疗敏感性的相关性较差，认为对于EBUS-TBNA标本行p53分析可预测N_2-NSCLC患者疗效的敏感性。

6. 纵隔病变的治疗　EBUS-TBNA具有可视、可控、精准的特点，近年来已有报道尝试利用EBUS-TBNA对肺门和纵隔病变进行治疗，并取得了初步的效果。纵隔囊肿经EBUS-TBNA抽液，注入抗生素或硬化剂；纵隔肿瘤在超声引导下经穿刺针精确植入放射性粒子或注入药物；最近发展了通过超声支气管镜的精细消融探头，使在超声定位及引导下行黏膜下纵隔和肺门肿瘤的消融治疗成为可能。可以预测，在超声的精准控制下对纵隔病变的治疗将是今后微创治疗的一个重要方面。

七、总结

EBUS-TBNA以可视、可控、精准、阳性率高、安全等特点对肺癌及呼吸介入等领域产生了重大深远的影响，是TBNA发展史上的里程碑。目前已广泛应用于纵隔和肺门病变的诊断、肺癌的分期，以及通过EBUS-TBNA获取标本行分子病理学检测等，同时，随着相关技术的发展，EBUS-TBNA在治疗方面的应用如超声引导下通过TBNA精准进行放射性粒子植入、药物注射、消融等治疗，也显示了很好的前景。当然，作为一项技术，EBUS-TBNA也有其不足的地方，如需要昂贵的专用设备，并且超声支气管镜的直径较常规支气管镜粗，弯曲角度也有限制，对小儿、较远端的气道如十一组、十二组淋巴结穿刺时较困难等。

第三节　气道内径向超声技术在呼吸系统中的应用

气道内径向超声是在20世纪90年代初发展起来并日臻完善的一项超声显像技术，是超声医学向腔内超声发展的一个重要方向。其频率为7.5~30 MHz，可以观察分辨率为0.1 mm的气道及对肺外周组织的横断面进行环形扫描，可清晰分辨气管和支气管5~7层结构，帮助判断肿瘤侵犯支气管壁的深度，也可观察分析肺外周病灶的声像，提供更多的临床诊断信息。还可观察到与管腔毗邻的组织结构，特别是邻近的血管、淋巴结、纵隔病变等。近年来，径向超声广泛应用于引导经支气管肺活检、针吸活检以及对气道病变的指导治疗。

肺组织因含气量较多,可对超声波产生强反射,导致超声波容易迅速衰减,而对于肺外周病灶,仅能依靠探头紧贴肋间隙进行扫描,操作空间狭小,且胸廓的肋骨也对超声波具有强反射作用。因此,体表超声仅能帮助诊断胸腔积液等小部分病变。气道内超声探头通过可弯曲支气管镜活检通道而到达肺部目标位置,有利于缩短声路距离而降低声波衰减,可减少气体及其他组织器官的干扰,且采用了高频超声技术,提高了图像的分辨率,清晰显示病灶及其内部的细微结构,包括血管、支气管壁、肺外周病灶等,可以分析病灶的声像特点、定位及引导穿刺活检,随着超声技术的不断发展,气道内超声也将是呼吸系统的重要检查手段。

一、发展历史

腔内超声是将超声微型探头送至人体内部腔道进行超声检查,1989年,德国学者证实了微型超声探头应用于气道进行超声检测的可行性。1990年,Olympus公司研发了一微型机械探头,行放射状扫描,可产生垂直于气道轴线的360°图像,频率为7.5 MHz,外径为3 mm,超声探头旋转速度为400 r/min,但因其外径较大,需通过硬质支气管镜操作。1990年,Hurther等报道了应用于气道的新型径向超声探头,探头前端需要配备水囊,频率为20 MHz,旋转速度为200 r/min,实时呈像。2004年,日本Kurimoto报道了气道内超声经引导鞘成功定位肺外周病灶,并肯定了其临床应用价值,这也是首次报道利用引导鞘定位肺外周病灶。近年来,对气道内径向超声的研究主要集中在应用该技术对肺部外周病灶声像的分析以及定位、引导病灶的活检。随着超声的发展以及更多的临床研究,气道内径向超声的临床应用将会更加广泛。

二、成像原理

气道内径向超声成像为二维超声图像,是将单条声束传播途径中遇到各个界面所产生的一系列散射和反射信号,在示波屏时间轴上以光点辉度(灰度)表示。当声束扫描组织脏器时,每一单条声束线上的光点群按次分布连成声像图。径向式扫描的特点是超声换能器位于圆周的中心,径向旋转扫描线与显示器上的扫描线做同步的旋转,得到一幅圆形平面位置显示的图像。通过径向超声可观察到气管、支气管管腔及肺组织4 cm范围以内的结构,将呼吸内镜的视野范围从气管腔内扩展到腔外组织,扩充了内镜的观察视野和操作范围。超声频率越高,组织的穿透性越差,但图像的分辨率却越高,因此声像的质量也越高。有文献表明,在利用气道内径向超声对支气管壁进行扫描时,发现30 MHz的图像比20 MHz的图像更为清晰,分辨程度更高。当观察超声声像时,应注意组织的外形、边界回声、内部回声以及毗邻关系等。超声伪像是指超声显示的断层图像与相应的解剖图像之间的差异,超声伪像是不可避免的,这需要支气管镜操作医生善于识别伪像的表现,提高对病变超声声像的认识能力。

三、适应证与禁忌证

1.适应证

(1)分析气管、支气管的管壁结构及毗邻的组织结构。

（2）气管、支气管黏膜下病变。

（3）肺外周病灶定位、引导穿刺活检。

（4）纵隔内病变，包括淋巴结的定位及引导穿刺活检。

（5）气管、支气管病变的辅助诊断。通过分析超声特点，了解病变的性质，有助于治疗方案的确定及疗效评估。

（6）分析淋巴结和肺外周病灶声像特点，有助于进一步对病变进行了解及判断。

2. 禁忌证

（1）严重心肺疾病不能耐受者。

（2）凝血功能障碍或血氧饱和度低者。

（3）活动性大咯血。

（4）严重的高血压及心律失常。

（5）气管极度狭窄时，应避免膨胀的水囊在狭窄处过长停留造成缺氧、窒息。

四、仪器与设备

1. 径向超声探头　包括换能器和外鞘，探头的外径1.4~2.6 mm，探头前端的水囊注水后直径可达15~20 mm，长约2 m，径向超声工作的频率为12~30 MHz，可实时产生垂直于轴线的360°图像，轴向分辨率为0.1 mm，扫描深度2~3 cm，可调节显示范围2~12 cm，操作时根据图像分析的需要调整显示范围的尺寸。显示范围越小，观察图像的分辨度越高。反之，则可观察范围较广，有利于寻找病灶。连接好探头与超声主机，其探头旋转的动力由探头驱动器驱动，固定驱动器与探头远端的卡槽，启动时，探头高速转动。冻结图像后，通过+、×、◇或△符号定义两点之间测量距离，也可测量轨迹围合的面积和（或）周长。不同型号的探头规格见表2-3。一般来说，检查中央气管，可选择外径较大的探头，检查肺外周病灶时，需选择外径较小的探头，如1.4 mm、1.7 mm则最为理想，这有利于选择直径较小的支气管镜尽可能准确到达外周病灶的亚段，提高诊断率。

表2-3　各种探头的规格

型　号	外　径	频　率
UM-2R	2.5 mm	12 MHz
UM-3R	2.5 mm	20 MHz
UM-4R	2.4 mm	20 MHz
UM-S20-20R	1.7 mm	20 MHz
UM-S30-25R	2.5 mm	30 MHz
UM-BS20-26R	2.6 mm	20 MHz
UM-S20-17S	1.4 mm	20 MHz

2. 超声主机　Olympus公司EU-M30/EU-M60/EU-ME1型超声主机,以新一代EU-ME1型为最佳,其图像清晰,便于操作。操作时,主机的冻结键可使声像静止,并可观察冻结前120张超声图像,可在超声主机保存,也可连接外部存储器。

3. 水囊　注入生理盐水后的水囊可保证超声探头与气管壁和肺外周病灶的紧密接触,尽可能隔绝探头与组织之间的气体,起到"耦合剂"的作用。对于外周气道的超声检查,由于探头已与气道紧密接触,不需水囊,直接检查就可得到清晰的超声声像。

五、操作步骤

1. 术前　患者准备同常规支气管镜检查。

2. 麻醉　由于超声检查需要一定的时间,且要求患者处于安静的状态下,对中央气道进行超声检查时,可能需要短时间阻塞气道,因此需要适当加强麻醉,可以在常规支气管镜局部麻醉的基础上,加上静脉的镇静药和镇痛药;对于气道狭窄或需要较长时间阻塞气道的,必要时可采用静脉麻醉喉罩或气管插管。

3. 仪器准备

(1)准备消毒的超声径向探头、专用水囊导管、注有20 ml生理盐水的注射器及连接水囊的管。

(2)把超声探头放进专用水囊导管,将水囊远端的套子卡在探头远端的凹槽上,往水囊导管内注入生理盐水,使水囊稍稍膨胀。用拇指和示指挤压水囊,将水囊里面的空气全部排出,然后轻压水囊前端,使之套入探头前端的水囊安装凹槽。最后再次往水囊注入生理盐水,确认有无漏水及气泡。

(3)将探头的接口插入探头驱动器,并启动超声主机,并测试图像是否合格,探头是否旋转等。

4. 超声检查

(1)中央气道:支气管镜到达目标病灶的支气管附近后,经工作通道送入超声探头,注水充胀水囊,使探头接触管壁缓慢移动进行超声检查,找到病灶处进行重点观察,测量相关的参数,记录并保存数据。由于水囊影响通气,每次检查时间有一定限制,可以分次观察。

(2)外周气道:支气管镜到达目标病灶的支气管后,引导套管(guide sheath,GS)连同超声探头经支气管镜工作通道置入目标支气管,获得超声图像后撤出探头,原位保留、固定引导套管,活检钳或穿刺针经引导套管进入病灶活检。另一种简便方法是支气管镜到达目标病灶支气管后,经支气管镜工作通道直接送入超声探头,获得超声图像后,测量探头经过目标支气管开口进入病灶获得图像的距离及方向,退出探头,将活检钳或穿刺针经上述支气管进入相同方向及距离后进行活检。上述操作最好结合X线透视,可有助于进一步确定病灶的位置,增加诊断阳性率。

六、临床应用

（一）分析气管、支气管壁结构

气道内径向超声可观察气管、支气管壁5~7层的层状结构。1999年，日本Kurimoto使用频率为20 MHz、型号为UM-3R的径向超声探头对45例正常气管进行扫描，采用23G、29G的穿刺针进行穿刺扫描后的气管组织，随后将气管和支气管组织的病理组织学与超声声像进行匹配分析，证实了管壁存在五层结构，即第一层为高回声的黏膜层，第二层为低回声的黏膜下层，第三层为高回声的软骨内膜，第四层为低回声的软骨层，第五层为高回声的软骨外膜（图2-4、图2-5）。随后，亦有学者认为径向超声可观察到气管壁7层结构，包括：强回声的黏膜层、低回声的黏膜下层、强回声的软骨内膜、低回声的软骨层、强回声的软骨外膜以及低回声的结缔组织层和强回声的外膜层。

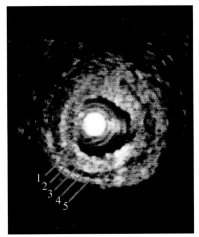

图2-4 超声声像的五层气管壁结构

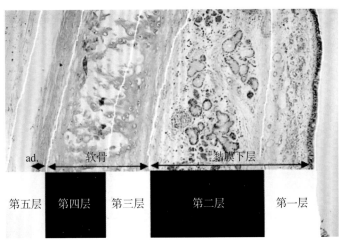

图2-5 气管组织的病理组织学与解剖学的匹配

（二）评估肿瘤侵犯气管和支气管壁

Kurimoto等应用径向超声评估24例肿瘤侵犯气管和支气管壁，发现95.8%（23/24）气管和支气管径向超声声像与病理组织学一致，其中7例侵犯黏膜下组织，1例侵犯软骨，1例侵犯软骨外膜，15例侵犯超透气管壁。肿瘤侵犯软骨层，表现为不规则点状高回声（图2-6）。与其他影像学比较，径向超声对评估肿瘤侵犯气管和支气管壁具有更高的临床价值。Herth报道了131例经病理学检查确诊肿瘤侵犯气管和支气管壁的患者，比较了

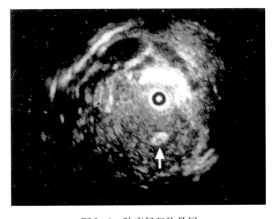

图2-6 肿瘤侵犯软骨层

CT与径向超声在鉴别肿瘤对气管和支气管壁的外压或浸润的价值（图2-7、图2-8），其中径向超声的特异度100%、敏感度89%、准确率94%，CT的特异度28%、敏感度75%、准确率51%，证实了径向超声评估肿瘤和管壁关系的价值优于胸部CT。

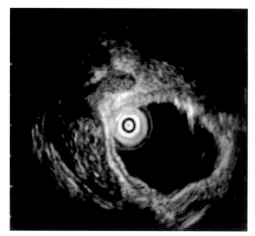

图2-7　肿瘤外压气管壁

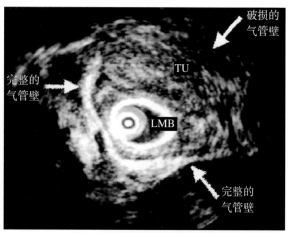

图2-8　肿瘤侵犯了气管壁

（三）评估其他肺部疾病

也有学者利用径向超声评估其他肺部疾病，如哮喘、肺移植等。Kita等比较了24例持续性发作哮喘患者和11例正常人的径向超声管壁声像，发现哮喘患者的管壁比正常人的管壁厚。在第二层管壁，哮喘患者比正常人厚，这表明了径向超声有助于了解哮喘患者的气道重建。Irani等对10例肺移植患者的气管和支气管缝合处行径向超声检查，测量每层管壁的厚度和面积（图2-9）。两者均可见气管和支气管的五层层状结构，并且发现在第二层结构（黏膜下层）发生排斥的厚度和面积比不排斥患者的厚度和面积大，这也是迄今为止径向超声在肺移植的应用，证实了径向超声的检查有助于了解移植缝合处是否发生排斥。

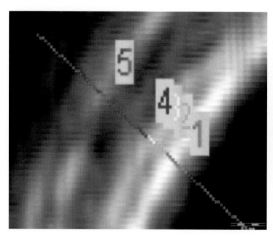
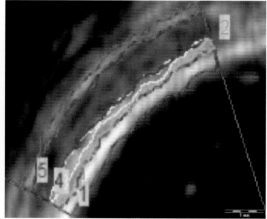

图2-9　径向超声测量每层管壁的厚度和面积

（四）肺外周病灶的声像分析

径向超声因其具有高分辨率图像，利用肺部黏液作为"耦合剂"，可清晰观察肺外周病灶的声像。已有多位学者利用超声声像分析比较肺外周病灶的性质，总结出一些声像规律。最早在2002年，Kurimoto根据肺外周超声声像特征将病灶分为三个类型，六个亚型。Ⅰ型：均一型，其中Ⅰa：血管通畅且细支气管通畅；Ⅰb：没有血管和细支气管。Ⅱ型：点状或弧线型强回声，其中Ⅱa：没有血管；Ⅱb：有通畅的血管。Ⅲ型：异质型，其中Ⅲa：点状或短线状的强回声；Ⅲb：无点状或短线状的强回声（图2-10~图2-12）。将上述声像与病理组织学对比，发现Ⅰ型92%为良性，Ⅱ型和Ⅲ型99%为恶性。Kuo等对224例患者肺外周声像分析发现，边缘连续、缺乏支气管充气征和不均匀回声可预测肺外周恶性病变（图2-13），但出现任意两个征象的阳性预测值为89.2%，相比于Kurimoto的分类，Kuo采用的评价方法简单，便于预测恶性病灶。另外，我国学者李静等对78例患者的肺外周声像特征进行分析，发现周围型肺癌的气道内超声图像特征为：① 边界清晰；② 病灶呈低回声；③ 病灶内部回声不均匀；④ 病灶内部无点线状高回声；⑤ 邻近血管移位、狭窄或中断，其诊断率为85.9%，特异度为

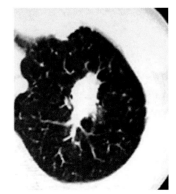

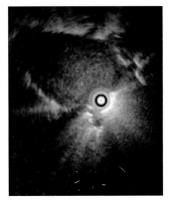

图2-10　Ⅰb型（没有血管和细支气管）

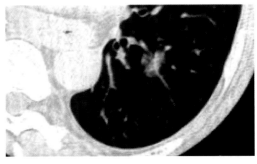

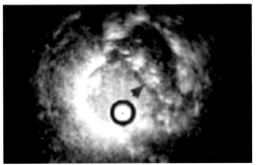

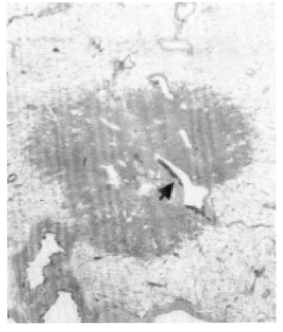

图2-11　Ⅱb型（红色箭头指着血管）

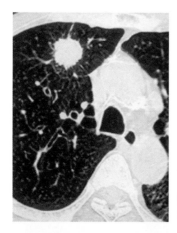
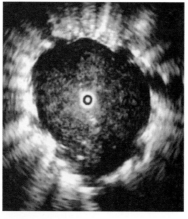

图2-12　Ⅲb型（无点状或短线状的强回声）

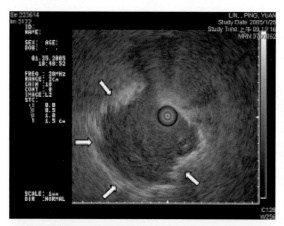
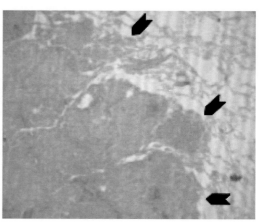

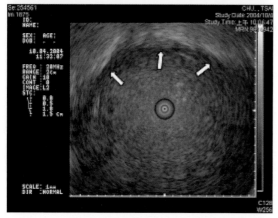

图2-13　缺乏支气管充气征，不均匀回声

80.6%。分析并预测肺外周病灶的性质将给临床医师或者支气管镜操作者带来更多的临床诊断信息，有助于对存在多个病灶时选择合适的病灶进行活检等。

（五）定位、引导肺外周病灶的活检

径向超声可引导肺外周病灶的活检，有助于提高经支气管肺活检的诊断率。这也是径向超声应用最广泛、价值最大的领域。

1. 气道内超声经引导鞘肺活检术（endobronchial ultrasound transbronchial lung biopsy with guide-sheath，EBUS-GS-TBLB）　Ishida 利用102例患者共110处肺外周病变比较 EBUS-GS-TBLB 与传统的经支气管镜肺活检（transbronchial lung biopsy，TBLB），发现 EBUS-GS-TBLB 诊断率为64.6%，而传统的TBLB仅为46.7%，因此认为EBUS-GS-TBLB 的阳性率明显比传统的TBLB高。一项对16个研究共1 420例患者的荟萃分析表明，径向超声引导肺外周病灶诊断肺癌其特异度为100%、敏感度为73%。2004年Kurimoto使用 EBUS-GS经可弯曲支气管镜的活检通道对病灶定位后，行经支气管肺组织活检及刷检，其诊断率为77%，并首次报道了探头与病灶的相对位置可影响诊断率，如果探头到达病灶并且被病灶包围，其诊断率为87%，而探头仅部分与病灶接触，其诊断率为42%，另外，病灶 ＜ 10 mm、10~15 mm、15~20 mm、20~30 mm 的诊断率分别为76%、76%、66%、77%，认为病灶大小与诊断率未有统计学差异。Yoshikawa对123例行EBUS-GS，发现病灶 ＜ 20 mm、＞ 20 mm 的诊断率分别为75.6%、29.7%，肺中叶和舌叶的诊断率比其他肺叶的诊断率高。笔者认为，操作时特别要注意探头与病灶的相对关系，尽量寻找病灶包围探头的亚段支气管进行操作，这将有助于提高准确率。然而，随着操作方法的改进，也有学者使用EBUS-GS引导下行肺外周组织针吸活检。Takai使用Olympus生产的NA-1C-1穿刺针在EBUS-GS的引导下行肺外周病灶针吸活检（图2-14、图2-15），病灶 ＜ 30 mm、＞ 30 mm 的诊断率分别为86.7%、86.4%，探头被病灶包围、与病灶局部接触的诊断率分别为90.5%、81.3%，仅有2例发生气胸、1例肺炎，因此相对于EBUS-GS-TBLB，特别是病灶仅部分与探头接触者，采用EBUS-GS引导下行肺外周病灶针吸活检可能会获得更为理想的临床诊断价值。

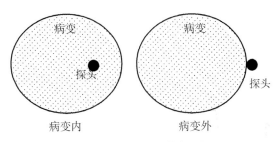

图2-14　探头与病灶的相对位置

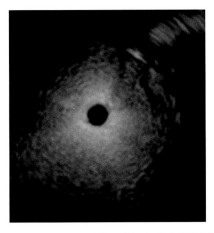

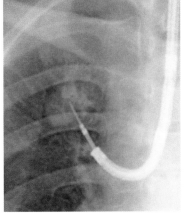

图2-15　气道内超声经引导鞘肺针吸活检术

2. 与其他技术的比较　目前,已有多种技术引导下行肺外周组织活检,多位学者比较了EBUS与其他技术引导经支气管肺活检的优劣势。Triller 比较EBUS与X线引导下的肺组织活检,在EBUS组的诊断率是77%,而X线组的诊断率是74%,研究表明,两者的诊断价值大致等同,但是使用径向超声可减少医务人员以及患者接触放射线的机会。Oki 报道了经外径仅为3.4 mm的细支气管镜以及经外径为4.0 mm工作通道的径向超声探头引导的肺组织活检。在明确诊断的203例患者中,细支气管镜组有101例,其诊断率为65%,而在径向超声组中,其诊断率为62%,比较两者的诊断率并无统计学差异。然而,细支气管组的操作时间为27 min,而径向超声组操作时间为33 min。Fielding 报道了57例CT引导下经皮肺穿刺活检、EBUS-GS-TBNA的准确率分别为67%和78%,两者的诊断率并无差异。然而对于病灶<2 cm的,经皮肺穿刺组的诊断率明显高于EBUS-GS组(80% vs 50%)。但在并发症方面,EBUS-GS组气胸3例,其中2例需置入胸腔导管,而经皮肺穿刺组有10例气胸,其中3例需置入胸腔导管引流,另外,还有3例患者术后重度胸痛。因此,Fielding 认为病灶<2 cm,经皮肺穿刺的诊断率虽高,但并发症多。

3. 与其他诊断技术的联合应用　随着影像工程技术的发展,越来越多的技术与EBUS-GS联合应用引导肺外周病灶的活检。Mizugaki 报道了EBUS-GS联合X线组、FDG-PET组、EBUS-GS联合FDG-PET组的诊断率分别为69.2%、78.5%、90.7%,其中EBUS-GS联合FDG-PET组的诊断率明显高于前两组,并且对于20~30 mm的外周病灶其诊断优势较明显,因此,EBUS-GS联合FDG-PET引导肺外周活检的诊断率高,特别是对于小病灶的临床应用价值更高。Ishida 等随机比较了借助虚拟支气管导航系统联合径向超声以及单独径向超声引导下的肺活检,两者的诊断率分别为80.4%、67.0%,但病灶<30 mm时两者并无诊断率的差异,另外,结果还提示EBUS联合虚拟导航组的操作时间明显比单独EBUS组的时间短。Oshige 等也对112例患者行虚拟支气管导航系统联合径向超声和单独径向超声引导下肺活检的比较分析,发现两者的诊断率并无差异(84.2% vs 80.0%),但操作时间EBUS虚拟导航组明显比单独使用EBUS短(5.54 min vs 9.27 min)。因此,可以肯定的是,径向超声联合虚拟导航引导肺组织活检的操作时间将缩短。Eberhardt随机将120例患者分成单独EBUS组、单独电磁导航组、EBUS联合电磁导航组,并分别比较三组之间的诊断率(69% vs 59% vs 88%),这表明EBUS联合电磁导航技术对肺部病灶进行活检的临床诊断价值最高。

（六）径向超声指导介入治疗

随着介入呼吸病学的快速发展,支架置入、氩气刀、冷冻治疗、光动力学治疗等在治疗气管、支气管病变方面得到广泛应用,而径向超声可为治疗气管、支气管病变提供更多的诊断和治疗信息。2002年,Herth前瞻性研究了1 174例应用径向超声指导介入治疗方案,43%的患者改变了原先的治疗策略,其中因发现肿瘤侵犯黏膜而改变支架类型121例(图2-16),肿瘤机械性切除121例,氩气刀121例,移除异物3例,YAG 激光切除术56例,脓肿引流12例。另外,由于径向超声观察到气管和支气管相邻的血管而取消激光治疗,所有患者未发生严重出血或者瘘口形成。Miyazu报道了术前径向超声评估中央型早期肺癌浸润深度,其中9例局限在黏膜下的气管中央型肺癌,采用光动力学治疗,术后疗效满意。而6例病灶深度已达到软骨层或更深,采用手术治疗,术后病理组织学也证实了径向超声的评估与肿瘤浸润深度吻合。也有学者报道了应用径向超声检查结核、插管后损伤致气管和支气管狭窄,超声声像可见软骨层破坏,这表明患者预后不佳。此外,还可以利用径向超声测量气道狭窄的长度(图2-17)和气管直径以帮助鉴别气道狭窄的良、恶性(图2-18)。Miyazu报道了2例应用径向超声诊断和帮助治疗软骨炎复发致使气管和支气管软化,超声声像可见软骨层的断裂及水肿(图2-19),并根据径向超声的声像特征选择合适的支架长度和类型(图2-20)。

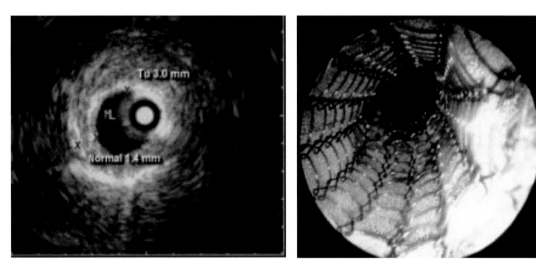

图2-16　因肿瘤侵犯而选择更长的支架置入

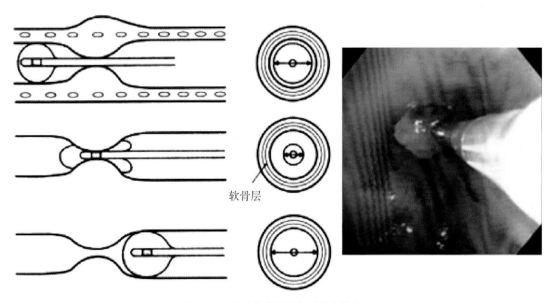

图2-17　径向超声测量气道狭窄的长度

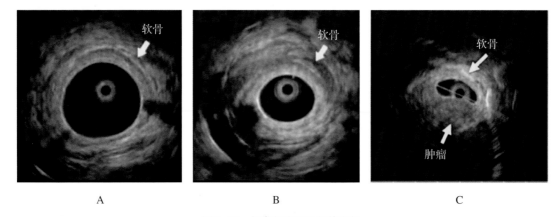

A   B   C

图2-18　径向超声测量气管直径
A.正常气管；B.良性狭窄（黄色箭头为软骨）；C.恶性气道狭窄（左下方箭头为肿瘤压迫，右上方箭头为软骨）

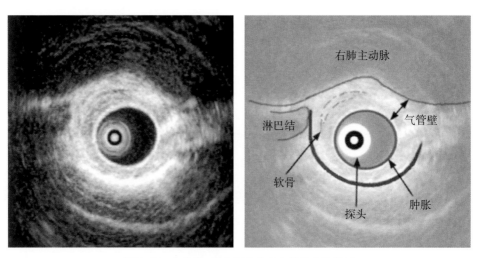

图2-19　治疗前，径向超声检查气管软化的位置

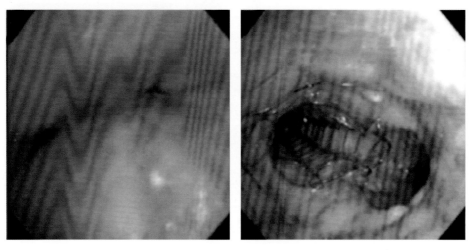

图2-20　支架置入前后的气管

七、并发症

除常规支气管镜检查和经支气管肺活检的并发症外,还有由于探头水囊及探头所致的并发症。

超声检查时水囊膨胀,阻塞气道,可引起低氧血症甚至窒息。使用膨胀后的径向超声探头观察中央气道,要特别注意患者血氧饱和度、心率的变化,如有明显下降,应及时回抽水囊中的水并观察血氧饱和度变化,必要时在静脉麻醉通气下进行。

此外,超声探头可能会造成支气管管壁损伤,因此操作要熟练、轻柔。

◇参◇考◇文◇献◇

[1] Wang KP, Brower R, Haponik EF, et al. Flexible transbronchial needle aspiration for staging of bronchogenic carcinoma[J]. Chest, 1983, 84（5）: 571−576.

[2] Xia Y, Wang KP. Transbronchial needle aspiration: where are we now?[J]. J Thorac Dis, 2013, 5(5): 678−682.

[3] 荣福, 郭苏, 陈娟萍. 经支气管针吸活检的临床应用探讨[J]. 中华结核和呼吸杂志, 2000, 23（1）: 37−39.

[4] Stratakos G, Porfyridis I, Papas V, et al. Exclusive diagnostic contribution of the histology specimens obtained by 19-gauge transbronchial aspiration needle in suspected malignant intrathoracic lymphadenopathy[J]. Chest, 2008, 133: 131−136.

[5] Sharafkhaneh A, Baaklini W, Gorin AB, et al. Yield of transbronchial needle aspiration in diagnosis of mediastinal lesions[J]. Chest, 2003, 124: 2131−2135.

[6] Agarwal R, Aggarwal AN, Gupta D. Efficacy and safety of conventional transbronchial needle aspiration in sarcoidosis: a systematic review and meta-analysis[J]. Respir Care, 2013, 58: 683−693.

[7] Bilaceroglu S, Gunel O, Eris N, et al. Transbronchial needle aspiration in diagnosing intrathoracic tuberculous lymphadenitis[J]. Chest, 2004, 126: 259−267.

[8] Uskül BT, Türker H, Melikoğlu A, et al. Value of transbronchial needle aspiration in the diagnosis of endobronchial malignant lesions[J]. Tuberk Toraks, 2007, 55（3）: 259−265.

[9] Reichenberger F, Weber J, Tamm M, et al. The value of transbronchial needle aspiration in the diagnosis of peripheral pulmonary lesions[J]. Chest, 1999, 116: 704−708.

[10] Mountain CF, Dresler CM. Regional lymph node classification for lung cancer staging[J]. Chest, 1997, 111: 1718−1723.

[11] 罗为展, 钟长镐, 陈愉, 等. 灰阶超声声像特征对肺门纵隔恶性淋巴结的预测价值[J]. 中华结核和呼吸杂志, 2014, 37（12）: 924−927.

[12] Lee HS, Lee GK, Lee HS, et al. Real-time endobronchial ultrasound-guided transbronchial needle aspiration in mediastinal staging of non-small cell lung cancer: how many aspirations per target lymph node station?[J]. Chest, 2008, 134: 368−374.

[13] Fujiwara T, Yasufuku K, Nakajima T, et al. The utility of sonographic features during endobronchial ultrasound-guided transbronchial needle aspiration for lymph node staging in patients with lung cancer: a standard endobronchial ultrasound image classification system[J]. Chest, 2010, 138: 641−647.

[14] Imai N, Imaizumi K, Ando M, et al. Echoic features of lymph nodes with sarcoidosis determined by endobronchial ultrasound[J]. Intern Med, 2013, 52: 1473−1478.

[15] Yasufuku K, Chiyo M, Sekine Y, et al. Real-time endobronchial ultrasound-guided transbronchial needle aspiration of mediastinal and hilar lymph nodes[J]. Chest, 2004, 126: 122−128.

[16] Herth FJ, Ernst A, Eberhardt R, et al. Endobronchial ultrasound-guided transbronchial needle aspiration of lymph nodes in the radiologically normal mediastinum[J]. Eur Respir J, 2006, 28: 910−914.

[17] Yasufuku K, Nakajima T, Motoori K, et al. Comparison of endobronchial ultrasound, positron emission tomography, and CT for lymph node staging of lung cancer[J]. Chest, 2006, 130: 710−718.

[18] Rivera MP, Mehta AC, Wahidi MM. Establishing the diagnosis of lung cancer: Diagnosis and management of lung

cancer, 3rd ed: American College of Chest Physicians evidence-based clinical practice guidelines[J]. Chest, 2013, 143: e142S−165S.

[19] Agarwal R, Srinivasan A, Aggarwal AN, et al. Efficacy and safety of convex probe EBUS−TBNA in sarcoidosis: a systematic review and meta-analysis[J]. Respir Med, 2012, 106: 883−892.

[20] Navani N, Booth HL, Kocjan G, et al. Combination of endobronchial ultrasound-guided transbronchial needle aspiration with standard bronchoscopic techniques for the diagnosis of stage I and stage II pulmonary sarcoidosis[J]. Respirology, 2011, 16: 467−472.

[21] Hassan T, McLaughlin AM, O'Connell F, et al. EBUS−TBNA performs well in the diagnosis of isolated thoracic tuberculous lymphadenopathy[J]. Am J Respir Crit Care Med, 2011, 183: 136−137.

[22] 解桢, 赵辉, 郑红芳, 等. 支气管内超声引导针吸活检术（EBUS−TBNA）在胸内淋巴结结核诊断中的应用价值[J]. 中华胸心血管外科杂志, 2013, 29: 739−742.

[23] Nakajima T, Yasufuku K, Suzuki M, et al. Assessment of epidermal growth factor receptor mutation by endobronchial ultrasound-guided transbronchial needle aspiration[J]. Chest, 2007, 132: 597−602.

[24] Jurado J, Saqi A, Maxfield R, et al. The efficacy of EBUS-guided transbronchial needle aspiration for molecular testing in lung adenocarcinoma[J]. Ann Thorac Surg, 2013, 96: 1196−1202.

[25] Mohamed S, Yasufuku K, Nakajima T, et al. Analysis of cell cycle-related proteins in mediastinal lymph nodes of patients with N2−NSCLC obtained by EBUS−TBNA: relevance to chemotherapy response[J]. Thorax, 2008, 63: 642−647.

[26] Kurimoto N, Murayama M, Yoshioka S, et al. Analysis of the internal structure of peripheral pulmonary lesions using endobronchial ultrasonography[J]. Chest, 2002, 122: 1887−1894.

[27] Kurimoto N, Miyazawa T, Okimasa S, et al. Endobronchial ultrasonography using a guide sheath increases the ability to diagnose peripheral pulmonary lesions endoscopically[J]. Chest, 2004, 126: 959−965.

[28] Herth F, Ernst A, Schulz M, et al. Endobronchial ultrasound reliably differentiates between airway infiltration and compression by tumor[J]. Chest, 2003, 123: 458−462.

[29] Kita T, Fujimura M, Kurimoto N, et al. Airway wall structure assessed by endobronchial ultrasonography and bronchial hyperresponsiveness in patients with asthma[J]. J Bronchology Interv Pulmonol, 2010, 17: 301−306.

[30] Irani S, Hess T, Hofer M, et al. Endobronchial ultrasonography for the quantitative assessment of bronchial mural structures in lung transplant recipients[J]. Chest, 2006, 129: 349−355.

[31] Kuo CH, Lin SM, Chen HC, et al. Diagnosis of peripheral lung cancer with three echoic features via endobronchial ultrasound[J]. Chest, 2007, 132: 922−929.

[32] Ishida M, Suzuki M, Furumoto A, et al. Transbronchial biopsy using endobronchial ultrasonography with a guide sheath increased the diagnostic yield of peripheral pulmonary lesions[J]. Intern Med, 2012, 51: 455−460.

[33] Steinfort DP, Khor YH, Manser RL, et al. Radial probe endobronchial ultrasound for the diagnosis of peripheral lung cancer: systematic review and meta-analysis[J]. Eur Respir J, 2011, 37: 902−910.

[34] Yoshikawa M, Sukoh N, Yamazaki K, et al. Diagnostic value of endobronchial ultrasonography with a guide sheath for peripheral pulmonary lesions without X-ray fluoroscopy[J]. Chest, 2007, 131: 1788−1793.

[35] Triller N, Dimitrijevic J, Rozman A. A comparative study on endobronchial ultrasound-guided and fluoroscopic-guided transbronchial lung biopsy of peripheral pulmonary lesions[J]. Respir Med, 2011, 105 Suppl 1: S74−77.

[36] Fielding DI, Chia C, Nguyen P, et al. Prospective randomised trial of endobronchial ultrasound-guide sheath versus computed tomography-guided percutaneous core biopsies for peripheral lung lesions[J]. Intern Med J, 2012, 42: 894−900.

[37] Mizugaki H, Shinagawa N, Kanegae K, et al. Combining transbronchial biopsy using endobronchial ultrasonography with a guide sheath and positron emission tomography for the diagnosis of small peripheral pulmonary lesions[J]. Lung Cancer, 2010, 68: 211−215.

[38] Oshige M, Shirakawa T, Nakamura M, et al. Clinical application of virtual bronchoscopic navigation system for peripheral lung lesions[J]. J Bronchology Interv Pulmonol, 2011, 18: 196−202.

[39] Eberhardt R, Anantham D, Ernst A, et al. Multimodality bronchoscopic diagnosis of peripheral lung lesions: a randomized controlled trial[J]. Am J Respir Crit Care Med, 2007, 176: 36−41.

[40] Miyazu Y, Miyazawa T, Kurimoto N, et al. Endobronchial ultrasonography in the assessment of centrally located early-stage lung cancer before photodynamic therapy[J]. Am J Respir Crit Care Med, 2002, 165: 832−837.

第三章
支气管肺泡灌洗技术

洪群英

支气管肺泡灌洗（bronchoalveolar lavage，BAL）是经支气管镜向支气管肺泡注入生理盐水并随即抽吸、收集肺泡表面衬液，检查其细胞成分和可溶性物质的一种方法。与采用少量液体（10~20 ml）进行的支气管冲洗以获取大气道来源的样本进行病原学和肿瘤细胞学检查不同，BAL目的在于直接获取肺内炎症免疫效应细胞以探讨肺局部免疫病理过程，是分析探讨肺脏疾病病理学过程的一种比较安全而实用的技术。目前，BAL作为研究肺脏疾病的一种检查手段已得到了临床广泛的认可，许多国家的医学学会包括中华医学会呼吸病学分会先后制订有关BAL技术操作及支气管肺泡灌洗液（bronchoalveolar lavage fluid，BALF）细胞学检查技术规范与指南，从而进一步促进了BAL的发展和应用。BAL已成为某些肺部疾病，特别是弥漫性实质性肺疾病和间质性肺疾病辅助临床诊断、治疗疗效判定的重要手段。

一、支气管肺泡灌洗适应证及禁忌证

BAL检查主要用于各种原因引起的弥漫性实质性肺疾病或间质性肺疾病的诊断和鉴别诊断。根据中华医学会2008年版《临床技术操作规范：呼吸病学分册》中支气管肺泡灌洗技术操作规范，其操作适应证及禁忌证如下。

1. 适应证

（1）凡能接受支气管镜检查的患者均能承受支气管肺泡灌洗检查。

（2）弥漫性间质性肺疾病诊断：特发性肺间质纤维化、结节病、外源性过敏性肺泡炎、结缔组织病伴肺间质纤维化、组织细胞增多症X以及嗜酸性粒细胞肺浸润等。

（3）肺部肿瘤和免疫受损患者肺部感染的诊断，如肺孢子菌肺炎。

（4）肺泡蛋白沉积症的诊断与治疗。

（5）肺部感染细菌学检测及肺化脓症冲洗引流治疗。

2. 禁忌证

（1）凡支气管镜检查的禁忌证均为支气管肺泡灌洗的禁忌证。

（2）精神高度紧张不能配合完成支气管镜检查的患者。

（3）严重通气换气功能障碍患者，动脉血氧分压（PaO_2）< 6.67 kPa（50 mmHg）或吸

氧状态下 $PaO_2 < 9.93$ kPa（70 mmHg）。

（4）严重冠心病、高血压、心律失常、频发心绞痛患者。

（5）主动脉瘤和食管静脉曲张有破裂危险的患者。

（6）近期发热、咯血和哮喘发作患者。

二、支气管肺泡灌洗操作方法

（一）术前准备

在进行BAL前需通过问诊和实验室检查、影像学检查等对患者进行常规的临床评估以减少操作相关的并发症发生。术前准备与麻醉同常规支气管镜检查，局部麻醉剂为2%利多卡因。部分患者可适当使用镇静剂及胆碱能受体抑制剂以利于患者配合，降低迷走神经反射和支气管分泌。通常，在支气管镜观察气管、支气管后，并在其他操作（如活检或支气管毛刷刷检）之前进行BAL，以免因为出血影响灌洗回收液的结果判断。

（二）BAL操作技术

1. 灌洗部位选择　支气管镜嵌顿于段或亚段是保证灌洗液回收的重要条件。既往多推荐选择右肺中叶（B_4 或 B_5）或左肺舌段进行灌洗，因患者仰卧位时这两个部位支气管镜比较容易嵌入，回收液量比下叶多20%左右。近年来，对弥漫性间质性肺疾病多推荐在应用BAL操作前6周内行HRCT来决定BAL的具体部位，局限性肺病变则应在影像学指导下于相应支气管肺段进行BAL。

2. BAL操作步骤

（1）首先在要灌洗的肺段经活检孔（或经活检孔插入的细硅胶管）注入2%利多卡因1~2 ml，做灌洗肺段局部麻醉。

（2）将支气管镜顶端紧密楔入段或亚段支气管开口处，再经活检孔（或经活检孔插入的细硅胶管）快速注入37℃灭菌生理盐水，每次25~50 ml，总量100~250 ml，一般不超过300 ml。预热至37℃的无菌生理盐水可以减轻咳嗽，增加细胞的回收。

（3）每次灌注后，立即用6.67~13.3 kPa（50~100 mmHg）负压吸引回收灌洗液，在回收过程中，负压调整至吸引时以支气管腔不塌陷为宜。通常回收率为40%~60%，肺中叶或舌叶灌洗回收量应达到40%以上，肺下叶或其他肺叶为30%以上。

（4）将回收液立即用双层无菌纱布过滤除去黏液，观测性状并记录液体总量。

（5）装入硅塑瓶或涂硅灭菌玻璃容器中（减少细胞黏附），置于含有冰块的保温瓶（−4℃）中，于30 min内送检。若灌洗液回收后送检需耗时1 h以上，可在灌洗液样本中加入MEM或RPMI溶液后置于4℃保存，但仍应在12 h内尽快送检。亦可将灌洗液样本以（250~300）×g速度离心10 min，细胞重悬于MEM+25 mM HEPES 或RPMI 1640+25 mM HEPES培养基中保存最多至24 h。BALF不可冷冻或用干冰贮存运送。

需要指出的是，用作支气管肺泡灌洗的支气管镜顶端直径应为5.5~6.0 mm，适于紧密楔入段或亚段支气管管口，防止大气道分泌物混入和灌洗液外溢，保证BALF回收量。在灌洗过程中咳嗽反射必须要充分抑制，否则易引起支气管壁黏膜损伤而造成灌洗液混血，同时影响回收量。进行BAL时，对所选灌洗肺段的支气管应该常规使用2%利多卡因进行局部麻醉，以防止咳嗽。当BAL的目的在于评价非感染性间质性肺疾病时，如果支气管镜检查发现支气管炎症并伴有脓性分泌物，则应先进行抗生素治疗，控制感染后再进行BAL检查，以免影响BALF的实际结果。还需要强调的是，在回收液体过程中，采用负压吸引时需要注意避免吸引负压过大而导致远端气道塌陷或气道黏膜损伤，因为这样会降低回收率或改变BALF的组分。患者的疾病状况、吸烟和年龄均可影响回收量，当存在阻塞性气道疾病或肺气肿时，回收量明显降低。当BAL的回收率＜30%时，特别是回收率＜10%时，BALF结果通常不可靠。若每次的回收率均＜5%，则要及时停止灌洗以免液体大量潴留于肺内。各次回收的液体可收集在一起做细胞分析检测，BALF总量一般需要10~20 ml，至少需要5 ml方能保证细胞分析检测的成功实施。

三、支气管肺泡灌洗液检查

（一）BALF 细胞总数与活性测定

由于BALF中可溶性成分检测受诸多检测因素影响，如灌注量和回收量、肺泡上皮通透性等，致使肺泡衬液稀释度亦有所不同。尽管在做BALF可溶性成分检测时常采用内或外标志物进行标化，但检测结果仍存在着差异，其临床价值有限。

（1）将上述回收灌洗液装入塑料离心管内，在4℃下以1 200 r/min 离心10 min，上清（原液或10倍浓缩）于−70℃储存，用作可溶性成分的检测。

（2）经离心沉淀的细胞成分用Hank 液（不含Ca^{2+}、Mg^{2+}）在同样条件下离心冲洗2次，每次5 min。弃去上清后加Hank 液3~5 ml制成细胞悬液。也可以应用灌洗原液以减少细胞丢失。等份装在2个Eppendorf管内，分别用作细胞分类计数和细胞免疫分析。

（3）通过血细胞计数器（Neubauer 细胞计数板）计数BALF 细胞数，BALF 的细胞总数通常按所有灌洗回收液中的总细胞数1×10^9/L表示。如果细胞数过高时，再用Hank液稀释，调整细胞数为5×10^9/L，并同时将试管浸入碎冰块中备用。

（4）细胞活性通过锥虫蓝（trypan blue）染色进行评估，新鲜的BALF细胞活性通常在80%~95%。如果细胞活性＜50%，细胞形态及功能将明显受到影响。洗涤过程可能会导致细胞总数降低、细胞活性增加。

（二）BALF细胞分类计数检测

1. 细胞分类计数　采用细胞离心涂片装置，加入备用细胞悬液（细胞浓度为5×10^9/L）100 μl，在4℃下以1 200 r/min 离心10 min，通过离心作用将一定数量的BALF 细胞直接平铺于载玻片上。取下载玻片立即用冷风吹干，置于无水乙醇中固定30 min后进行染色，一般用Wright染色或HE染色。在40倍光学显微镜下计数200~400个细胞，进行细胞分类计数。

2. 红细胞和上皮细胞　进行细胞分类计数的同时，还应注意红细胞和上皮细胞的情况。若出现鳞状上皮细胞，则提示BALF标本被上呼吸道分泌物污染；若出现大量的气道上皮细胞

（＞5%），则提示BALF并非来自远端气腔。一份合格的BALF标本应是：BALF中没有大气道分泌物混入；回收率＞40%，存活细胞占95%以上；红细胞＜10%（除外创伤和出血因素），上皮细胞＜5%；涂片细胞形态完整，无变形，分布均匀。另外，还要观察巨噬细胞内有无吞噬体、尘埃颗粒、石棉小体、红细胞片段、巨细胞病毒（CMV）包涵体、肺孢子菌、细菌、霉菌、异形上皮及肿瘤细胞等。若脱落细胞学检测到可疑的肿瘤细胞时，BALF应行细胞病理学分析；若疑诊为肺泡蛋白沉积症，可行过碘酸希夫（PAS）染色；若疑诊为肺泡出血或初步的BALF细胞学分析发现疑似含铁血黄素巨噬细胞，可进行含铁血黄素染色，以进一步明确诊断。

3. 健康非吸烟者BALF细胞学检测正常参考值　由于受样本量的限制及吸烟的影响，正常BALF细胞分类在各文献报道中存在一定的差异，目前已经有许多针对健康志愿者的BALF细胞构成参考范围的单中心临床队列研究。根据中华医学会呼吸病学分会2002年制订的《支气管肺泡灌洗液细胞学检测技术规范（草案）》，健康非吸烟者BALF细胞学检测正常参考值如下。

1）细胞总分数：细胞总数（0.09~0.26）$\times 10^9$/L，其中肺泡巨噬细胞（0.93±0.03）$\times 10^9$/L，淋巴细胞（0.07±0.01）$\times 10^9$/L，中性粒细胞和嗜酸性粒细胞均＜0.01$\times 10^9$/L。

2）T淋巴细胞亚群：总T细胞（CD3$^+$）0.7$\times 10^9$/L，T辅助细胞（CD4$^+$）0.5$\times 10^9$/L，T抑制细胞（CD8$^+$）0.3$\times 10^9$/L，CD4$^+$/CD8$^+$为1.5~1.8。

（三）BALF中T淋巴细胞亚群的检测

（1）采用间接免疫荧光法，将上述获得的BALF细胞成分，用10%小牛血清RPMI 1640培养液3~5 ml制成细胞悬液。

（2）将细胞悬液倒入平板中，置于37℃、5% CO_2培养箱中孵育2 h，进行贴壁处理，去除肺泡巨噬细胞。

（3）取出细胞悬液，再用Hank液冲洗离心1次，弃上清后留20~100 μl。经贴壁处理后的细胞悬液中，肺泡巨噬细胞显著减少，淋巴细胞相对增多。

（4）将经贴壁处理的细胞悬液分装3个小锥形离心管内，每管20~30 μl，用微量加样器向标本中加单克隆抗体CD3、CD4和CD8各20~40 μl，混匀后置于4℃冰箱中作用1~2 h。

（5）取出标本，先用Hank液冲洗离心2次，以12 000 r/min离心20 s，然后加羊抗鼠荧光抗体各20~40 μl，置于4℃冰箱作用30 min。

（6）取出标本，用Hank液以同样速度和时间离心冲洗2次，弃上清后留20 μl充分混匀细胞，取1滴于载玻片上加盖玻片。荧光显微镜下数200个淋巴细胞，并计算出标有荧光细胞的阳性率。

BALF细胞免疫学分析还可采用免疫细胞化学（如过氧化酶-抗过氧化酶反应）、流式细胞仪分析技术，这些技术结合单克隆抗体技术亦可对BALF淋巴细胞进行亚类分析。

四、支气管肺泡灌洗临床应用

支气管肺泡灌洗由于创伤性小，患者容易耐受，目前已经成为肺活检的替代或补充手段,常用于各种原因引起的弥漫性肺疾病的临床诊断、疗效判断、预后评价以及病理生理和发病机制的研究。尽管一般情况下,不能单凭BALF的分析结果来确诊某一疾病,但结合临床资料(职业及环境暴露、药物、放疗病史等)、体格检查(如某些肺外的体征)和影像学资料(如HRCT的表现),BALF的细胞学分析结果可以提示或除外某些疾病,大大缩小间质性肺疾病(ILD)的鉴别诊断范围。当然,鉴于BALF细胞学分析结果的敏感性和特异性尚有待于提高,其临床广泛应用价值还有待进一步探讨,有时即使BALF细胞学分析结果正常也不能完全除外肺内病变。

(一)BAL在间质性肺疾病中的临床应用

近年来,高分辨率CT(HRCT)广泛应用于临床。通过HRCT检查,大部分患者可获得初步诊断;对于一些有特征性影像表现的ILD患者,则可以通过典型的HRCT表现获得诊断。尽管如此,有些ILD患者还是需要通过有创检查来确诊,BAL即为有创采样的方法之一,被称为"液性肺活检"。通过BAL可以取到远端细支气管和气血交换部位的细胞和非细胞成分。对疑诊ILD的患者,当HRCT缺乏典型寻常型间质性肺炎(UIP)征象时,BAL检测可以辅助诊断。是否行BAL检测需考虑诊断某种类型ILD的可能性大小、BALF检测是否将提供有用的信息、患者的心肺功能是否稳定、是否存在出血因素以及患者的意愿等。

BALF外观对某些疾病有一定的提示意义,如BALF呈血性,且颜色逐渐变深提示急性弥漫性肺泡出血;BALF外观呈牛奶或淘米水样,放置15~20 min后可见白色沉淀则高度提示为肺泡蛋白沉积症。

疑诊ILD的患者接受BAL后,建议对其BALF进行细胞分类检查,包括淋巴细胞、中性粒细胞、嗜酸性粒细胞和肥大细胞计数以明确其主要的炎症细胞类型;并根据临床情况进行微生物学(筛查分枝杆菌和真菌感染)和(或)细胞病理学等检测,以期为ILD的诊断提供强有力的支持或线索,缩小鉴别诊断范围。已有多项研究结果证实,在除外感染后,BALF中有核细胞数量的增高以及各种细胞类型的比例异常均可提示或支持某种ILD类型。BALF中某种炎症细胞的升高与某些ILD之间存在关联,如BALF中嗜酸性粒细胞明显增高见于嗜酸细胞性肺炎或药物反应,淋巴细胞增高见于结节病、过敏性肺炎、药物反应或富细胞型非特异性间质性肺炎(NSIP)。混合细胞型可见于任何类型的ILD,在观察到混合细胞型时,占优势的细胞类型一般与特定的ILD诊断最为相关。BALF细胞学分析结果中,若淋巴细胞>15%、中性粒细胞>3%、嗜酸性粒细胞>1%,或肥大细胞>0.5%,则分别被称为BALF淋巴细胞增多型、中性粒细胞增多型、嗜酸性粒细胞增多型和肥大细胞增多型。不同BALF细胞增多类型及其相关疾病见表3-1。

异常的BALF细胞增多类型可提示某些特定类型的间质性肺疾病。如淋巴细胞计数≥25%,提示肉芽肿性肺病如结节病和过敏性肺炎、富细胞型NSIP、慢性铍肺、药物反应、淋巴细胞性间质性肺炎、隐源性机化性肺炎(COP)、淋巴瘤。淋巴细胞计数>50%,则高度提示过敏性肺炎或富细胞型NSIP。中性粒细胞计数≥50%强烈提示急性肺损伤、吸入性肺炎或化脓性感染。若嗜酸性粒细胞计数≥25%,则可诊断急性或慢性嗜酸性粒细胞性

表3-1　不同BALF细胞增多类型与相关疾病

淋巴细胞增多型 （淋巴细胞＞15%）	嗜酸性粒细胞增多型 （嗜酸性粒细胞＞1%）	中性粒细胞增多型 （中性粒细胞＞3%）
结节病	嗜酸性细胞性肺炎	胶原血管疾病
非特异性间质性肺炎（NSIP）	药物相关性肺炎	特发性肺间质纤维化
过敏性肺炎	骨髓移植	吸入性肺炎
药物相关性肺炎	哮喘、支气管炎	感染：细菌、真菌
胶原血管疾病	Churg-Strauss综合征	支气管炎
放射性肺炎	过敏性支气管肺曲菌病	石棉沉着病
隐源性机化性肺炎（COP）	细菌、真菌、寄生虫、肺孢子菌感染	ARDS
淋巴细胞增生性疾病	霍奇金病	弥漫性肺损伤（DAD）

肺炎。若肥大细胞计数＞1%，同时淋巴细胞计数＞50%及中性粒细胞计数＞3%则提示急性过敏性肺炎。若细胞分类以含有吸烟相关物质的巨噬细胞为主，其他细胞分类正常或轻度异常，则提示吸烟相关的ILD，如脱屑性间质性肺炎（desquamative interstitial pneumonia，DIP）、呼吸性细支气管炎伴间质性肺病（respiratory bronchiolitis associated interstitial lung disease，RBILD）或肺朗格汉斯组织细胞增多症（pulmonary Langerhans cell histiocytosis，PLCH）。若临床表现符合，建议进一步追加朗格汉斯细胞的鉴定和计数，有助于缩小鉴别诊断的范围。若细胞分类主要为含铁血黄素巨噬细胞，则提示慢性或隐匿性肺泡出血性疾病，如肺含铁血黄素沉着症或弥漫性肺泡损伤。

对疑诊ILD的患者进行BALF细胞学分析时，不建议常规进行淋巴细胞亚群分析（流式细胞分析或免疫组织化学方法），建议仅在临床怀疑是淋巴细胞相关性疾病或BALF细胞分类的初步结果提示为淋巴细胞增多型时进行。这是因为临床上一般认为淋巴细胞亚群分析的提示价值有限，若在非淋巴细胞相关性疾病或临床未疑诊淋巴细胞性疾病患者中进行淋巴细胞亚群分析，可能会误导临床工作。在对ILD患者进行BALF的淋巴细胞亚群分析时，一般采用T辅助细胞（$CD4^+$）和T抑制细胞（$CD8^+$）的比值来描述结果。以往的研究结果显示，$CD4^+$与$CD8^+$的比值（$CD4^+/CD8^+$）和某些疾病（如结节病和过敏性肺泡炎）相关。BALF中$CD4^+$细胞增加，$CD8^+$细胞减少，$CD4^+/CD8^+$增高，见于结节病、慢性铍肺、进行性全身硬化症和皮肌炎合并肺纤维化；$CD4^+$细胞减少，而$CD8^+$细胞增加，$CD4^+/CD8^+$降低，见于外源性过敏性肺泡炎和慢性类风湿及系统性红斑狼疮患者。然而，也有一些研究结果显示，$CD4^+/CD8^+$在不少结节病患者中并不升高，而在一部分过敏性肺泡炎患者中也不降低，并且随着病程的推移该比值可能会发生变化。此外，BALF中的$CD4^+/CD8^+$会随着年龄而变化。不过，如果临床及影像学表现均支持结节病的诊断，BALF中淋巴细胞增多同时伴$CD4^+/CD8^+$显著升高（如$CD4^+/CD8^+＞4$），则高度提示结节病。

关于BALF检测能否评价疾病活动性与自然病程，多年来一直存在争议。一般认为

BALF中淋巴细胞增加往往预示对糖皮质激素有较好的反应,预后较好,如NSIP、BOOP等;中性粒细胞和(或)嗜酸性粒细胞增加则预示对糖皮质激素的治疗反应较差,如特发性肺间质纤维化(IPF)、寻常型间质性肺炎。然而,迄今为止,尚无足够证据表明BALF细胞计数与分类能够监测疾病过程并指导治疗。在结节病中,虽然活动性与非活动性结节病患者的BALF有些不同,但是也存在相互重叠的现象,目前还没有研究显示BALF检查能够提示预后。总之,现有循证医学证据表明根据BALF细胞分析结果不能判断患者预后,也不能据此预测治疗疗效,需要大规模的前瞻性临床研究以证实。

(二)BAL在其他弥漫性肺疾病中的临床应用

BALF检查除细胞学分析外,还可行某些特殊染色、病原学培养及肿瘤细胞学检查等。BALF中发现特异性的病因学证据,有助于确立诊断,如感染性疾病中的结核杆菌、霉菌、卡氏肺孢子菌等,恶性肿瘤如支气管肺癌或转移性肺癌中发现肿瘤细胞,以及一些非感染性疾病如肺尘埃沉着病的石棉小体、组织细胞增多症X小体等。此外,一些新技术如聚合酶链反应(PCR),用于监测BALF中结核杆菌DNA成分等,亦已用于结核病的诊断。

五、支气管肺泡灌洗的安全性及并发症

BAL检查简单易行,患者容易耐受,甚至可用于ARDS患者,是一种安全的检查方法,而对一些进行支气管镜检查易于发生并发症及病情变化的疾病,应用BAL检查的安全性问题一直为人们所关心。BAL检测应遵循规范化的操作流程,并在术前做好被检患者的心肺功能及出血倾向的评估。文献报道,对于稳定性支气管哮喘患者,BAL检查也是比较安全的,只要合理选择患者,诱发哮喘发作的比例很低,但对于气道高反应性的患者,做好BAL检查前的术前准备及预防用药是必需的。

BAL检查并发症的发生率低,为0~2.3%。与常规支气管镜检查一样,BAL检查可引起一过性生理性改变,如动脉血氧分压下降、通气/血流比值下降,但均可很快恢复,罕有导致ILD急性加重或进展的报道。BAL检查主要的并发症如下。

1. 发热　是BAL最常见的不良反应,常于灌洗后数小时出现,发生率为0~30%。灌洗后是否出现发热与灌洗总量有关,如果灌洗总量小于150 ml,发热的发生率将小于3%。大量灌洗则增加发热发生率至30%或更高。

2. 喘息、支气管痉挛　灌洗时偶有发生,多<1%,多出现于气道高反应性患者,24 h后症状大多消失,严重而持续的并发症极其罕见。采用预热的生理盐水灌洗可以减少发生。

3. 一过性肺泡渗出　术后灌洗肺段出现肺泡浸润影,个别有肺不张。多于48 h内吸收消散。

4. 肺功能降低　第一秒用力呼气量(FEV_1)、肺活量(VC)、最大呼气流量(PEF)、PaO_2短暂减低。

5. 出血　偶有报道,见于凝血功能异常或血小板低下患者。

6. 肺水肿　罕见,见于有心脏衰竭患者。

目前尚没有足够的研究结果来全面评价BAL操作的获益风险比。有鉴于此,专家们认为是否给患者安排BAL及BALF细胞学分析,需要根据患者的病情进行个体化评估。BAL并发症随着灌注量及灌注肺段的增加而增加,限制灌洗量到最小需要量(通常限制灌洗总量至100~200 ml)可以降低并发症的发生。同时,注意仔细操作,严密监测,对于存在危险因素的患者尤其应该注意监测,使并发症减少到最低程度。

六、结语

近年来,支气管肺泡灌洗作为肺部疾病的一种诊断方法在临床上的应用日益增加,有人将BAL检查称为"液性肺活检",其对肺部疾病临床诊断及基础研究的重要价值亦日益被人们所重视。由于BALF检测受诸多因素的影响,如BAL操作时混血、大气道分泌物混入、吸引负压大小、灌洗量、回收量、灌洗液在肺内停留时间的长短,以及肺泡上皮通透性的改变等,故所得结果有一定差异。BALF细胞学分析数据的可靠性有赖于BAL操作者和临床医生的经验以及相关实验室的检测水平,因此,建立标准化和规范化的BAL操作和BALF实验室检测程序是获得准确结果的关键和前提。

另一方面,由于缺乏BALF细胞学分析的临床对照研究证据,一些指南中的推荐意见大多基于观察性研究。因此,有必要加强临床医生对BALF细胞学分析的临床价值的认识,对疑诊的ILD患者建立BAL操作和BALF分析结果解读的标准,开展进一步的临床和基础研究,尤其是通过BALF中某些生物标志物的检测来评价ILD患者的预后和治疗反应,以进一步发挥BAL在肺部疾病诊治中的作用。

◇ 参 ◇ 考 ◇ 文 ◇ 献 ◇

[1] 中华医学会. 临床技术操作规范: 呼吸病学分册[M]. 北京: 人民军医出版社, 2008: 29-32.

[2] 中华医学会呼吸病学分会. 支气管肺泡灌洗液细胞学检测技术规范(草案)[J]. 中华结核和呼吸杂志, 2002, 25(7): 390-391.

[3] Meyer KC. Bronchoalveolar lavage as a diagnostic tool[J]. Semin Respir Crit Care Med, 2007, 28(5): 546-560.

[4] Meyer KC, Raghu G, Baughman RP, et al. An official American Thoracic Society clinical practice guideline: the clinical utility of bronchoalveolar lavage cellular analysis in interstitial lung disease[J]. Am J Respir Crit Care Med, 2012, 185(9): 1004-1014.

[5] Klech H, Hutter C, Costabel U, et al. Clinical guidelines and indication for bronchoalveolar lavage (BAL): report of the European Society of Pneumology Task Group on BAL[J]. Eur Respir Rev, 1992, 2: 47-127.

[6] Haslam PL, Baughman RP. Report of ERS Task Force: guidelines for measurement of acellular components and standardization of BAL[J]. Eur Respir J, 1999, 14(2): 245-248.

[7] Wells AU. The clinical utility of bronchoalveolar lavage in diffuse parenchymal lung disease[J]. Eur Respir Rev, 2010, 19(117): 237-241.

第四章

呼吸介入影像学引导和虚拟支气管镜技术

彭爱梅 李 明

周围型肺部病变诊断一直是困扰临床医生的一个难题,近年来,随着影像学技术的发展,通过呼吸介入的影像学引导使得肺外周结节的发现率较前明显提高,接踵而至的问题就是对已经发现的这些肺外周病灶的诊断问题,我们使用的临床诊断技术的应用价值无疑也上升为一个重大问题;常用检查方法包括常规可弯曲支气管镜检查、支气管镜下超声(EBUS)、诊断性手术等,但周围型肺部病灶在支气管镜下大多不能被直接观察到或仅见某些间接征象,而且支气管镜对周围型肺部病变的诊断率受病灶大小的影响,病灶越小,诊断率就越低。

在肺部结节诊断技术中,除了经支气管镜肺活检和EBUS等技术外,近年来虚拟支气管镜引导系统和电磁导航系统作为较先进、较新颖的技术也开始逐步发挥其对肺外周结节的强大诊断作用。总之,肺外周病灶诊断常用的检查技术主要有经支气管镜肺活检和刷检、EBUS、虚拟支气管镜和电磁导航支气管镜等,这些技术的发展,使得肺外周病灶的诊断手段更加多样化,诊断更加安全、可靠和方便。可以说,虚拟支气管镜引导系统和电磁导航系统因其更高的诊断率和更易操作的系统将成为今后发展的方向。

一、经可弯曲支气管镜肺活检及刷检

经可弯曲支气管镜肺活检及刷检(TBLB+BB)是指在无引导或X线引导下将活检钳或细胞刷送至病灶部位钳取或刷取活组织送病理检查的手段。尽管目前肺部周围型占位病变的活检方法有很多选择,但TBLB+BB仍然是临床上最常用的手段之一。该技术的要求如下:① 术前准备:操作者经过详细阅片及讨论准确判断病灶大小、位置和支气管走行。② 术中操作:注意相应的支气管有无异常,根据术前的讨论结果,对变异情况做出合理的分析、判断。③ 注意事项:肺活检一般在一个肺叶进行,避免双侧肺同时活检。活检前在叶段支气管滴入1:2 000肾上腺素2~3 ml,可减少活检出血,活检钳钳夹时如患者胸痛明显,应马上松开活检钳退出,调节深度或变换部位后再活检。术后留痰检查对于肿瘤细胞可增加阳性率,术中同时行支气管黏膜活检可提高结节病等的阳性率。

TBLB的诊断率高于BB的诊断率,且TBLB+BB的诊断阳性率高于单独任何一种检查方法的诊断阳性率,国内有报道TBLB阳性率为46.2%,BB为24.7%,而TBLB+BB为

52.6%，TBLB明显优于BB（ $P < 0.01$ ），TBLB+BB与TBLB未见明显差异。王兴胜等通过回顾性分析186例X线或CT发现肺部周围型占位患者，经细胞学、组织病理及临床证实最终确诊为肺癌128例、结核31例、非特异性炎症及其他疾病27例，对其TBLB及BB结果进行分析，发现186例患者中采用TBLB、BB、TBLB+BB对肺癌和肺结核的检出阳性例数和阳性率分别为：肺癌57（44，15%）、27（21，11%）、63（49，12%），结核13（41，19%）、7（22，16%）、15（48，14%），该研究结果证实了上述观点。TBLB诊断价值是确定无疑的，但它同时也有着一定的局限性。首先，与常规活检相比，TBLB所取标本组织较少，如能增加其取材标本数量则可显著提高其诊断的阳性率。其次，所取标本常受到严重挤压，导致组织细胞发生变形，从而影响病理诊断的准确率。刷检的诊断阳性率相对较低，可能有以下原因：① 术者对病变所在叶、段判断不准确，影响标本组织的获取；② 刷检涂片操作不佳，影响病理医生判断；③ 刷检所取标本为非完整的细胞群，导致缺乏相对完整的组织形态以致病理医生难以判断组织来源；④ 病理医生往往对细胞学诊断标准掌握较严，又恐造成医疗事故，故一般没有充分把握不敢下肯定的诊断。但是刷检也有其优点：首先，毛刷所到部位较TBLB所到达部位更远；其次，刷检标本不会受压变形，仍保持原来细胞形态。所以TBLB和BB两者各有优劣点，可以在诊断过程中起到互补的作用，故两者结合的诊断阳性率要高于单一检查。因此，由于具有安全、有效、方便、经济等诸多优点，对肺周围型病灶，TBLB和BB仍是目前临床上最常用的方法。

二、CT仿真支气管镜

CT仿真支气管镜（CTVB）是一种气道三维（3D）成像新技术，其方法是用薄层螺旋CT扫描数据重建成模拟气道影像。CTVB能连续观察管腔内表面，将观察点置于气管、支气管内，可任意在管腔内探查和漫游，并能深入到较大的亚段支气管内，能观察到酷似支气管镜所见的影像。所示图像直观而生动，可进入5~7级支气管，可通过重度狭窄对远端支气管进行观察，这种非侵入性的成像技术已成为评价气道病变的新方法，可充分显示累及气道的两类病变：一类为发生于气道腔内的病变，另一类为气道周围病变对气管造成压迫与浸润改变。中央型肺癌的CTVB表现主要有两种，第一种表现为狭窄，包括肿瘤向管腔内突出呈息肉状或结节状，肿瘤沿管腔浸润性生长引起管腔向心性狭窄，管腔外肿瘤或淋巴结肿大压迫支气管导致管腔偏心狭窄、变形或移位；第二种表现为闭塞，肿瘤向腔内生长致管腔完全闭塞。CTVB的优点是：① 为非侵入性检查，安全，患者无痛苦，尤其适用于不能承受支气管镜检查的患者；② 能从狭窄或阻塞远端观察病灶，这一点对于远端支气管CT内镜成像尤其重要，因为支气管镜不能观察到远端支气管病变；③ 能观察到支气管镜无法到达的管腔，如肺血管内腔情况；④ 能帮助引导支气管镜活检及治疗；⑤ 可改变透明度，透过管腔观察管外情况；⑥ 对于鉴别病变是来自肺还是来自纵隔有帮助。CTVB能清楚显示的中央型肺癌大多为晚期，对原位癌或癌前病变尚难发现。根据仿真支气管镜原理，现已成功研制虚拟支气管镜引导系统（VBN），此后详述。

三、EBUS

EBUS的原理为在气道内利用超声设备观察气道壁、纵隔周围以及肺结构。主要用于观察病变部位大小、肿瘤浸润及部位、血管与非血管结构鉴别，以及引导TBNA操作；1992年，研究者首次报道EBUS的可行性和初步的结果，研究采用放射状探头（可进行中央气道和外周气道的环形扫描）超声支气管镜，显示了支气管腔内肿瘤、支气管壁、肺实质、肺动脉，并可对气道内金属支架进行评价。2004年，日本学者等采用凸面探头（可进行扇形扫描并引导活检）与支气管镜一体化对外科切除标本进行了初步研究。

EBUS-TBLB有自己的独特优势，其一，它可以结合引导鞘到达病灶，然后退出探头，引导穿刺针进行活检，可以很大程度地提高TBLB的阳性率，据报道EBUS-GS的诊断阳性率可达到74%；其二，EBUS还可以携带自荧光装置进行支气管镜检查，从而避免了检查者暴露于大量的射线中遭受辐射；其三，对肺外周3 cm以下的小病灶也有相对较高的诊断率；但同时也受自身不能在超声实时监测下进行操作的限制。

EBUS-TBNA是在超声引导下进行穿刺。2002年，日本Olympus公司成功研制可以同时插入穿刺针的新型凸式气管内超声探头（convex probe EBUS，CP-EBUS），终于实现了实时气道内超声引导下经支气管针吸活检，这项技术可同时进行气道内超声检查发现肺门和纵隔病变、多普勒检查分辨血管、超声引导下针吸活检并可以实时监测，大大提高阳性诊断率。EBUS-TBNA是一种安全高效并且方便的检查手段。2011年，一项研究对153例患者进行检查，显示诊断的敏感度为79%~81%，准确率为93%。到目前为止，还没有报道发生与EBUS-TBNA有关的严重并发症。由于EBUS操作的安全可靠性，可在一定程度上减少胸腔镜和纵隔镜的操作。EBUS同普通支气管镜相比无其他并发症出现，只是将整体操作时间延长5~10 min。

同济大学附属第十人民医院一项纳入75例肺外周病变患者的研究显示，支气管镜检查时间为（15±6）min，平均每处肺周围型病变（PPL）取得活检标本为（4.6±0.8）个。75例患者总计检查了78处PPL，其中65例患者的68处PPL可以在EBUS上显示。78处PPL中经EBUS-GS确诊58处，诊断率为74.4%，其中恶性疾病的诊断率为84.4%（27/32），良性疾病的诊断率为67.4%（31/46）。提高EBUS-GS-TBLB诊断率的因素包括：病灶直径＞20 mm、超声下病灶包绕探头、CT影像见支气管征和病灶近中心。患者均能很好耐受EBUS-GS-TBLB操作，仅在操作时镜下见少许出血，无气胸、咯血等并发症。研究发现直径＞20 mm病灶的诊断率明显高于直径≤20 mm病灶，这与Yoshikawa等的研究结果相似。多项研究结果表明，EBUS-TBLB的诊断率与病灶的大小有关，荟萃分析结果提示，直径＞20 mm和≤20 mm病灶诊断率分别为77.7%和56.3%。但是，当直径划分标准提升至30 mm时，诊断率差异无统计学意义。因此，选择直径＞20 mm的病灶进行EBUS-GS-TBLB，更容易获得准确的病理诊断。本研究结果显示，包绕超声探头病灶的诊断率高于边缘邻近探头病灶的诊断率，Yamada等的研究也得出相似结论。因此，在超声探查到病变部位后，应调整探头位置，尽量使病灶能够完全包绕探头。CT支气管征对病灶诊断率的影响尚有争议，Seijo等发现有支气管征病灶的诊断率高于没有支气管征的病灶，但是在其他的研究中未发现两者有统计学差异。CT上近中心病灶的诊断率高于近周边的病灶，Huang等的研究也得出了相似的结论。以上的影响因素提示，应更多选择直径＞20 mm的近中心的病灶进行EBUS-GS-TBLB，操作时尽量在病灶能够完全包绕探头的位置来获取标本（图4-1）。

此外，其他因素如术前的准备、操作的规范程度和活检的手法也可能对诊断率有一定的影响。首先，术前麻醉应充分，减轻患者术中反应和呼吸幅度；其次，操作过程中在超声下定位和活检时可要求患者吸气屏气，最大程度地保证活检位置固定；最后，活检应尽量取得4~5块病理标本，并且活检后出血常提示取得了更合格的病理组织，更容易获得肯定的病理结果。

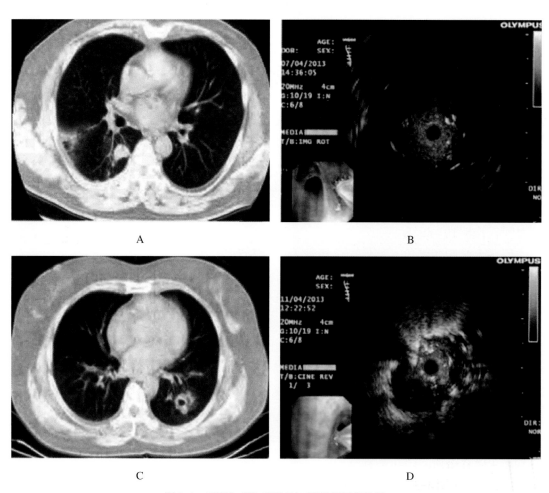

图4-1　EBUS-GS-TBLB与CT诊断区别举例

A、B. 42岁男性，CT示右肺下叶结节，EBUS下见右下肺后基底段管腔外低密度，病理为隐球菌；C、D. 57岁女性，CT示左肺下叶后基底段空洞，EBUS下见左下肺后基底段管腔外低密度灶，病理为腺癌

四、虚拟支气管镜导航系统

虚拟支气管镜（VB）是一项建立在CT或MRI扫描基础上的三维重建后处理技术，将扫描后采集到的数据用特殊软件进行处理并立体重建，产生类似支气管镜腔内观察的动态图像效果，从而获得气管和支气管的非侵入性动态三维解剖图像。临床上不用把支气管镜插入气道进行检查，应用来自胸部CT的资料和电脑软件，组成类似支气管镜的图像。利用三维成像重组气管、支气管解剖结构，可更好地了解气道与胸腔内其他组织的关系。这项技术提供了一个详细的、非侵入性的气道视图，也减少了感染和穿孔的风险，并能促使我们调整气道干预措施的术前规划。通过VB观察到支气管内的解剖结构和病理改变，而不需要进行支气管镜检查。但VB也有其局限性，首先，VB图像不能鉴别良性或恶性组织，仍然需要做常规支气管镜检查以获得组织标本进行病理诊断。其次，VB图像是模拟并非导航，取活检时需要医生根据对图像的记忆来进行，这个过程中就很容易出错，有可能迷失方向误入别的支气管而不能到达靶点。但如果把数字图像和医学交流系统（DICOM）结合起来，在该系统的CD-ROM中输入仿真支气管镜导航系统，在通往病灶的每个支气管分支点的虚拟支气管图像用"X"标记引导支气管镜检查，有报道对这种导航系统进行研究显示：在患者基本情况相似的条件下，对早期肺癌的确诊率并无明显提高，模拟和导航方法都能到达6~7级支气管，对良性病变的诊断率有22.5%的提高，操作时间也明显缩短，从而辐射量也相应减少。这种导航系统存在以下优点：① 不需要记住模拟的支气管图像；② 由于VB图像可以随着支气管镜转动而转动，故病变支气管很容易找到；③ 当患者咳嗽或VB图像与实际支气管镜图像不一致时，通过前进或后退很容易找到正确的支气管而不依赖内科医生的技术。

虚拟支气管镜的操作步骤：

（1）HRCT层厚不超过3 mm，层距不超过3 mm，理论上越薄越好，一般胸部要150~200张以上。注意：等厚、等距，无需对病变部位加薄，否则导致支气管树提取失败（图4-2）。

（2）放射科拷贝影像，多数在PAL文件夹。

（3）Olympus Direct Path（虚拟支气管镜软件）导入数据，软件默认自动提取支气管树。ROI体系下找到病灶，在病灶近端或病灶中心设置目标点，分别在冠状、矢状等平面调整目标点的大小。

（4）设置路径。

（5）导航（图4-3）。

总体来说，虚拟支气管镜检查是一种基于CT的成像技术，它可

拍摄	HRCT
拍摄方向	Axial（轴向）
拍摄起点	咽喉以下，包含整个肺部
图像matrix（X, Y）	512×512
CT图像厚度	0.5~1 mm
CT图像间隔	0.5~1 mm
CT图像数量	50~1 500张
格式	DICOM3.0
再构成函数（常规的肺叶条件中有杂质不可）	

图4-2　虚拟支气管镜所需数据及CT参数设置

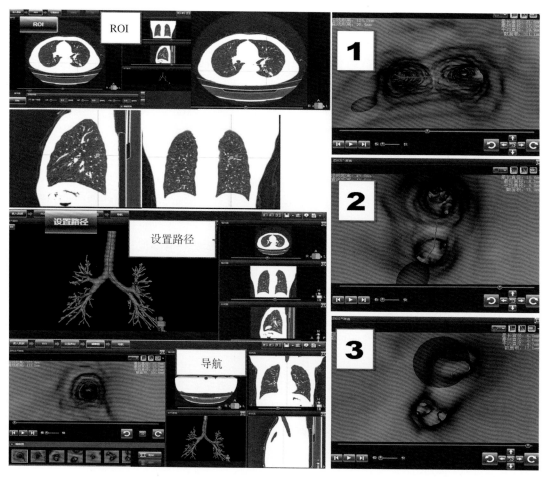

图4-3 虚拟支气管镜的操作步骤

以对气管和支气管树进行无创评价。研究表明，VB可以准确地显示管腔和气管直径，左、右主干支气管和支气管树及分支。形态评估准确，图像看起来与可弯曲支气管镜非常相似。虚拟支气管镜适用于检查支气管异常，如狭窄或异常支气管以及肺部复发性病变的原因，还可以用于支气管内病变的形态观察，以及引导支气管镜到达肺外周病变的位置。

（一）评价支气管狭窄

Hoppe等研究发现，评价气管和支气管狭窄，轴位CT扫描准确度可达到96%，冠状和矢状重建精度分别是96%和96.5%，而VB精度可提高到98%。研究还发现，无论是腔内病变还是外部病变造成的气道狭窄，VB和可弯曲支气管镜结论之间有很好的一致性。然而，对于动态气道病变，如不动的声带、无名动脉压缩和肺损伤等，VB则无法检测气道梗阻的原因。

（二）支气管肿瘤

目前，CT最常用于肺癌的常规筛查、检查、分期、疗效和预后评估，但是研究表明VB也可以达到类似的作用。Finkelstein等研究发现，VB用于检测阻塞性和非阻塞性病变敏感度分别为100%和83%，用于检测黏膜异常的敏感度和特异度分别为0%和100%。在大多数情况下，VB能够直接表现出肿瘤的迹象，如肿块形状、管壁的不规则缺损和间接征象（如狭窄或阻塞，压迫或肿胀），但是VB通常无法准确评估黏膜浸润、血管扩张及坏死。如在支气管内有凝固的血液或很黏稠的分泌物导致管腔狭窄或阻塞，VB则难以明确，只有与轴位CT图像的仔细对比才可能区分。

VB相对可弯曲支气管镜的一个优点是，轴向成像可以进行重组。重组图像中可以发现腔内病变，还可以显示支气管腔外病灶。VB的另一优点在于，可以评价支气管镜无法达到的远端支气管。使用VB可以评估狭窄的长度，而使用支气管镜因不能通过狭窄的部位，无法明确狭窄长度。使用VB也可以通过"转动虚拟支气管镜"查看腔内肿块或远端支气管狭窄。

（三）肺外周病灶

Shinagawa等通过对25例患者的26个病灶进行VB+TBLB检查，结果证明这种技术安全且没有任何并发症，而且支气管VB图像与真实的支气管树图像高度一致。另一项研究证明VB引导的肺外周病灶活检阳性率可达65.4%~86.1%。比较99例VB和95例非VB的结果：诊断的阳性率分别为80.8%和67.4%（$P=0.03$）。这些研究结果表明VB引导的肺活检是一项安全、准确和快捷的检查技术。同济大学附属第十人民医院对26例PPL患者行VB联合EBUS-GS-TBLB检查，研究发现，支气管镜检查时间为（15±5）min，平均每处PPL取得活检标本为（4.2±0.7）个。26例患者总计检查了30处PPL，其中25例患者的28处PPL可以在EBUS上显示。30处PPL中经EBUS-GS确诊25处，诊断率为83.3%，其中恶性疾病的诊断率为90.0%（18/20），良性疾病的诊断率为70%（7/10）。提高VB联合EBUS-GS-TBLB诊断率的因素包括：VB下支气管与病灶距离小于30 mm、病灶直径大于20 mm、超声下病灶包绕探头。患者均能很好耐受EBUS-GS-TBLB操作。仅在操作时镜下见少许出血，无一例患者出现气胸、咯血等并发症（图4-4、图4-5）。

（四）解剖畸形和变异

VB也可以用于研究先天或后天的解剖畸形，如气管或支气管憩室等病变。在大多数情况下，这些病变通常是偶然发现的，而且无需治疗。如果进行专门的支气管畸形研究，可以首先使用VB进行筛查，确诊后通过支气管镜检查再进行详细评估。当然，如果CT已经发现畸形，无需进一步影像评估，可以直接将数据拷贝进行VB检查。

（五）术前和术后评估

VB可以为支气管腔内操作提供详细数据，这些操作包括激光、电凝、近距离放射治疗、冷冻治疗和放置气管和支气管支架。VB可以提供管腔直径和狭窄长度等准确数据，而这些数据都是手术操作所必需的。VB和三维图像可以显示气管和支气管的形态，帮助判断其与周围正常或病理结构的关系。

VB不仅有助于手术前分期，也可以用于评估手术疗效。支架植入术后行VB，可以评估支架的位置及狭窄的改善情况。VB可以评价肺叶切除术和全肺切除术的疗效，还可以用于评估肺部手术后吻合口的情况。McAdams等研究表明VB比轴位CT更能准确评估肺移

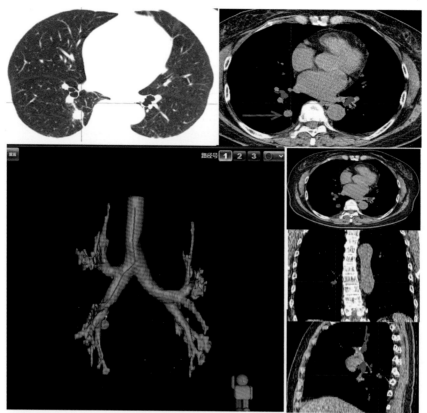

图4-4 VB评估肺部
结节位置

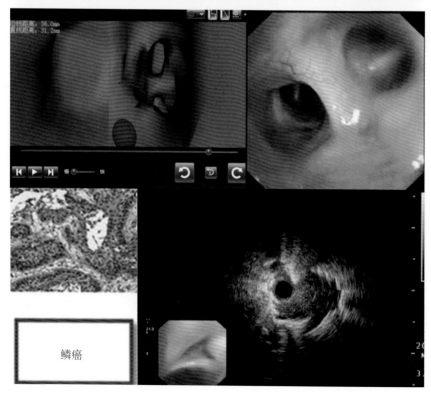

鳞癌

图4-5 VB联合EBUS-
GS-TBLB活
检肺外周结节

植支气管吻合情况。

五、总结

用于介入性肺病的指导成像技术包括：透视、CT和超声等。透视检查的优点是多数操作者熟悉，实时控制，并且具有较强的操作性及普及性。透视还可以用于TBLB及气管和支气管内支架的定位。CT透视提供活检针的实时指导，减小手术时间，并比非CT引导操作需要更少的路径。

VB是一种基于CT的成像技术，它可以无创评估气管和支气管树。VB可以辅助手术前分期评估，也可以用于支气管手术后的疗效评估。VB还可以用于支架位置的评估、肺移植后缝合的评价、肺叶切除术和全肺切除术疗效的评价等。

◇ 参 ◇ 考 ◇ 文 ◇ 献 ◇

［1］ Baaklini WA, Reinoso MA, Gorin AB, et al. Diagnostic yield of fiberoptic bronchoscopy in evaluating solitary pulmonary nodules[J].Chest, 2000, 117：1049-1054.

［2］ 李明，彭爱梅，张国良，等. 支气管超声下经引导鞘肺活检术诊断肺周围性病变的价值[J]. 中华结核和呼吸杂志，2014, 37(1)：36-40.

［3］ Yamada N, Yamazaki K, Kurimoto N, et al. Factors related to diagnostic yield of transbronchial biopsy using endobronchial ultrasonography with a guide sheath in small peripheral pulmonary lesions[J]. Chest, 2007, 132(2)：603-608.

［4］ Seijo LM, de Torres JP, Lozano MD, et al. Diagnostic yield of electromagnetic navigation bronchoscopy is highly dependent on the presence of a Bronchus sign on CT imaging: results from a prospective study[J]. Chest, 2010, 138(6)：1316-1321.

［5］ Huang CT, Tsai YJ, Liao WY, et al. Endobronchial ultrasound-guided transbronchial biopsy of peripheral pulmonary lesions: how many specimens are necessary? [J]. Respiration, 2012, 84(2)：128-134.

［6］ Hoppe H, Walder B, Sonnenschein M, et al. Multidetector CT virtual bronchoscopy to grade tracheobronchial stenosis[J]. AJR Am J Roentgenol, 2002, 178(5)：1195-1200.

［7］ Finkelstein SE, Summers RM, Nguyen DM, et al.Virtual bronchoscopy for evaluation of malignant tumors of the thorax[J]. J Thorac Cardiovasc Surg, 2002, 123(5)：967-972.

［8］ De Wever W, Vandecaveye V, Lanciotti S, et al.Multidetector CT-generated virtual bronchoscopy: an illustrated review of the potential clinical indications [J]. Eur Respir J, 2004, 23(5)：776-782.

［9］ Polverosi R, Vigo M, Baron S, et al. Evaluation of tracheobronchial lesions with spiral CT: comparison between virtual endoscopy and bronchoscopy[J]. Radiol Med, 2001, 102(5-6)：313-319.

［10］ Fleiter T, Merkle EM, Aschoff AJ, et al. Comparison of real-time virtual and fiberoptic bronchoscopy in patients with bronchial carcinoma: opportunities and limitations[J]. AJR Am J Roentgenol, 1997, 169(6)：1591-1595.

［11］ Shinagawa N, Yamazaki K, Onodera Y, et al. Virtual bronchoscopic navigation system shortens the examination time—feasibility study of virtual bronchoscopic navigation system[J]. Lung Cancer, 2007, 56(2)：201-206.

［12］ Amorico MG, Drago A, Vetruccio E, et al. Tracheobronchial stenosis: role of virtual endoscopy in diagnosis and follow-up after therapy[J]. Radiol Med, 2006, 111(8)：1064-1077.

［13］ McAdams HP, Palmer SM, Erasmus JJ, et al. Bronchial anastomotic complications in lung transplant recipients: virtual bronchoscopy for noninvasive assessment[J]. Radiology, 1998, 209(3)：689-695.

第五章

特殊光支气管镜在呼吸疾病
诊断中的应用

罗为展　李时悦

经典支气管镜以白色可见光作为光源,随着科技的不断发展,采用各种波长的特殊光作为光源,并利用其各种特性,结合各种专用的仪器,进一步提高对组织观察的敏感性、特异性以及分辨率等,从而提高内镜对疾病的诊断水平。在这一章里,主要介绍共聚焦激光显微内镜、窄带成像支气管镜、光学相干断层扫描术、自荧光支气管镜的临床应用等。

第一节　共聚焦激光显微内镜

近年来,随着光学科技的进步,共聚焦激光显微内镜已发展成为一项新型的内镜技术。它将传统实验室的共聚焦显微镜整合到支气管镜检查当中,在活体组织实时观察组织内部结构,并通过计算机模拟重建,从而使观察的视野范围扩展到细胞、分子水平,达到无创"光学活检"的效果。

传统的支气管镜仅能对病变表面进行形态学观察,并依靠钳取活组织病理学判断病变的性质。随着光学科技的发展,出现了多种光学支气管镜,包括纤维共聚焦激光显微内镜、光学相干断层扫描术、窄带成像支气管镜、自荧光支气管镜等。其中共聚焦激光显微内镜利用可视化观察的共聚焦激光成像系统,在行内镜检查时模拟观察结构的组织学图像。目前该技术已成功应用于体内胃、结肠黏膜和胆道的探索。近年来,共聚焦激光显微内镜也应用于呼吸系统疾病的诊断。

一、发展历史

1955年,Marvin Minsky 发明了首台共聚焦激光显微内镜,并在20世纪80年代投入应用。与普通的光学显微镜相比,共聚焦激光显微内镜拥有高分辨率,可对组织样品进行分层扫描,可实时观察三维重建组织结构。更精微的是,共聚焦激光显微内镜也可以在亚细胞水平上观察 Ca^{2+}、pH、活细胞形态的变化。随着共聚焦激光显微内镜从体外应用到体内,该技术已逐步应用于皮肤、子宫颈、消化系统等研究领域。近年来,法国 Mauna Kea

Technologies公司开发了可通过支气管镜活检通道的探头式共聚焦激光显微内镜（probe-based confocal laser endoscopy，pCLE），其直径为1.4 mm，可以达到外周小气道、肺组织，同时也可实时观察组织结构，有助于避免因组织移动造成的影响。目前，该技术已初步应用于各级气管、肺外周组织。

二、工作原理

该技术基于光源、探测器及被测物位于共轭位置。经光源针孔及透镜聚焦于被观察平面某一点，检测组织中的荧光物质在激光的激发下发射向各个方向的荧光，一部分荧光经过物镜、聚焦透镜会聚在聚焦物镜的焦点处，再通过焦点处的针孔处由监测器接收（图5-1）。只有物镜的焦平面上发出的荧光才能够到达检测器，其他位置发出的光并不能通过针孔，由于物镜和会聚透镜的焦点在同一光轴上，因而称这种成像方式为共聚焦成像，其焦平面依次位于检测组织的不同层面上，可以逐层获得组织相应的光学横断面的图像，因而也被称为"光学活检"。目前，激光波长主要有488 nm和660 nm两种。在波长为488 nm时，可观察呼吸道的自荧光成像以及使用染色剂荧光素钠、盐酸吖啶黄后诱导部分细胞结构成像，而波长660 nm则需要使用染色剂亚甲蓝后才能观察细胞核。

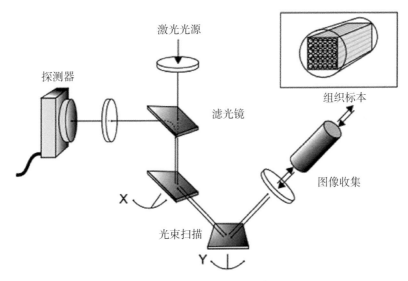

图5-1 共聚焦激光显微镜工作原理

三、相关设备和操作过程

（一）设备

目前可供使用的是Mauna Kea Technologies公司生产的探头式共聚焦激光显微内镜，主要包括激光扫描装置、运算于计算机的专用软件、共聚焦探头、电脑显示板、隔离变压器和脚踏开关。其中，激光扫描装置包括激光光源、快速激光扫描系统、特制的透镜、特殊的激光射入连接器、探测器、高增益低噪声的模数转换器。共聚焦激光探头的直径是 1.4 mm，由 3 000 根光纤组成，可探测到支气管表面下方 0~50 μm 的深度，其分辨率是 3 μm，观察范围为 600 μm×600 μm，成像速度是 9~12 帧/s。

（二）操作过程

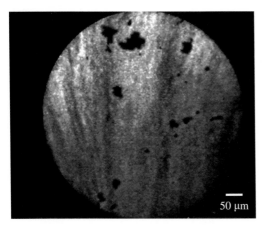

图 5-2　共聚焦探头前方存在污物

（1）术前准备同常规支气管镜检查。

（2）设备安排及准备：连接共聚焦探头与激光扫描装置。肉眼观察共聚焦探头的头端部是否完好无损。将探头连接器的保护帽取下，并用纤维清洁器反复拭擦。取下激光扫描装置的保护帽，将共聚焦探头与之连接。开机预热 15 min，预热后，用乙醇拭擦探头前端，并开启激光发射装置，观察有无污物。若有，使用医用乙醇拭擦，直至污物清除（图 5-2）。

（3）常规支气管镜检查，观察气管内部黏膜、血管、是否有新生物等。

（4）支气管镜到达目标病灶附近，将共聚焦探头送入支气管镜活检通道，将共聚焦探头轻轻垂直接触观察的黏膜表面，并进行扫描。为获取高质量的显微图像，共聚焦探头应与被检查的黏膜组织和肺组织可靠接触并尽量减少两者之间的相对运动。在检测肺泡时，应缓慢而轻轻地把探头伸向肺外周，见到肺泡结构要注意把探头稍微往回退，以免探头损伤肺泡结构。共聚焦图像经图像采集脚踏开关以数字格式单独存储于主机硬盘。如应用染色剂，则将共聚焦探头退出活检通道，并喷洒药物或经静脉注射。隔 5~10 min 之后，再经活检通道伸进共聚焦探头再一次进行检查。

（5）检查结束后，可根据 pCLE 所检测的异常部位，经支气管镜进行"靶向"活检（图 5-3）。

（三）染色剂

为获得高对比图像，共聚焦显微内镜检查时可使用特殊荧光染色，目前其染色剂主要有盐酸吖啶黄、荧光素钠、亚甲蓝。前两种染色剂在激光波长 488 nm 可被显现，而亚甲蓝需要 660 nm 的波长才能显现。盐酸吖啶黄可与细胞核和细胞质内的 DNA、RNA 结合后染色，局部喷洒后可在数秒内被细胞吸收，可观察细胞核的形态，但盐酸吖啶黄可能具有致癌性，临床上应谨慎应用。然而应用共聚焦激光显微内镜探测消化系统疾病时，却未见染色剂有副作用的相关报道。荧光素钠是无致突变性的染色剂，静脉注射荧光素钠 15 s 后即可显像，主要是荧光素钠与血清白蛋白结合，标记表面上皮的细胞外基质和基膜，但因其不能穿过细胞的类脂膜与细胞核的酸性物质结合，故细胞核并未能显现。静脉注射荧光素钠的不良反应主要是一过性的轻微的皮肤黄染，也可引起恶心、呕吐，甚至是过敏性休克，因此注射前最好进行荧光素钠过敏试验。亚甲蓝可与 DNA 可逆性地结合，在 660 nm 波长下，可显像细胞核。临床已应用于气管食管瘘的诊断和治疗。

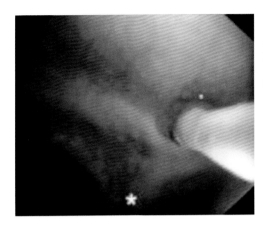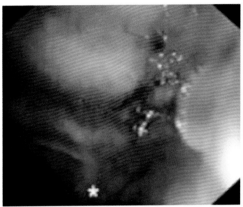

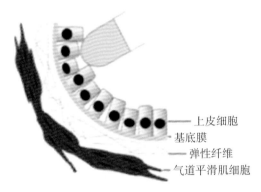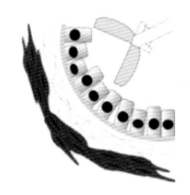

上皮细胞
基底膜
弹性纤维
气道平滑肌细胞

图5-3 共聚焦探头接触气管黏膜并行黏膜活检

四、临床应用

共聚焦激光显微内镜具有高质量、高分辨的优势，允许对组织进行虚拟组织学检查。目前，该技术已初步应用于各级支气管、肺泡的病变部位检测，包括肺癌、慢性阻塞性肺疾病、支气管哮喘、肺泡蛋白沉着症、间质性肺炎等。

（一）正常的支气管结构

在中央气道、隆突或主支气管可见沿着气管纵轴排列较粗的纤维（图5-4）。在叶、段支气管更多的是呈现细小致密且排列规则的纤维结构（图5-5）。在细小支气管，其纤维结构是散在分布的，但排列呈规则的网状结构（图5-6）。而在终末支气管可见到细丝纤维（图5-7）。在中央气道、隆突、叶支气管有时也可见到类圆形或椭圆形的黑色空洞结构，这就是腺体（图5-8）。笔者在前30例操作时，多次

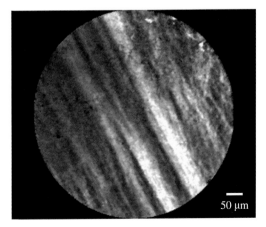

50 μm

图5-4 共聚焦探头位于中央气道

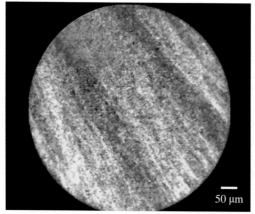

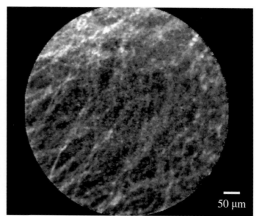

图 5-5　共聚焦探头位于 RB5 支气管开口

图 5-6　共聚焦探头位于 LB9a1

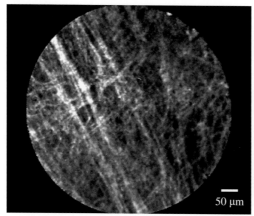

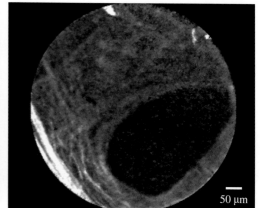

图 5-7　共聚焦探头位于 LB8a

图 5-8　共聚焦探头位于右主支气管开口,可见椭圆形的腺体结构

使用共聚焦探头观察从中央气道到肺泡的纤维分布结构,这有助于我们认识并了解探头所在的位置以及正常组织的图像。有趣的是,Joshua 发现纤维的亮度与吸烟有关,未吸烟者的纤维亮度较高(图 5-9)。

(二)正常的肺泡结构与肺泡巨噬细胞

在体内,远端的弹性框架外观可能取决于探头进入肺泡单元的角度。在导管轴中,直接视野或斜视图通常可以从该"螺旋"或"环路"形状管道的弹性结构中得到(图 5-10)。一般情况下,肺泡的纤维宽度为 10 μm,肺泡直径 275 μm。然而,各个体之间有着显著的自体荧光信号强度变化,年龄越大,其纤维荧光亮度也相应越高,说明相关的老化肺弹性蛋白的交联结构与年龄相关。有时,也可见微血管,相比于细小的纤维,微血管的横径比纤维大(图 5-11)。

吸烟者的肺泡荧光成像与非吸烟者的成像不同。吸烟者的肺泡充满高度荧光细胞,也就是肺泡巨噬细胞(图 5-12)。使用共聚焦激光显微内镜可以评估肺泡巨噬细胞活化标志物的形态,如大小、数量和流动性,这与每日的吸烟量高度相关。与不吸烟者相比,主动吸

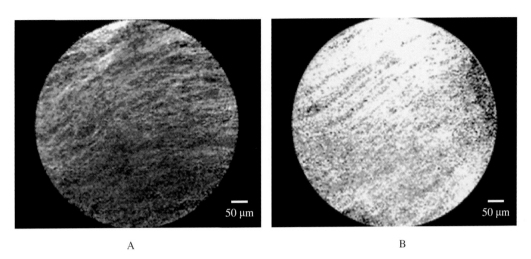

图5-9　共聚焦激光显微内镜所观察的肺泡纤维
A.吸烟者;B.未吸烟者

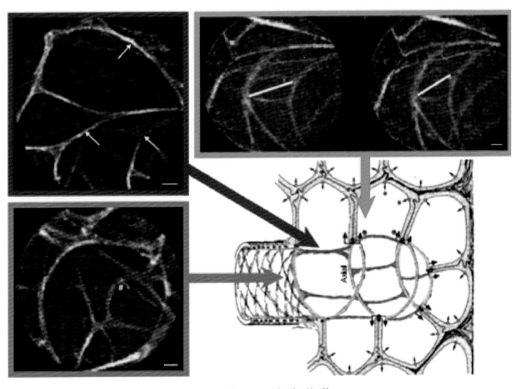

图5-10　肺　泡　结　构

烟者肺泡自体荧光强度明显升高,这与巨噬细胞肺泡强度相关,其强荧光主要是因为烟草焦油与之结合。

（三）肺癌

在支气管新生物内共聚焦激光显微内镜未见任何荧光物质（图5-13）。在化生、癌前病

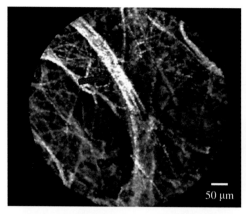

图5-11 微血管的横径("→"为微血管)

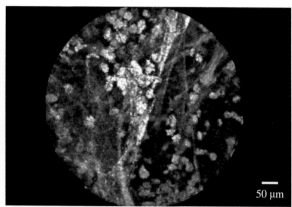

图5-12 肺泡巨噬细胞

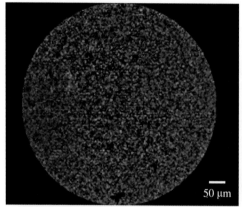

图5-13 共聚焦探头与气管新生物接触,未见任何纤维

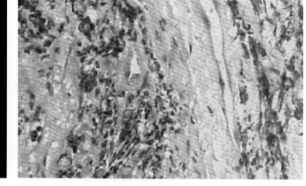

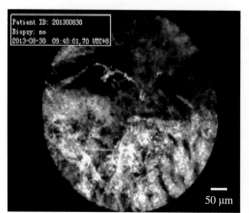

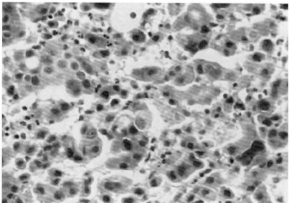

图5-14 共聚焦探头位于LB8a支气管,可见混乱不规则的纤维

变或者是癌细胞已侵犯支气管黏膜的组织,可见混乱不堪的纤维或者未见纤维组织(图5-14)。然而,当肺外周癌组织侵犯肺泡时,正常的肺泡环状结构受到破坏,可见纤维紊乱,甚至未见纤维(图5-15)。也有学者使用盐酸吖啶黄喷洒在病变组织的黏膜上方,可见细胞混

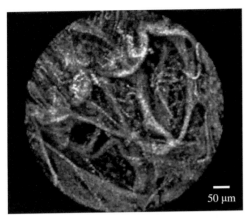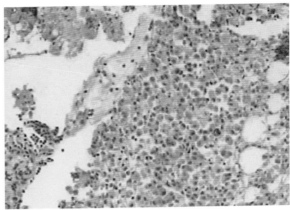

图 5-15 变形的肺泡，纤维混乱

乱分布，细胞核大小不一，细胞核之间距离不等，在黑色区域很少或没有盐酸吖啶黄染色（图 5-16）。Thiberville 使用亚甲蓝喷洒在病变组织的上方，在 660 nm 激发波长下，局部亚甲蓝（0.1%）显影上皮细胞层图像，发现正常的组织细胞核均匀排列，而在原位癌则排列不均、混乱（图 5-17）。

（四）肺泡蛋白沉着症

笔者在 3 例肺泡蛋白沉着症（PAP）患者的肺泡中均可见类圆形的强荧光光团，退出显微内镜探头，在病变的亚段开口给予 20 ml 生理盐水并负压吸引。收集灌洗液并以 2 000 r/min 离心，并将共聚焦探头与沉淀物接触，亦可见强荧光光团，经病理检测，其沉淀物证实为脂蛋白（图 5-18）。

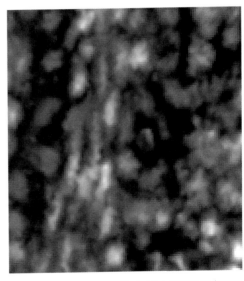

图 5-16 喷洒盐酸吖啶黄后，激光共聚焦下的图像

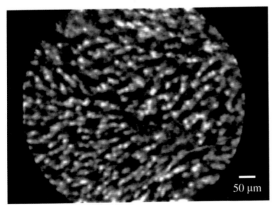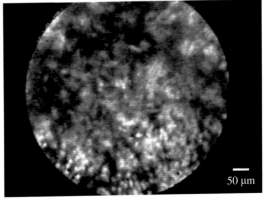

| A | B |

图 5-17 在 660 nm 波长下，亚甲蓝喷洒组织
A. 正常上皮细胞核均匀排列；B. 原位癌

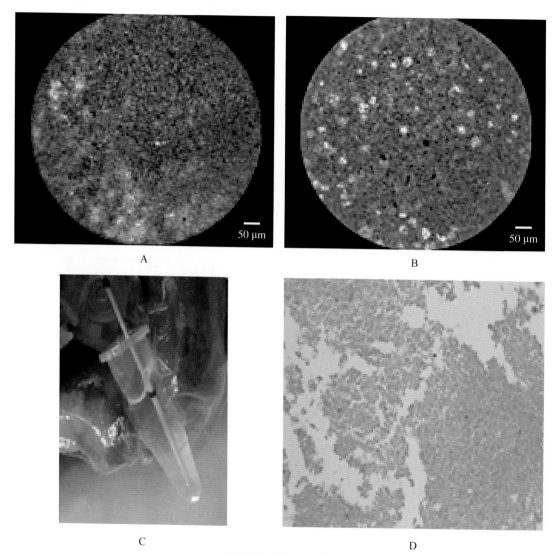

图 5-18　脂　蛋　白
A.类圆形的强荧光光团；B.沉淀物的强荧光光团；C.共聚焦探头与沉淀物接触；D.脂蛋白

（五）间质性肺炎

间质性肺炎种类繁多，共聚焦图像表现暂缺乏特异性。在肺泡纤维有时可见纤维但不规则，有时也未见纤维，或者模糊不清（图5-19、图5-20）。

（六）肺纤维化

由于纤维增多，共聚焦图像可见亮度增加的纤维，其排列可能规则，也可能出现稍微紊乱（图5-21）。

（七）慢性阻塞性肺疾病

由于慢性阻塞性肺疾病可出现肺气肿等改变，因此，共聚焦图像可出现肺泡膨胀或断裂的纤维结构，肺泡彼此之间的距离也增大（图5-22）。

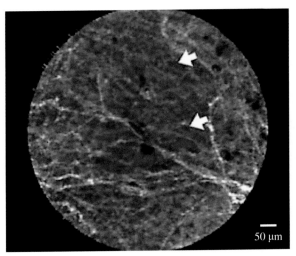
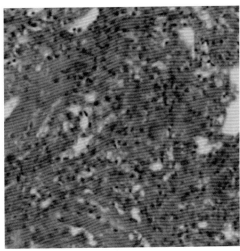

图5-19 非特异性间质性肺炎 (纤维不规则)

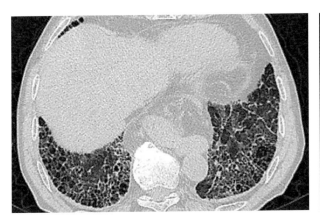
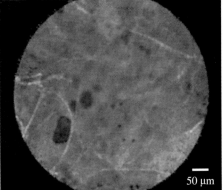

图5-20 共聚焦图像可见仅有部分纤维, 且散乱

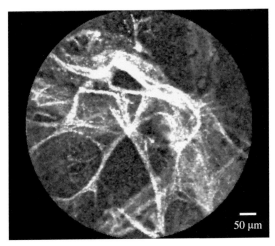
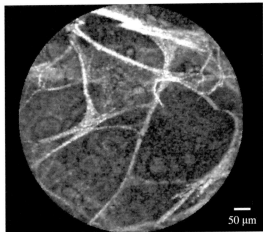

图5-21 纤维亮度增加   图5-22 增大的肺泡结构

（八）气管淀粉样变

Newton发现在1例气管淀粉样变患者的气管中，共聚焦图像可有棉絮样改变（图5-23）。

（九）韦格肉芽肿

Filner在韦格肉芽肿患者的气管隆起的结节处发现有"云状"改变（图5-24）。

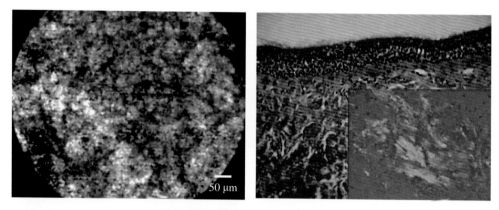

图5-23　共聚焦图像可见"棉絮状"

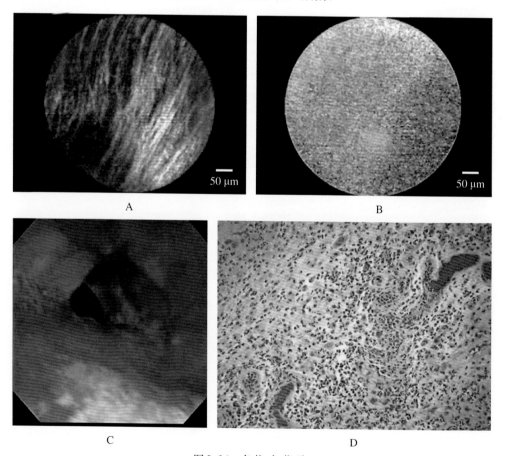

图5-24　韦格肉芽肿

A. 正常的气管；B. "云状"的改变；C. 气管隆起的结节；D. 韦格肉芽肿急性期炎性反应

五、展望

共聚焦激光显微内镜应用的显微设备利用共聚焦激光显微镜的原理,因此,它主要分析内源性或外源性荧光基团的空间分布。共聚焦显微内镜利用光纤显微探头的移动通过支气管镜导入支气管中,用于呼吸系统检查。这将使支气管镜检查的范围从浅表扩展到深层,旨在为临床医生提供一种手段,以评估实时活体组织的结构和形态,其光学分辨率类似于标准的病理组织学切片,可实现前瞻性地了解组织的性质,提高诊断的效率。但该技术也有不足之处:① 扫描深度仅为50 μm,对病变浸润的深度观察有限;② 目前,该技术仅初步应用于肺部疾病的检测,缺乏大样本随机对照的临床试验来评估诊断率、敏感性等,仅仅对部分肺部疾病图像进行分析与总结。我们相信,随着各种荧光剂的应用和共聚焦激光显微内镜技术的发展,特别是重建组织的三维结构,将在微观组织学和分子水平去评估肺部疾病,提供更多的临床诊断信息。

第二节　窄带成像支气管镜检查

支气管镜可直接观察到气管、支气管的表面黏膜,可发现气道支气管新生物并进行有效诊断与治疗,但在观察黏膜浅表血管或黏膜组织形态(pit patterns)的细微变化方面并无明显优势。随着光学研究的不断推进,窄带成像(narrow-band imaging,NBI)已逐渐应用于临床。窄带成像主要是利用红细胞的不同光波频谱有不同的吸收峰和处于吸收峰范围的光波在人体黏膜组织内的穿透度不同,以获得对比效果突出的不同黏膜层次的毛细血管形态图像,达到对组织形态的染色效果。这项新技术被设计在内镜的前端,帮助临床医生发现黏膜以及黏膜下层的微血管分布异常,因此,窄带成像在发现支气管黏膜原位癌以及癌前病变方面具有优势。

一、基本原理

传统支气管镜的照明光源为氙气灯,氙气灯发出白光,通过红、绿、蓝(RGB)滤光器后,成为常规支气管镜的照明光源,其波长范围为400~800 nm(图5-25)。常规电子支气管镜使用电荷耦合器件(charge coupled device,CCD)捕获到气管黏膜上皮的反射光,然后由计算机重建成像。窄带成像系统的光源借助滤过器,使氙气灯光的波谱范围窄化,获得415 nm、540 nm波段,因而分别得到血红蛋白易吸收的蓝光和绿光(图5-26)。在可见光谱中,光子渗透到支气管黏膜的深度取决于光源的波长,即波长越短,黏膜渗透深度越浅。因此,蓝色波段波长较短,对黏膜的穿透性差,只能达到黏膜组织表层,被黏膜表面的毛细血管反射,因此可以清楚地显示组织的微血管。反之,波长较大的绿色波段则用来观察黏膜下层的微血管(图5-27)。目前,Olympus公司研发的窄带成像系统具有传统的支气管镜和

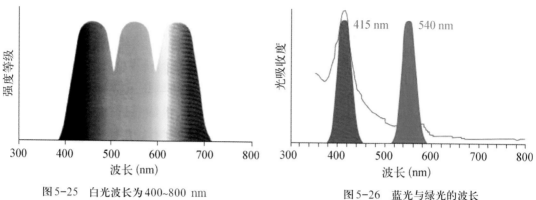

图 5-25 白光波长为 400~800 nm   图 5-26 蓝光与绿光的波长

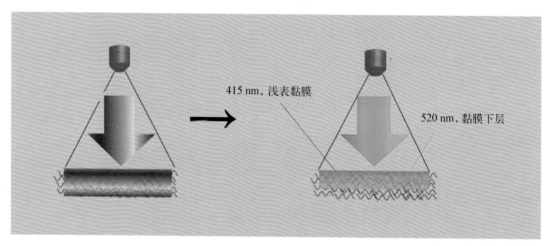

图 5-27 不同波长观察的深度

NBI 两种工作模式，允许两种模式之间快速转换，具有色素内镜图像效果，无需染色便可清晰显示气管黏膜表面血管。

二、操作方法

1. 器械准备　国内应用的 NBI 支气管镜多为 Olympus 公司生产，本文以该公司的产品为例进行介绍。有 NBI 功能的为 260、290 系列电子支气管镜。

2. 操作方法

（1）行常规支气管镜检查，着重注意有无支气管黏膜异常部位，如局部支气管黏膜充血肿胀明显、局部黏膜突起、血管显露等。

（2）转换为 NBI 模式检查，重点观察常规支气管镜下异常部位，尽量使支气管镜前端与观察部位贴近，以利于仔细辨别血管显像，一般距离为 0.5~1.0 cm。

（3）交替转换常规光镜及 NBI 模式以准确定位病灶部位。

（4）在 NBI 模式引导下于显像异常部位行活检或刷检操作。

三、适应证与禁忌证

1. 适应证

（1）可作为肺癌高危人群的早期筛查技术，NBI 显像技术有利于早期发现支气管黏膜异常，有助于癌前病变及原位癌的早期筛查。

（2）痰细胞学检查发现癌细胞，而影像学检查无异常发现，通过窄带成像支气管镜检查，观察支气管黏膜、毛细血管异常征象，并结合活检和刷检技术，找到肿瘤部位，早期治疗。

2. 禁忌证　同常规支气管镜检查。

四、临床应用

（一）NBI 显像黏膜各层微血管的颜色

波长越长，散射越弱，穿透深度越深，415 nm 的蓝光和 540 nm 的绿光在血管黏膜组织细胞中分别处于散射、吸收穿透深的两个最大差别点，因而波长为 415 nm 的蓝光可用来检测黏膜层的微血管，波长为 540 nm 的绿光则用来检测黏膜下层的微血管。415 nm 蓝光将黏膜层血管染成茶褐色，而 540 nm 绿光将黏膜下层染成蓝绿色（图 5-28）。

（二）NBI 显像的病变微血管形态

在 2002~2003 年，日本学者 Shibuya 及其团队发表了一系列关于 NBI 观察气管、支气管黏膜的文章，并总结、定义了 NBI 显像异常的标准为 NBI 下黏膜表面出现棕色斑点及血管走行紊乱、增粗或走行突然中断。在 2002 年，Shibuya 首次发表了 NBI 联合放大内镜观察 31

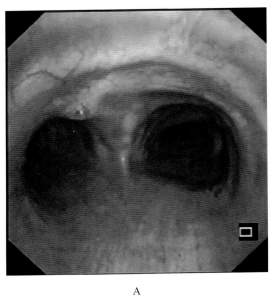
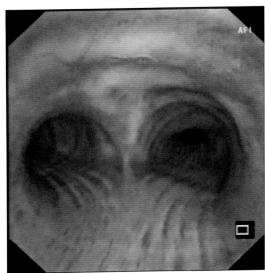

A　　　　　　　　　　　　B

图 5-28　黏膜各层微血管染色
A. 常规支气管镜；B. NBI

例患者支气管黏膜,并经支气管黏膜活检取得43块病理组织,经病理组织学证实22块组织为支气管炎,21块为异型增生。在支气管炎的组织中,其中20块组织在NBI下表现为规则的血管,然而在NBI下可见到其中的15块异型增生组织表现为增生、扭曲成网状的血管。这个研究表明在支气管炎与异型增生的支气管黏膜组织内可有不同的血管分布,而NBI有助于支气管炎与异型增生的支气管黏膜组织之间的鉴别。在2003年,Sibuya等利用NBI与放大内镜联合检测血管增生的鳞状异型增生,而该检查的NBI分为三种波段,B1:400~430 nm;B2:420~470 nm;G:560~590 nm,在NBI的B1波段时共有18例出现点状血管、增生的网状结构血管,其中78%(14/18)为血管增生的鳞状异型增生(图5-29),证实了NBI有助于诊断鳞状异型增生。不同病变的血管亦有不同直径的改变。Shibuya也分析了79例怀疑为肺癌的患者利用NBI测量组织毛细血管的直径,其中鳞状细胞异型增生、原位癌、微浸润、侵犯癌组织的血管分别为41.4 μm、63.7 μm、136.5 μm和259.4 μm,这四种病变的血管之间具有统计学差异,因此,不同病变也有不同的血管直径。

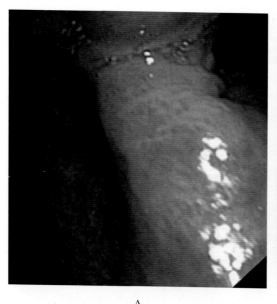 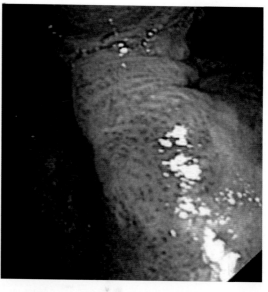

A   B

图5-29　NBI检测血管增生
A.白光的图像;B.在NBI下可见点状血管

(三)NBI显示病态微血管形态及其对应的病理

Zaric等分析了65例怀疑为肺癌患者的NBI图像特征与病理诊断结果的吻合程度,结果发现,在点状血管中,腺癌占68.4%,鳞状细胞癌占31.6%。在扭曲的血管中,鳞状细胞癌占72%,腺癌占8%。在突然中断的血管中,81%为鳞状细胞癌,12%为小细胞癌,8%为大细胞癌。数据表明,这三种血管形态与对应的病理均有统计学差异,也就是说,腺癌以点状血管为主,鳞状细胞癌则以扭曲而突然中断的血管为主(图5-30、图5-31)。

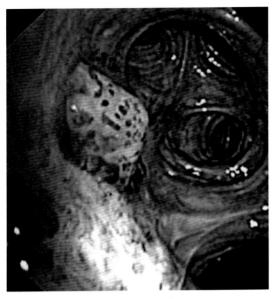 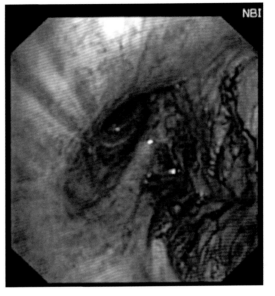

图5-30　NBI可见点状血管,病理学确诊为腺癌　　图5-31　NBI可见扭曲的血管,病理学确诊为鳞状细胞癌

(四)单独或联合其他荧光支气管镜技术对肺癌的评估

Zaric等对118例怀疑为肺癌的患者行白光、NBI、自荧光成像(autofluorescence imaging,AFI)检查支气管黏膜,并对黏膜表现异常的患者行黏膜活检术。其中白光的敏感度、特异度、阳性预测值、阴性预测值分别为76.8%、51.9%、15%和95%,AFI的敏感度、特异度、阳性预测值、阴性预测值分别为89.2%、77.8%、87%和81%,而NBI的敏感度、特异度、阳性预测值、阴性预测值分别为90.4%、82.4%、91.8%和 79.7%。当两种技术相互结合时,其敏感度、特异度、阳性预测值、阴性预测值分别为93.7 %、86.9%、94.5%和 85.1%。然而数据经统计学分析却发现,相比于单独AFI,两者结合能提高诊断的敏感度和特异度,但对于单独NBI,两者结合并不能提高诊断的效率。Herth等对62例怀疑为肺癌的患者同样行白光、NBI、AFI检查,并对镜下异常的57例患者行支气管黏膜活检术,共取得了103块黏膜组织。研究发现白光的敏感度、特异度分别为18%、88%,AFI的敏感度、特异度分别为65%、40%,NBI的敏感度、特异度分别为53%、90%,统计数据发现,NBI的特异度比AFI的特异度高,但两者之间的敏感度却未见统计学差异。另外,两种技术的结合也未见比单独AFI或NBI的敏感度、特异度高。我国陈众博等对153例高度怀疑中央型肺癌患者按白光、NBI、AFI的顺序检查。NBI的敏感度和特异度分别为63.5%和75.0%;AFI的敏感度和特异度分别为94.2%和31.3%;NBI联合AFI的敏感度和特异度分别为95.6%(131/137)和87.5%(14/16)。NBI联合AFI与单用AFI的特异度比较差异有统计学意义($P<0.01$),而敏感度比较差异无统计学意义($P>0.05$)。NBI联合AFI与单用NBI的敏感度比较差异有统计学意义($P<0.01$),而两者特异度均处于临界水平,认为NBI联合AFI检查可弥补AFI特异度低的不足。

（五）NBI在肺癌治疗中的作用

Bojan等利用白光和NBI联合评估36例肺癌患者的肿瘤侵犯范围,发现38.9%（14/36）患者中,NBI显示的肿瘤侵犯范围比白光显示的范围更大,并且改变了8例患者的治疗方案,包括6个N_1期、2个N_2期。而其中显示侵犯范围更广的另外6例患者,因肿瘤分期为N_2期,故并未改变治疗方案。

五、总结

NBI作为一种新兴的无创性内镜技术在支气管肺癌的诊断上发挥着越来越多的作用,窄带光谱有利于增强气管、支气管黏膜微血管结构的成像,对伴有微血管改变的病变,NBI有着明显的优势。同时,NBI操作简便,检查者可随意切换常规支气管镜与NBI模式,不需要更换支气管镜,减少患者的痛苦。NBI虽不能作为单一的特异性诊断标准,但是作为一种新的特殊光检查技术,相信随着技术的不断改进及临床经验的积累,在介入呼吸病学领域中有一定发展及应用空间。

第三节　光学相干断层扫描术

光学相干断层扫描（optical coherence tomography, OCT）的成像原理与超声类似,不同之处仅在于图像信息取决于组织的不同光学反射性质而不是声反射。将光学技术与超灵敏探测器合为一体,应用现代计算机图像处理,发展成为一种分辨率高、成像清晰的成像技术,其图像分辨率达到超声影像的10倍以上。

1991年,Huang等基于Michelson干涉仪的原理研制的OCT是一种活体生物组织切面显微检测系统,最早在眼科领域应用。OCT是一种自适应光学技术,能够实时校正光学系统随机误差并使系统始终保持良好工作性能,它显著提高了相应检测设备的分辨率,为从细胞水平上研究活体组织结构等提供了新的手段和工具。

一、工作原理

OCT应用超级发光二极管以提供10 mW~200 kW波长为850 nm的近红外扫描光束,通过光纤Michelson干涉仪分为参照光束和扫描光束,扫描光束通过光导纤维与支气管镜生物显微镜和聚焦镜片连接可直接进行支气管镜检查。参照光束从不同距离参照镜反向散射的光与从被检支气管上皮、黏膜固有层、腺体以及软骨等组织反向散射的光在光纤Michelson干涉仪重新合并,产生干涉信号,由光二极管接收,信号经电子处理器处理后,由计算机读取数据,获得传播延迟时间信息,由此获得组织微结构的空间信息,产生光学A型超声图形。通过多次规律间隔的扫描,能够对样本的生物结构进行三维重建,进而获得样本任意平面的断层图像。图5-32为目前可使用的OCT设备。

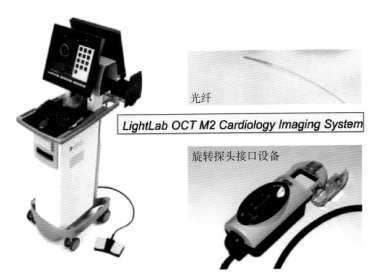

图5-32　美国LightLab OCT系统

二、适应证与禁忌证

根据不同OCT系统成像导管的管径大小不同和可扫描范围不同,可观察中央气道至小气道的管腔及气道壁的各层结构(包括内膜、黏膜下层、平滑肌、腺体、软骨等),对支气管早期恶性病变、气管良性瘢痕狭窄、COPD、支气管扩张等气道病变具有诊断价值。OCT支气管镜主要通过可弯曲支气管镜操作管道置入OCT成像导管到达目标位置进行连续扫描或定点扫描并获取图像。

禁忌证与常规支气管镜检查相同。

三、OCT支气管镜的早期研究

2004年,Jung等研究了正常和脓毒血症的新西兰大白兔气管OCT扫描,并与体外的组织进行了组织学对照,结果证明OCT成像能够详细地显示气管表面下的结构,如上皮细胞、黏膜固有层、黏膜下层和软骨,其OCT成像形态结构影像与组织学图像相当。由此证明了OCT因其高度的图像分辨力,对评估气管病理学是非常有价值的。Mahmood等对感染肺炎链球菌的新西兰大白兔的气管进行了OCT扫描,结果发现气道黏膜增厚、水肿及上皮和黏膜脱落等OCT图像与其病理检查相吻合。

2005年,美国Hanna等采用OCT对造成吸入性肺损伤、人工脓胸、转移性肉瘤、胸膜肉瘤的兔的新鲜体外肺和胸膜组织进行二维和三维图像重建,随后将肺和胸膜组织用HE染色进行组织学对照,结果发现OCT在体外兔标本的分辨率为10 μm,在活体内的分辨率为30 μm,贯穿深度为1.0~2.0 mm,可行二维和三维重建,对500 μm的肿瘤可以显示。证明了OCT能够实时显示组织学水平的黏膜层、腺体、肺泡和呼吸性细支气管结构。其进一步的发展是实时精确地采用一种微型、可弯曲的纤维光导内镜OCT探针在胸部外科的拓展应用,判断肿瘤的边界和检出卫星灶损害,协助指导评价肺部肿瘤的手术可行性。首次报道了在人类活体内藉具有高分辨率的OCT引导的支气管镜对支气管成像。

　　Tsuboi等首次使用OCT引导的支气管镜对5例肺癌患者进行了检查,观察到肿瘤浸润的支气管由于层次结构被破坏,表现出凹凸不平的强散射图像。Lam等研究了侵袭前支气管损伤的OCT成像,认为OCT能定量测定上皮细胞的厚度,如侵袭的癌瘤引起的中度或轻度气道损伤与其相对应的细胞和组织学检查是相符合的,技术上是可行的,它将有望成为发现支气管癌前病变的前沿技术。2008年,Coxson等使用CT三维重建支气管树技术和OCT成像技术来评价人类气道的厚度,结果发现OCT能敏感地检测出慢性阻塞性肺疾病时小气道改变所致的FEV_1变化。

四、OCT支气管镜的临床应用

　　1. 气道管径及截面积的测定　2010年Williamson等通过经支气管镜导入解剖OCT(aOCT)导管对标准化塑料管管径和截面积进行测量,并对4例患者进行aOCT检查测量其段、亚段支气管管径和截面积与CT进行比较,证明OCT技术通过支气管镜导入人体段以下支气管的测量方法是有效和准确的,与高分辨CT比较,其直径和面积测量数值高于CT测量的7.6%和15.1%。目前,已有学者利用OCT技术测定各种慢性气道疾病的管腔及管壁的改变。图5-33、图5-34为正常气道的OCT图像,图5-35、图5-36为COPD患者的气道图像。

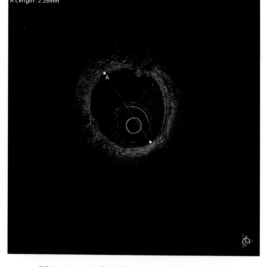

图5-33　正常人第9级支气管OCT成像

　　2. 气道病变　2013年Murgu等对2例插管后喉气管环形狭窄的患者,在进行激光辅助联合球囊扩张术(LAMD)治疗前后分别予OCT和EBUS对狭窄部位进行探查,比较两种技术对良性狭窄瘢痕组织结构改变的评价能力,结果显示,OCT和EBUS均可显示狭窄部位瘢痕增生的组织改变,OCT在LAMD术后即可发现治疗部位黏膜高亮影和黏膜下边界不清的阴影,这种改变提示了持续性炎性反应的存在,EBUS可见软骨组织的变质,两种技术的结合有助于对治疗后再狭窄出现的可能进行评估。

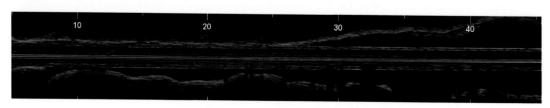

图5-34　正常人右肺下叶B8支气管连续OCT成像

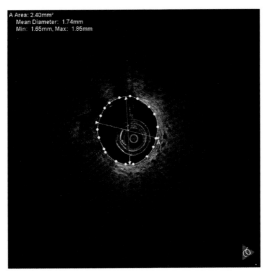

图5-35　COPD患者第9级支气管OCT成像

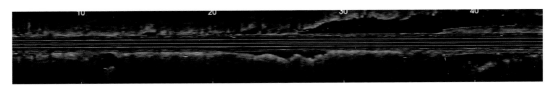

图5-36　COPD患者右肺下叶B8支气管连续OCT成像

五、展望

OCT是超声的光学模拟品,是一种新型医学层析成像方法,集半导体激光技术、光学技术、超灵敏探测技术和计算机图像处理技术于一身,能够对人体、生物体进行无伤害的活体检测,同时,获得生物组织内部微观结构的高分辨截面图像。它具有实时、非接触性、高灵敏度、客观、定量、无侵害性、可重复、高分辨率、能在活体上观察疾病等优点,起到类似于活体组织病理学检查的作用。目前,OCT技术已广泛应用于临床和科研,在医学上的应用包括:眼科诊断、牙科诊断、心血管疾病探查、胃肠道诊断、乳腺癌早期诊断、肺部疾病以及在发育生物学方面的应用等。但OCT价格昂贵,在一定程度上限制了其普及应用,且缺乏不同种族、不同年龄组的正常数据库,所需的变化分析软件有待进一步研发,成像功能及质量有待进一步改善与优化。

第四节　自荧光支气管镜

肺癌是世界上最常见的恶性肿瘤之一,总的治疗效果不佳,筛查、早期发现肺癌是影响疗效和预后非常重要的因素。目前,筛查、诊断肺癌的手段主要有胸部影像学、支气管镜等,其中经支气管镜组织活检阳性率高,但黏膜改变不明显时如原位癌、癌前病变等容易漏诊。自荧光支气管镜(autofluorescence brochoscopy,AFB)利用正常组织与病变组织黏膜细胞组成与化学成分的差异,导致两者间具备不同的荧光特性,通过采用特殊波长的光线,可发现及定位早期黏膜病变,提高了组织活检的准确率及阳性率,特别对肺癌的筛查和早期诊断具有重要作用。

一、工作原理

人体组织有多种荧光反应物质,包括弹力蛋白的荧光基团、胶原、色氨酸、黄素类、卟啉类等。不同组织的光学特性由内源性的吸光组分(生色团)决定,吸光组分有特殊的化学构成及光谱吸收特性。支气管黏膜不同的细胞组分经特定波长的光照射后,可辐射出不同波长与强度的荧光,当紫光或蓝光(波长400~440 nm)照射时,正常支气管黏膜主要呈现绿色荧光(波长520 nm)及少量的红色荧光(波长630 nm)。然而肿瘤组织与正常上皮组织的化学结构存在差异,其所含不同的荧光基团,激发的荧光呈现不同的颜色。因此,在特定波长的激发光照射下,正常组织产生绿色荧光,而癌前病变和肿瘤组织较厚,所含荧光基团少,导致下方的绿色荧光出现色谱偏移。此外,血红蛋白具有光吸收特性,当特定波长的光线照射时,血液可吸收激发光并导致荧光和反射光减弱,从而使血供丰富的组织呈现出不同的颜色。

二、自荧光支气管镜相关设备和操作

目前,已商品化的自荧光支气管镜系统主要有AFI系统(日本Olympus公司)、SAFE-1000系统(日本Pentax公司)、D-Light系统(德国Karl Storz公司)、LIFE系统(加拿大Xillix公司)。

1. AFI系统 目前,该系统在国内使用最为广泛,其光源为氙灯,经旋转滤光器产生蓝色激发光和绿色照射光。蓝色激发光使组织产生自发荧光,而受血红蛋白的影响,绿色照射光产生绿色反射光。正常黏膜组织显示为绿色荧光,而恶性病变由于上皮增厚和血红蛋白的影响,绿色荧光显著减少,红色荧光仅轻度减少,因此表现为紫红色荧光(红色和蓝色,图5-37)。AFI可以利用蓝色激发光,也可以利用受血红蛋白影响的绿色反射光,便于观察出血、血管异常以及恶性病变的识别。

2. D-Light系统 由德国慕尼黑激光研究所设计,该系统以300 W氙灯作为光源,光源的波长为380~460 nm,经滤光镜形成蓝光,在光源系统中有两片滤镜,过滤产生不同波长的照射光而分别对应两种工作模式。该系统工作时,正常黏膜显示为绿色,增生或原位癌组织显示为蓝色或红色。

3. LIFE系统 该系统使用氦-镉激光产生的波长为442 nm的蓝光作为激发光,正常支气管黏膜及病变组织可表现为绿光和红光。其中正常黏膜显示为绿色,增生或原位癌组织显示为棕色或红色。

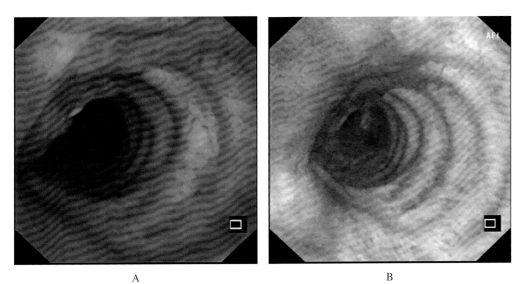

图5-37　白光支气管镜和AFI系统在黏膜病变时显示的图像
A.白光支气管镜；B.AFI系统

4. SAFE系统　主要有SAFE1000、SAFE2000和SAFE3000系列。在SAFE3000中具备两个光源，分别是白色光照明的氙灯和自荧光模式的二极管激光。而该系列最早期的SAFE1000仅用氙灯作为光源，经过滤获得蓝光转化为自荧光模式。

此外，亦有光敏剂（如血卟啉衍生物）诱导后肿瘤细胞能在适当波长光线下产生特征性的、高强度的荧光图像。但由于光敏剂可能造成皮肤光敏反应，因此，较少应用于临床中。

三、适应证与禁忌证

1. 适应证
（1）不典型增生或原位癌患者。
（2）临床症状或影像学怀疑有支气管肺癌的患者。
（3）支气管肺癌根治术及术后随访。
（4）确定中心型肺癌的浸润范围，对肺癌分期诊断。
（5）肺癌高危人群，如多年吸烟人群，有氡、镭及石棉等职业史者。
（6）痰细胞学检查异常者。

2. 禁忌证
（1）同常规支气管镜检查。
（2）光敏剂过敏者禁止使用光敏剂。

四、临床应用

自1993年LIFE系统自荧光支气管镜系统投入使用以来，已有多篇研究证实了该技术能提高早期肺癌的诊断阳性率。当然，由于不同自荧光支气管镜系统特点各异、研究的对象不一，检出率也不尽相同。

1. 支气管肺癌　一项荟萃分析表明，在14项研究中共1 358例可疑肺癌患者行自荧光支气管镜并取得3 612块组织，其中自荧光支气管镜的敏感度和特异度分别为90%和56%，而白光支气管镜的敏感度和特异度分别为66%和69%。然而在不同系统的光源、组织类型和活检的方法中并未出现差异。该研究证实了自荧光支气管镜比白光支气管镜更有利于发现肺癌和癌前病变。Haubinger等采用D-Light系统的自荧光支气管镜进行一项随机多中心的前瞻性临床试验，将1 173例患者随机分为白光支气管镜组和白光支气管镜联合自荧光支气管镜组，两组间共发现3.9%的癌前病变，其中白光支气管镜联合自荧光支气管镜组的检出率（5.1%）优于白光支气管镜的检出率（2.7%）。对于癌前病变，白光支气管镜联合自荧光支气管镜组和白光支气管镜组的敏感度分别是82.3%和57.9%（$P=0.054$）。然而，两组的特异度分别为58.4%和62.1%（$P=0.04$）。该研究也证实了白光支气管镜联合自荧光支气管镜优于单独使用白光支气管镜。

2. 吸烟人群筛查　Stringer采用LIFE系统的自荧光支气管镜对烟龄超过20年的93例志愿者进行检查，并将其与白光支气管镜比较，其中自荧光支气管镜发现51例出现异常，最终证实27例为异常病理组织（15例化生，12例炎症）。而在同样的位置，白光支气管镜仅发现1例出现异常。经统计，自荧光支气管镜发现组织化生的敏感度、特异度分别是75.0%、50.7%。该研究证实了，16%吸烟人群可出现支气管黏膜化生，并且自荧光支气管镜比白光支气管镜发现黏膜化生更敏感。

3. 肺癌手术策略的选择　Zaric等使用AFI系统对104例患者进行检查，并进行了624次组织活检。自荧光支气管镜诊断肺癌的特异度、敏感度分别为92%和93%，而白光支气管镜诊断肺癌的特异度、敏感度分别为79%和84%。在14.4%患者中，自荧光支气管镜发现的病变范围比白光支气管镜的范围更为广阔，因此，这也改变了11.5%患者的治疗策略。

五、展望

早期发现肺癌是提高肺癌患者生存率的有效手段，自荧光支气管镜可以敏感地发现支气管黏膜的病变，特别是对早期肺癌、癌前病变的识别率高，有利于定位病灶并取得标本组织，从而提高支气管肺癌的早期诊断，以及为肺癌治疗方法的选择提供更多的信息。虽自荧光支气管镜诊断的敏感性高，但是其诊断特异性较低。另外，各自荧光支气管镜系统间存在差异，也要求操作者具备较高的镜像辨别水平。相信随着相关技术的不断进步、操作者水平的不断提高及经验的不断丰富，自荧光支气管镜将会得到更广泛的临床应用。

◇参◇考◇文◇献◇

[1] Yick CY, von der Thüsen JH, Bel EH, et al. In vivo imaging of the airway wall in asthma: fibered confocal fluorescence microscopy in relation to histology and lung function[J]. Respir Res, 2011, 12: 85.

[2] Thiberville L, Salaun M, Lachkar S, et al. Confocal fluorescence endomicroscopy of the human airways[J]. Proc Am

Thorac Soc, 2009, 6: 444-449.

[3] Newton RC, Kemp SV, Yang GZ, et al. Imaging parenchymal lung diseases with confocal endomicroscopy[J]. Respir Med, 2012, 106: 127-137.

[4] Thiberville L, Salaun M, Lachkar S, et al. Human in vivo fluorescence microimaging of the alveolar ducts and sacs during bronchoscopy[J]. Eur Respir J, 2009, 33: 974-985.

[5] Fuchs FS, Zirlik S, Hildner K, et al. Confocal laser endomicroscopy for diagnosing lung cancer in vivo[J]. Eur Respir J, 2013, 41: 1401-1408.

[6] Fuchs FS, Zirlik S, Hildner K, et al. Fluorescein-aided confocal laser endomicroscopy of the lung[J]. Respiration, 2011, 81: 32-38.

[7] Shibuya K, Hoshino H, Chiyo M, et al. High magnification bronchovideoscopy combined with narrow band imaging could detect capillary loops of angiogenic squamous dysplasia in heavy smokers at high risk for lung cancer[J]. Thorax, 2003, 58: 989-995.

[8] Zaric B, Perin B, Stojsic V, et al. Relation between vascular patterns visualized by Narrow Band Imaging (NBI) videobronchoscopy and histological type of lung cancer[J]. Med Oncol, 2013, 30: 374.

[9] Herth FJ, Eberhardt R, Anantham D, et al. Narrow-band imaging bronchoscopy increases the specificity of bronchoscopic early lung cancer detection[J]. J Thorac Oncol, 2009, 4: 1060-1065.

[10] Jung W, Zhang J, Mina-Araghi R, et al. Feasibility study of normal and septic tracheal imaging using optical coherence tomography[J]. Lasere Surg Med, 2004, 35(2): 121-127.

[11] Han S, El-Abbadi NH, Hanna N, et al. Evaluation of tracheal imaging by optical coherence tomography[J]. Respiration, 2005, 72(5): 537-541.

[12] Tsuboi M, Hayashi A, Ikeda N, et al. Optical coherence tomography in the diagnosis of bronchial lesions[J]. Lung Cancer, 2005, 49(3): 387-394.

[13] Lam S, Standish B, Baldwin C, et al. In vivo optical coherence tomography imaging of preinvasive bronchial lesions[J]. Clin Cancer Pass, 2008, 14(7): 2006-2011.

[14] Coxson HO, Quiney B, Sin DD, et al. Airway wall thickness assessed using computed tomography and optical coherence tomography[J]. Am J Respir Crit Care Med, 2008, 177(11): 1201-1206.

[15] Haussinger K, Becker H, Stanzel F, et al. Autofluorescence bronchoscopy with white light bronchoscopy compared with white light bronchoscopy alone for the detection of precancerous lesions: a European randomised controlled multicentre trial[J]. Thorax, 2005, 60: 496-503.

[16] Stringer MR, Moghissi K, Dixon K. Autofluorescence bronchoscopy in volunteer asymptomatic smokers[J]. Photodiagnosis Photodyn Ther, 2008, 5: 148-152.

第六章
肺部孤立结节的诊断策略

范理宏　李　明

孤立肺结节（solitary pulmonary nodule, SPN）的定义是孤立、类圆形、边界清晰的结节，影像学上直径≤3 cm，被正常肺组织围绕，不伴有淋巴结肿大、肺不张或者胸腔积液。

依据在CT下肺结节能否完全遮盖肺实质，可将肺结节分为实性结节和亚实性结节，而后者又可细分为纯磨玻璃结节和部分实性结节。依据结节的大小，以8 mm为界，将≤8 mm的肺结节定义为亚厘米结节（sub centimeter nodule）。

近几年，随着CT的广泛应用、螺旋多排CT的问世及以CT为基础的筛查手段的出现，结节尤其是亚厘米结节的诊出率得到了极大的提高。对于SPN最佳的处理就是判断为恶性的及时切除，判断为良性的定期随访。但现今，尽管诊断学技术取得了巨大的进步，但对于SPN尚没有明确有效的确诊方法。

由于CT扫描的普及，出现了关于SPN形态学的新理论。单纯的磨玻璃样改变（磨玻璃样影，图6-1）或者混有实性成分的磨玻璃影相比于实心的SPN可能有不同的意义。磨玻璃样影可以代表诸如纤维灶、出血、炎症和非典型腺瘤样增生等，但是比起实性结节有更大可能是恶性的（70%~100%），其中常见组织学分型是细支气管肺泡癌。磨玻璃样影比实性肺结节的生长速度要慢，倍增时间为（813±375）日，平均大于3年。这个发现推翻了之前的一个假说——SPN如果稳定2年即为良性——并且支持延长磨玻璃样影的随访时间，因此磨玻璃样影的高恶性率支持对于该种病变进行积极处理。

肺癌筛查的结果提示，在20%~50%的无症状吸烟者或戒烟者身上发现了钙化结节。当

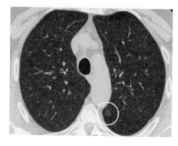 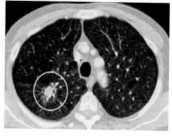 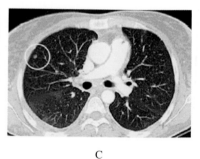

A B C

图6-1 不同类型的孤立肺结节的CT扫描可能要求不同的处理
A. 左下肺尖端的磨玻璃样影（腺癌）；B. 右上肺的小结节（良性纤维灶）；C. 右上肺结节（腺癌）

CT发现结节密度呈良性钙化灶（弥散的、中央的、薄层的或爆米花样钙化形式）、结节内脂肪样低密度（如错构瘤）或动静脉畸形等良性特征时，可随访观察或不随访，以避免不必要的检查，减轻患者的经济负担。但其他类型的SPN，特别是直径＞1 cm的结节，其临床意义是不同的。这种结节的恶性率更高（SPN直径＞2 cm的恶性率为64%~82%），并且在被证明是良性之前应当做恶性处理。有小于1%的直径＜5 mm的恶性结节患者既往没有癌症病史。随着直径增大恶性率升高，直径＜3 mm的结节恶性率为0.2%，4~7 mm的结节恶性率为0.9%，8~20 mm的为18%，＞20 mm的为80%。亚厘米级的结节和＞1 cm的结节的流行病学、临床及预后的差异提示我们要区别对待这两种结节。

一、直径≤8 mm实性小结节的处理

活组织检查对于直径＜1 cm的SPN诊断价值并不大，亚厘米级的结节随访主要依靠CT。最近，Fleischner学会提出一项针对患者年龄＞35岁、结节直径≤8 mm的处理原则（图6-2），美国胸内科医师学会（ACCP）利用这项原则作为肺癌诊断和处理的指南。随访时间取决于SPN的大小和患者恶性肿瘤的危险因素：低危患者是指结节较小，或者没有吸烟史和其他已知危险因素；高危患者是指有吸烟史，或者有其他已知危险因素。结节＜4 mm的低危患者不需要进一步随访，而高危患者或者CT提示形态可疑的需随访12个月，不需要其他手段进一步明确结节是否改变。结节直径为4~6 mm的，低危患者需要随访12个月，高危患者需要在6~12个月内复查CT，如果没有改变，随访18~24个月。结节直径为6~8 mm的，低危患者6~12个月复查CT，如果没有变化，随访18~24个月，高危患者应该3~6个月复查CT，如果没有变化，需要在9~12个月及24个月时再次复查CT。

如果患者有癌症病史，则不需遵循上述规则。这类患者的SPN恶性概率很高，因此需要更仔细地进行评估。

2013年ACCP肺癌诊疗指南（第3版）与2005年美国Fleischner学会制订的《肺非实性结节处理指南》一致，即根据肺结节的大小、患者年龄和吸烟史等肺癌危险因素确定CT监测随访的时间和间隔。亚厘米结节的临床处理路径见图6-2。

二、直径＞8 mm实性结节的处理

（一）影像学

对于直径＞8 mm的实性肺结节，首先需要临床医生判断患者的手术风险、肺结节的恶性概率及PET扫描评估。现有的临床评估方法中以Mayo Clinic模型估算法应用最为广泛。该模型基于6个独立危险因素（年龄、吸烟史、胸外肿瘤病史、结节直径、毛刺征及结节定位），根据公式计算出肺结节的恶性概率：恶性概率 $=e^x/(1+e^x)$，X=−6.827 2+（0.039 1× 年龄）+（0.791 7×吸烟史）+（1.338 8×肿瘤病史）+（0.127 4×结节直径）+（1.040 7×毛刺征）+（0.783 8×定位）。公式说明：e是自然对数；年龄按数字计算；如果既往有吸烟史（无论是否已戒除）则为1，否则为0；如果5年内（含5年）有胸外肿瘤史则为1，否则为0；

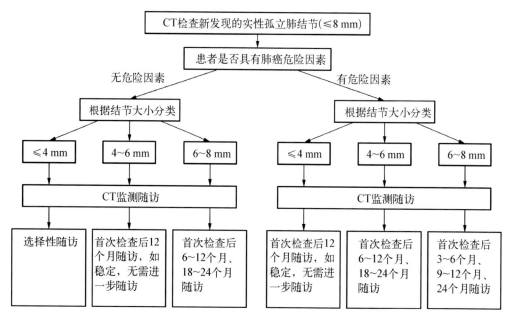

图6-2　直径≤8 mm实性肺结节的处理原则

结节直径以mm为单位计算；如果结节边缘有毛刺则为1，否则为0；如果肺结节定位在肺上叶则为1，否则为0。如60岁的老年患者，既往有吸烟史，无胸外肿瘤病史。CT发现肺结节大小为20 mm，边缘毛刺征阳性，定位在肺上叶。依据公式计算得到的x为0.683，肺结节恶性概率为66.4%。

直径＞8 mm的实性SPN有很大可能是恶性的，直径＞20 mm的结节这种概率高达80%以上。很多带有SPN的患者都是无症状的，往往是因其他原因行胸片或者CT检查发现。影像学上区别结节良、恶性的标准只有两个，第一个标准是结节持续不改变的时间。一个结节如果持续2年无明显变化则该结节是良性的，尽管有文章认为这个假说值得怀疑，并推荐延长随访时间，但是没有证据证明2年以上的随访就能够区分恶性结节或改善患者的预后。无论如何，处理SPN的第一步应该是回顾既往胸片。第二个标准是结节钙化呈良性状态（放射状、中央型、层状或爆米花样）或者含有脂肪（错构瘤的诊断标准）。相对的，反常的、无定型的钙化可能出现在恶性结节中。其他的影像学标准，如结节的边缘空洞，并不能绝对断定为恶性。虽然有毛刺状边缘的结节有很大可能是恶性的（＞90%），但毛刺征也可能出现在良性进程中，如类脂质肺炎、结核和纤维化。边缘光滑也不能断定为良性结节，约有21%的恶性结节边界清晰。恶性SPN可能因为坏死出现空洞，良性结节则可能因为肉芽组织增生出现脓肿和肺梗死。空洞壁的厚度可能有助于判断良、恶性，良性SPN的空洞通常是薄壁空洞（＜4 mm），当结节空洞的洞壁厚度＞16 mm时，有84.2%的可能是恶性的。但是，这种判断并不绝对准确（图6-3）。CT密度测定有助于判断结节良、恶性。在一项大型的研究中，以密度为264个Hounsfield单位作为切分点，认为所有密度大于这个数值的结节都是良性的，结果只发现一个被定义为良性的结节是恶性的。

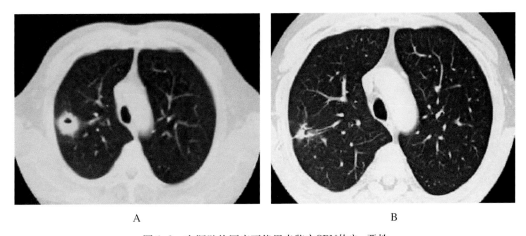

图6-3　空洞壁的厚度不能用来鉴定SPN的良、恶性

A. 右上肺一个直径为2.3 cm的结节，伴有边缘毛刺征和偏心厚壁空洞。经支气管镜细针穿刺得到化脓组织，被
确认为是金黄色葡萄球菌感染（脓肿）；B. CT显示抗生素治疗15日后结节缩小

　　大于8 mm实性SPN的临床处理路径：如果恶性概率很低（＜5%），或者恶性概率为低至中度（5%~65%），但是患者具有高手术风险，则推荐首次检查后3~6、9~12、18~24个月行CT扫描，严格定期随访。对于能耐受手术的恶性概率为低至中度（5%~65%）或高度（＞65%）的肺结节，使用PET扫描评估代谢及分期后可选择外科手术治疗、非手术活检及CT监测；对于不能耐受手术的高度恶性概率肺结节，PET评估后可行化疗、放疗及射频消融治疗。具体流程见图6-4。

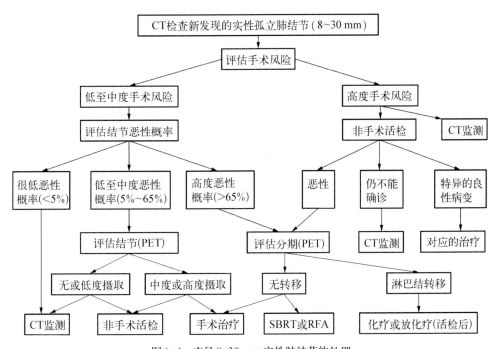

图6-4　直径8~30 mm实性肺结节的处理

（二）PET

近些年开始广泛使用PET评估SPN。这项技术依赖于葡萄糖类似物的使用（氟-2-脱氧-D-葡萄糖），原理是恶性组织对葡萄糖的代谢升高，这种类似物被摄入后在肿瘤细胞中蓄积。近期发表的一篇荟萃分析评估了PET对SPN良、恶性的诊断价值，恶性的敏感度为80%~100%，平均为87%，特异度很低，为40%~100%，平均为83%。PET对直径<1 cm的SPN敏感度不高，虽然有报道在36个直径<1 cm的SPN中，阴性预测值为94%，敏感度为93%，但在同一个研究中，PET对小结节的特异度为77%，阳性预测值为72%。PET的假阴性多见于细支气管肺泡癌、良性肿瘤和黏液腺瘤；假阳性多出现于感染或者肉芽肿的炎性反应状态如结核、真菌病、类风湿结节和肉状瘤病。PET的另一个优势是可能检测出来源不明的转移。有一项研究纳入了156例SPN患者，有10例（6%）是来源不明的转移，PET检测出其中8例的原发灶。

PET在SPN处理方面的作用尚有争议。假如CT尚不能明确定性SPN，PET可以帮助确认是否需要手术。在最新的ACCP指南中，关于肺癌诊断和处理方面，PET被推荐用于未定性的直径>1 cm的SPN和临床预测是中、低度恶性的肿瘤（推荐级别 ⅠB），对于临床诊断为高度恶性的肿瘤需要外科手术的患者则不推荐该方法。PET对于高度恶性肿瘤的术前分期可能有一定帮助，但是，PET阳性的、提示需要外科手术的SPN有20%的可能性是假阳性，手术可能是不必要的。

（三）组织活检

ACCP指南建议对于能够耐受手术的SPN患者，如果临床怀疑恶性概率为中、高度，或者PET显示高代谢，应立即手术。但在临床实践中，大部分SPN患者因为年龄较大、有并发症和呼吸衰竭不适宜手术。在意大利安科纳医院的肺疾病中心，1 432例SPN患者中，只有382例患者（27%）适宜手术，19%有手术禁忌证（年龄、心肺功能受损），32%的患者手术风险很高。另外，4.3%的患者拒绝手术。在这种情况下，采取组织活检以及随后的细胞组织学检测明确组织性质是必要的。

组织活检可以通过支气管镜或者经皮进行。经皮细针穿刺对于诊断SPN有良好的敏感性。

三、亚实性肺结节的处理

磨玻璃密度影（ground-glass opacity，GGO）或磨玻璃密度结节（ground-glass nodule，GGN），根据其内是否含实性成分，分为纯磨玻璃结节（pure ground-glass opacity，pGGO，无实性成分）和部分实性结节（part-solid GGN）。亚实性结节包括上述两类病变。直径≤10 mm的纯磨玻璃结节通常被证实为非典型腺瘤样增生（atypical adenomatous hyperplasia，AAH）或原位腺癌（adenocarcinoma in situ，AIS），而直径>10 mm的纯磨玻璃结节为浸润性腺癌（invasive adenocarcinoma，IA）可能性大。如果部分实性结节的实性部分体积超过结节总体积的50%，或者原有的纯磨玻璃结节发展为部分实性结节，均要高度怀疑恶性。

2013年ACCP推荐亚实性结节的处理路径如下。

（1）对于直径≤5 mm的纯磨玻璃结节，通常不需要随访。对于直径5~10 mm的纯磨玻璃结节，每年复查一次CT，共3年。对于直径＞10 mm的纯磨玻璃结节，首次CT检查后3个月复查，若病灶持续存在，除非患者不能耐受手术，否则建议行非手术活检或外科手术治疗。

（2）对于直径≤8 mm的部分实性结节，应于首次检查后3、12、24个月行CT扫描，严格定期随访，此后3年每年复查一次CT。在随访过程中一旦发现实性部分增大，应立即行非手术活检或外科手术治疗。对于直径＞8 mm的部分实性结节，需在首次检查后3个月复查CT，若病灶持续存在则应行PET扫描、非手术活检、外科手术治疗等积极处理。对于直径＞15 mm的亚实性结节，无需复查CT，直接积极处理（图6-5）。

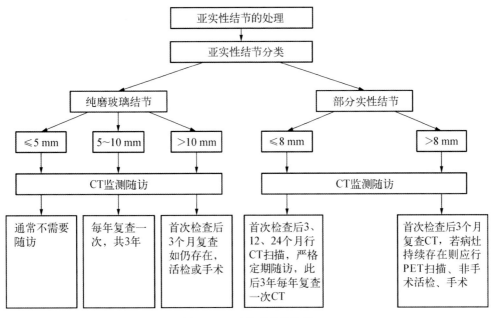

图6-5 亚实性结节的处理

四、支气管镜在诊断SPN中的地位

（一）SPN是否需要常规行支气管镜检查

第一个要讨论的问题是，SPN是否是支气管镜检查的指征。ACCP指南第一版和第二版均指出支气管镜检查不推荐用于SPN患者，因为没有证据证明它能够改善分期或者能够避免手术。但这个推荐是建立在一项早期回顾性研究的基础上（$n=91$，SPN直径≤6 cm），在那个时候术前支气管镜检查不能避免手术，也不能改善癌症分期。而在最新的一项研究中，支气管镜检测出64例周围支气管肺癌的患者，CT只检测出其中的17%，其中3例患者的结节直径＜3 cm，因此文章的作者认为放弃使用支气管镜进行术前分期之前有必要进行更多的研究。类似还有其他的研究也不支持对SPN患者放弃支气管镜检查,理由如下:① 探测声带的亚临床损伤;② 检测支气管解剖变异,这对确定外科手术方法有帮助;③ 辨别同时发生的中央支气管内病变;④ 在X线引导下明确SPN区域。无论如何,没有证据证明术前支气管镜检查对于SPN患者是毫无意义的,我们仍推荐SPN患者进行术前内镜评估。此外,必须强调的是,支气管镜在CT提示肺门或纵隔淋巴结肿大时是很有用的,即使SPN的定义里不包括淋巴结的肿大,临床上小结节是转移淋巴结的病例并不少见。

(二)支气管镜组织活检技术

支气管镜下诊断肺周围病变,需要将活检钳通过肺外周气道到达胸膜下区。这项诊断技术需通过引导完成,最传统的引导方法是X线透视。这主要应用于集中的病变(如SPN),对于弥漫性肺疾病,引导系统并非是必需的。在可弯曲支气管镜出现之前,Tsuboi等第一次通过Metras导管,使用刮匙诊断SPN。可弯曲支气管镜出现以后,医师常使用灌洗、刮匙、活组织钳、刷子和经支气管的细针等器械来诊断肺部病灶。

在过去的数十年内,人们最常使用X线透视下经支气管镜肺活检(TBLB)确诊SPN。表6-1展示了透视引导下TBLB的敏感度。多项研究报道了X线下TBLB对于不同尺寸病变组织诊断的敏感度。在这些研究中,诊断敏感度与病变组织尺寸密切相关,病变范围<2 cm的敏感度是5%~64%,病变范围>2 cm的是30%~75%。对于病变范围>4 cm的诊断敏感度可达80%以上。这些数据表明病变组织直径>3 cm时,采取支气管镜检查是非常有必要的。只有一项研究报道对于直径<2 cm的病变TBLB具有高敏感度(83.5%),但这项研究中使用的是一种非常复杂的技术,在经支气管刮取组织之前使用选择性支气管造影来确定结节位置。

表6-1　透视引导下的经支气管途径对周围性肺组织病变的诊断率

第一作者	患者数	病变直径	取样手段	诊断率(%)
Solomon	36	NA	冲洗	22
		NA	刷检	80
Ellis	21	>4 cm	刷检	57
			活检	81
	24	≤4 cm	刷检	29
			活检	58
Kovnat	23	NA	刷检	56
Clark	14	所有(2.2~8cm)	活检	35
Cortese	48	所有	刷检	40
			活检	46
			刷检+活检	60

（续表）

第一作者	患者数	病变直径	取样手段	诊断率（%）
Cortese	4	<2 cm	刷检	0
			活检	0
	17	2~3.5 cm	刷检	25
			活检	47
	21	4~6 cm	刷检	67
			活检	57
	6	>6 cm	刷检	17
			活检	33
Radke	97	所有	刷检+活检	63
		<2 cm	刷检+活检	28
		≥2 cm	刷检+活检	64
Wallace	133	所有	冲洗	9
			刷检	12
			活检	20
			冲洗+刷检+活检	19
		<2 cm	冲洗	2
			刷检	2
			活检	5
			冲洗+刷检+活检	5
		2~4 cm	冲洗	15
			刷检	19
			活检	28
			冲洗+刷检+活检	30
Shure	42	所有（0.8~9 cm）	活检	36
			针吸（TBNA）	52
			活检+刷检+冲洗	48
			TBNA+刷检+冲洗	67
			活检+TBNA+刷检+冲洗	69

（续表）

第一作者	患者数	病变直径	取样手段	诊断率（%）
Mori	85	<2 cm	冲洗	42
			刮匙	83
Wang	20	15个：<3 cm	刷检	20
			活检	15
		5个：>3 cm	TBNA	55
			刷检+活检+TBNA	55
Wang	24	NA	刷检	32
			活检	18
			TBNA	36
			针刷	50
			刷检+活检+TBNA+针刷	55
Gasparini	570	所有（0.8~8 cm）	活检	54
			TBNA	69
			活检+TBNA	75
Gasparini	1 008	所有（0.8~9 cm）	活检	50
			TBNA	70
			活检+TBNA	76
		≤2 cm	活检	42
			TBNA	64
			活检+TBNA	66
Katis	37	所有（1.8~7 cm）	冲洗	24
			刷检	27
			活检	38
			TBNA	62
			冲洗+刷检+活检+TBNA	70
Chechani	49	所有	冲洗	35
			刷检	52
			活检	57
			TBNA	51
			冲洗+刷检+活检+TBNA	73
		≤2 cm	冲洗+刷检+活检+TBNA	54
		2.1~3 cm	冲洗+刷检+活检+TBNA	60
		3.1~4 cm	冲洗+刷检+活检+TBNA	73
		4.1~5 cm	冲洗+刷检+活检+TBNA	82
		>5.1 cm	冲洗+刷检+活检+TBNA	87

（续表）

第一作者	患者数	病变直径	取样手段	诊断率（%）
Lai	170	所有	刷检+活检	62
		<2 cm	刷检+活检	35
		≥2 cm	刷检+活检	64
Bilaceroglu	92	2~5 cm	冲洗	4
			刷检	26
			活检	49
			TBNA	57
			冲洗+刷检+活检+TBNA	68
Reichenberger	172	所有	冲洗	22
			刷检	30
			活检	17
			TBNA	35
			冲洗+刷检+活检+TBNA	51
		<3 cm	TBNA	28
		>3 cm	TBNA	67
Baaklini	177	所有	冲洗	40
			刷检	41
			活检	52
			冲洗+刷检+活检	60
		≤2 cm	冲洗+刷检+活检	23
		2.1~2.5 cm	冲洗+刷检+活检	40
		2.6~4 cm	冲洗+刷检+活检	62
		>4 cm	冲洗+刷检+活检	83

注：NA表示无法得知

　　不同的取样手段也可能影响检测的敏感度。大多数研究中，比起其他取样技术，单用冲洗技术阳性率较低。BAL也被用于诊断周围型肺癌。在一项包含55例周围型肺癌患者的研究中，BAL与普通冲洗技术的诊断率均较低（分别为28.5%和20%，），但是BAL对于浸润性病变的敏感度较高（40%）。冲洗或者BAL的优势在于即使没有透视引导也可以进行，但是对于周围型肺结节的低诊断率使它们不能成为唯一的取样手段。在大多数研究中使用TBNA作为取样手段，这种手段的敏感度比钳夹和刷检的敏感度要好很多，可能是因为细针可以穿透黏膜表面取得深层组织（图6-6）。只有一项研究提示TBNA的敏感度不如钳夹，但是，这项研究是在刷检并进行4次活检以后进行TBNA的，这有可能影响TBNA的结果，因为刷检或者活检会诱导病灶周围出血,导致操作中结节的实时透视观察变得困难,增加了细针穿刺抽出的血量,因此导致TBNA的诊断率下降。研究表明,在允许的情况下,采用多种取样手段可能会得到较高的诊断率。对于不同的患者来说,不是所有的取样手段都是合适的,通常我们认为大多数患者都适用TBNA与钳夹活检的组合,因为TBNA对于恶性结节的诊断率最高,而钳夹活检对于良性结节的诊断率最高(活检的阳性率为45.8%,TBNA为17.4%,图6-7)。

决定支气管镜能否到达SPN的因素是病变与支气管树之间的关系。Naidich等人推荐建立一个使用支气管镜处理SPN的入选标准,即出现"支气管征"(如薄层CT提示一根支气管通向或者包绕一个SPN)。有研究支持这一观点,研究中的51例患者有周围型肺病变,当支气管征阳性时经支气管活检的敏感度为55%,而当支气管征阴性时敏感度为32%。后续的研究也得出类似的结论。支气管征对于预测TBNA的成功率也有一定作用。Bilaceroglu等人进行了一项研究,利用冲洗、刷检、活检和TBNA处理92例患者,并且通过4种不同的模式区分支气管征:① 支气管切分点;② 支气管贯穿肿瘤或者支气管长在肿瘤内

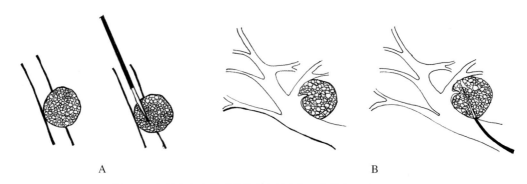

图6-6　细针穿刺取样时结节和气道之间可能的位置关系
A.结节压迫气道但与黏膜表面没有接触;B.结节邻近支气管分叉处

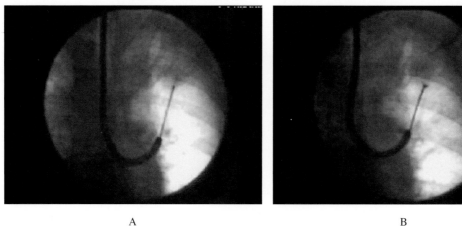

图6-7　左上肺孤立结节
A.经支气管细针穿刺;B.经支气管镜活检

部；③ 肿瘤压迫支气管或者长入支气管黏膜下；④ 黏膜周围或黏膜下的肿瘤生长导致支气管狭窄。TBNA 诊断敏感度在分类④中最高（86%），因此有必要开展进一步研究，以明确支气管征对 TBNA 诊断率的影响。

另一个影响经支气管镜诊断 SPN 的因素是操作者的经验。多项研究表明，操作者的支气管镜操作技巧和经验对于肺门和纵隔淋巴结的 TBNA 诊断率有很大影响。但是操作者使用支气管镜处理周围型肺病变的经验对结果是否有影响，尚不明确。

经支气管镜诊断 SPN 是一项安全的技术，很少有并发症。在一项纳入 1 027 例患者的研究中，570 例患者进行了经支气管镜活检，使用细针或活检钳，最常出现的并发症是咯血（3.7%），15 例患者（2.7%）咯中等量血（<100 ml），6 例患者（1%）严重咯血（>100 ml）。2 例患者（0.2%）发生了气胸，其中 1 例（0.1%）需要胸腔引流。其他的并发症有肺内的病灶周围出血（n=3, 0.5%）和严重支气管痉挛（n=1, 0.1%）。

（三）经支气管镜诊断 SPN 的新技术

近年来，多种新的支气管镜技术被用于诊断 SPN，包括超细支气管镜、EBUS、鞘管（GS）、虚拟支气管镜（VB）和电磁导航支气管镜（ENB）等。

超细支气管镜的外直径为 2~3.6 mm，有一个可容小号活检钳通过的工作通道（1.2~1.7 mm）。这种支气管镜可以使用 X 线透视引导，也可以通过螺旋 CT、仿真支气管镜的图像辨别支气管路线从而到达病变，或者利用 CT 透视引导也可以。

Shinagawa 等人研究 83 例直径<2 cm 的 SPN 患者，发现超细支气管镜对于小的 SPN 有更高的敏感度（66%）。但是，Shinagawa 等人使用了一个非常复杂的引导系统，包括仿真支气管镜引导到达目标支气管，然后使用多层螺旋 CT 实时扫描确定活检钳的位置，很难说是超细支气管镜还是引导系统导致了这项研究的结果。

新的引导系统如 EBUS 和 ENB 已经问世，与传统 X 线引导系统比较，我们可以发现新的引导系统的平均诊断率要更高，尤其是对于小结节（表 6-2）。新的引导技术的优势在于有可能到达透视不可见的小结节。但是，即使是新技术也不能克服支气管镜处理 SPN 的主要限制，即在某些案例中不能通过支气管到达病变。不论使用哪种引导方法，如果结节在支气管树之外，它就不可能使用支气管镜诊断。关于新旧引导系统的对比，由 Herth 等人和 Paone 等人分别进行了研究。在第一项研究中，Herth 等人对 50 例患者随机使用透视和 EBUS 引导系统辅助支气管镜处理周围型肺病变，诊断率差别不大（EBUS 为 80%，透视为 76%），但是对于直径<3 cm 的病变，EBUS 相对于透视诊断率更高。在 Paone 等人的研究中，293 例周围型肺病变的患者随机接受 EBUS 引导的支气管镜活检或无 EBUS 引导的活检。超声引导对于直径<3 cm 的病变有较高的诊断率，但是无 EBUS 引导组也没有使用透视引导，而且活检是在 CT 扫描确认过的肺段支气管中进行的，因此可能导致无 EBUS 引导组的诊断率下降。有很多因素会影响 SPN 的支气管镜诊断率，其中一个就是操作者的技巧和经验，因此在得出最终结论即新的引导系统比起透视诊断率有很大提高，从而将这种昂贵的技术引入临床之前应该在同一组患者身上进行随机对照研究。

表6-2　传统途径配合新的引导技术处理周围型肺病变的诊断率

第一作者	患者数	技　术	病变直径	诊断率（%）
Rooney	17	超细支气管镜（3.6mm） 小刷子 X线透视引导	所有（1.5~7 cm） ＜3 cm	29 10
Shinagawa	25	超细支气管镜（2.8mm） 活检钳 仿真支气管镜和CT引导	13.2 mm（平均）	65
Yamamoto	35	超细支气管镜（2.8mm） 活检钳 X线透视引导	10~40 mm	60
Asano	37	超细支气管镜（2.8mm） 活检钳 仿真支气管镜+透视引导	≤3 cm	81
Shinagawa	83	超细支气管镜（2.8mm） 活检钳 仿真支气管镜和CT引导	＜2 cm	66
Oki	102	超细支气管镜（3.5mm） 活检钳 透视引导	所有（11~76 mm） ≥20 mm ＜20 mm	69 73 57
Herth	50	EBUS引导 活检钳	所有（20~60 mm） ＞3 cm ＜3 cm	80 79 80
Kurimoto	150	EBUS引导 活检钳/刷检 透视明确EBUS鞘的位置	所有 ＞3 cm ＞2 cm，且≤3 cm ＞1.5 cm，且≤2 cm ＞1 cm，且≤1.5 cm ≤1 cm	77 92 77 69 76 76
Kikuchi	24	EBUS引导+透视 活检钳+刷检	所有（0.8~2.7 mm） ＜2 cm	58 53
Paone	97	EBUS引导 活检钳	＞3 cm ＜3 cm ＜2 cm	83 75 71
Asahina	29	EBUS引导+仿真支气管镜+透视 活检钳+刷检	所有（1~3 cm） 2~3 cm ＜2 cm	63 92 44
Herth	54	EBUS引导，活检钳	所有（1.4~3.3 cm）	70
Becker	29	EN支气管镜	1.2~10.6 cm	69
Schwarz	13	EN支气管镜	1.5~5 cm	69

（续表）

第一作者	患者数	技　　术	病变直径	诊断率（%）
Gildea	56	EN支气管镜	所有（0.8~7.8 cm）	74
			＞3 cm	82
			＜3 cm	72
Eberhardt	89	EN支气管镜	所有（1~5.8 cm）	67
			＞3 cm	75
			≤3 cm	67
			≤2 cm	63
Makris	40	EN支气管镜	所有（0.8~4.9 cm）	62
			＞3 cm	77
			＞2 cm，且≤3 cm	71
			＞1 cm，且≤2 cm	44
Eberhardt	120	随机试验使用： 仅用EBUS引导 仅用EN EBUS+EN	所有（1.3~5.8 cm） EBUS EN EBUS+EN	 69 59 88

此外，多种引导系统下SPN的诊断阳性率是否有差别？一项荟萃分析研究了各种引导系统下支气管镜诊断肺部结节的敏感度。纳入39个研究，总体诊断阳性率为70%。虚拟支气管镜诊断阳性率为72%，电磁导航诊断阳性率为67%，鞘管引导诊断阳性率为73.2%，超细支气管镜为70%，EBUS为71.1%。比较各种引导技术，可能EBUS-GS的诊断阳性率会更高一些，联用多种手段（包括X线透视、虚拟支气管镜和EBUS-GS）就一定能够得到更高的诊断率吗？现有的研究并没有得出这一结论。

综上所述，ACCP指南推荐支气管镜处理SPN应该满足以下条件：SPN的直径不小于8 mm，操作人员具备专业知识，并且使用新的引导系统。

五、联合支气管镜和经皮途径处理SPN

SPN可以在透视下或CT引导下使用经皮细针穿刺（PCNA）活检。本章节在这里倾向于强调两种技术之间的关系及综合应用的可能性。PCNA对肺周边SPN的诊断率比支气管镜更高，为88%~92%，误差更低。相对的，PCNA不能提供疾病分期的信息，而且并发症的风险较高，尤其是气胸，据报道发生率为25%。虽然只有5%的气胸需要胸腔引流，但是这种并发症可能促发患者呼吸衰竭，增加住院费用并且耽误治疗。基于这种考虑，我们提议针对周围型肺病变，第一步在透视引导下行TBNA和活检的综合处理，推荐活检时有病理科医师现场涂片进行细胞学诊断，可以帮助活检医师在第一时间知道支气管活检取出的样本是否具有诊断意义。如果具有诊断意义，操作停止，否则重复操作并尝试为细针穿刺寻找一个更好的位置。如果第二次TBNA仍然未能诊断，则进入第二步经皮肺穿刺。有研究针对1 027例直径为0.8~8 cm周围型肺病变的患者使用这种综合方法，诊断敏感度为

95.2%。另一项研究表明,这种综合方法对于病变直径≤2 cm的结节的诊断率为86.7%。Welker等在118例直径<4 cm周围型肺病变的患者身上进行前瞻性研究后,推荐这种综合的SPN诊断方法。该研究中,患者首先行支气管镜检查,如果是阴性结果,则行透视或CT引导下PCNA。如果仍未能诊断,患者则进行CT随访,择期复查活检,CT和活检都需进行4次。这个提案的诊断率为100%,没有耽误一个患者的诊断,从第二次到第四次活检,比起最初的CT结果肺部病变都发生了变化。

经支气管镜途径作为SPN诊断的首选,可减少PCNA的使用率,减少相关的并发症。PCNA穿刺可以在支气管镜失败后进行,在SPN的诊断中,经支气管和经皮途径不应该被认为是二选一的关系,而应是互补关系。

六、总结

总的来说,支气管镜是诊断SPN的一项安全技术,80%的SPN患者都可以明确诊断。不同的取样技术和引导技术可以用在同一次诊断过程中。单用冲洗或BAL诊断率较低,而TBNA诊断率较高,因此不推荐单独使用冲洗或BAL,而应该联合TBNA。现有研究证明联合多种取样技术可以提高诊断率。虽然透视仍然是最常用的引导系统,EBUS和电磁导航等新技术由于可以定位结节,也开始被广泛运用。目前的研究提示这些新的技术提高了诊断率,尤其对于直径<2 cm的小结节,因此任何一个支气管镜诊疗中心都应该使用引导系统检查SPN。在SPN诊断过程中,为了减少并发症和获得支气管镜提供的疾病分期信息,在PCNA之前应该进行支气管镜检查,尤其是有严重呼吸功能障碍的患者(这类患者发生气胸的危险性很高)和计划手术的患者或者是需要精确分期的患者。经支气管和经皮途径是诊断SPN的互补技术,这个技术组合加上现场病理检查有助于在第一时间内知道病变的细胞组成,所以应该鼓励使用支气管镜检查明确SPN的性质。

◇ 参 ◇ 考 ◇ 文 ◇ 献 ◇

[1] Wahidi MM, Govert JA, Goudar RK, et al. Evidence for the treatment of patients with pulmonary nodules: when is it lung cancer? ACCP evidence-based clinical practice guidelines (2nd edition)[J]. Chest, 2007, 132(3 Suppl): 94s-107s.

[2] Yankelevitz D, Henschke CI. Does 2-year stability imply that pulmonary nodules are benign? [J]. AJR Am J Roentgenol, 1997, 168: 325-328.

[3] Woodring JH, Fried AM. Significance of wall thickness in solitary cavities of the lung: a follow-up study[J]. AJR Am J Roentgenol, 1983, 140: 473-474.

[4] Herder GJ, Golding RP, Hoekstra OS, et al. The performance of 18F-fluorodeoxyglucose positron emission tomography in small solitary pulmonary nodules[J]. Eur J Nucl Med Mol Imaging, 2004, 31: 1231-1236.

[5] Lee ST, Berlangieri SU, Poon AM, et al. Prevalence of occult metastatic disease in patients undergoing 18F-FDG PET for primary diagnosis or staging of lung carcinoma and solitary pulmonary nodules[J]. Intern Med J, 2007, 37: 753-759.

[6] Torrington KG, Kern JD. The utility of fiberoptic bronchoscopy in the evaluation of the solitary pulmonary nodule[J]. Chest, 1993, 104: 1021-1024.

[7] Arsitizabal JF, Young R, Nath H. Can chest CT decrease the use of preoperative bronchoscopy in the evaluation of suspected bronchogenic carcinoma? [J]. Chest, 1998, 113: 1244-1249.

[8] Gasparini S, Ferretti M, Bichisecchi E, et al. Integration of transbronchial and percutaneous approach in the diagnosis of

peripheral pulmonary nodules or masses. Experience with 1, 024 consecutive cases[J]. Chest, 1995, 108: 131−137.

[9] Gasparini S, Zuccatosta L, Zitti P, et al. Integration of TBNA and TCNA in the diagnosis of peripheral lung nodules. Influence on staging[J]. Ann Ital Chir, 1999, 70: 851−855.

[10] Gaeta M, Russi EG, La Spada F, et al. Small bronchogenic carcinoma presenting as solitary pulmonary nodules: bioptic approach guided by CT-positive bronchus sign[J]. Chest, 1992, 102: 1167−1170.

[11] Haponik EF, Cappellari JO, Chin R, et al. Education and experience improve transbronchial needle aspiration performance[J]. Am J Respir Crit Care Med, 1995, 151: 1998−2002.

[12] Rodríguez de Castro F, Díaz López F, Serdà GJ, et al. Relevance of training in transbronchial fine-needle aspiration technique[J]. Chest, 1997, 111: 103−105.

[13] Dasgupta A, Mehta AC. Transbronchial needle aspiration. An underused diagnostic technique[J]. Clin Chest Med, 1999, 20: 39−51.

第七章
经皮肺穿刺活检术

金先桥

影像引导肺活检技术分为经可弯曲支气管镜超声引导、经可弯曲支气管镜X线透视引导、经皮X线引导（含透视、CT）、经皮超声引导和经皮磁共振成像引导等，目前无论是经可弯曲支气管镜活检术还是经皮肺活检术在临床上都得到广泛应用，且随着影像技术的不断发展，借助影像引导的活检技术也在不断完善，应用的范围不断扩大，诊断率不断提高，并发症也在逐渐降低，现已经成为一项成熟的微创诊断技术。

一、历史

1883年，Paul Erlich最先以盲目进针的方式对1例肺炎患者进行了经皮肺穿刺活检，并在活检标本中找到了肺炎双球菌。Menetrier于1886年首次经皮肺穿刺活检确诊肺癌。但在20世纪30~40年代，这项技术受到了冷落，因为在当时经皮肺穿刺活检的诊断率较低且并发症较高，并出现了数例死亡病例。直到20世纪60年代，随着X线透视应用到肺活检术中，经皮肺穿刺活检的成功率大大提高，这项技术重新引起了研究者的注意。1976年，Haaga首次采用CT引导下经皮肺穿刺活检，使得这项技术的准确性和安全性得到了充分的保证，经皮肺穿刺活检逐渐被认为是安全可靠的诊断方法。

二、适应证与禁忌证

经皮肺穿刺活检在临床上主要用于支气管镜等检查无法确诊、经验性治疗疗效不好的肺部非血管性病变，包括肺部良、恶性疾病的诊断和鉴别，恶性疾病的分期以及感染性疾病的诊断。病灶可位于肺外周、肺门、纵隔或胸膜；病灶可为结节或肿块，也可为突变、间质性病变。其中，应用最早也最普遍的是肺外周肿块或结节的诊断。虽然经皮肺穿刺活检也可用于间质性肺疾病的诊断，但由于受到穿刺技术、患者病情、取材次数、取材标本较小等因素的影响，目前还不能广泛推广应用，许多病例仍推荐采用胸腔镜或开胸肺活检以明确诊断。

1.适应证　一般认为以下情况可考虑行经皮肺穿刺活检。

（1）新出现或增大的孤立性结节或肿块。

（2）无恶性疾病病史的多发结节；或已知是恶性疾病，但经治疗后肿块消散缓慢。

（3）持续存在的肺部浸润性病灶，经临床经验性治疗效果不好。

（4）肺门处的肿块，而支气管镜检查为阴性。

2.禁忌证　经皮肺穿刺活检无绝对禁忌证，各文献报道也不完全一致，一般认为应包括以下几种。

（1）出、凝血功能障碍而不能纠正者。

（2）咳嗽剧烈不能控制者。

（3）恶病质、心肺功能差经过治疗难以改善而不能耐受检查者。

（4）重症肺气肿、对侧气胸，患者可能难以耐受穿刺后气胸者。

（5）穿刺针道上有肺大疱、肺囊肿者。

（6）肺动脉高压，因检查可增加出血的风险或使肺动脉高压恶化者。

（7）肺内或胸腔内有化脓性病变者。

（8）对侧全肺切除者。

（9）血管病变如动静脉畸形、动脉瘤者。

（10）肺棘球蚴病者。

（11）接受机械通气的患者，因正压通气使发生气胸和空气栓塞的风险增加。

总之，每一例患者术前均必须具备明确的指征以及技术上的可行性，并充分评估效益是否大于风险，应将风险降到最低。

三、穿刺设备

（一）影像引导设备

经皮肺穿刺活检常用的影像学引导方法有X线透视、超声、CT和磁共振成像等。

1.X线透视引导　多采用普通X线透视机，本法简便经济，可实时引导穿刺，但定位不够精确，不能清楚显示病灶周围血管等组织和器官的情况，难以显示较小的病灶，难以引导穿刺中央型病灶及避开针道上的肺大疱等，在进行操作时对操作者和患者会带来过多的X线暴露，防护不易，目前逐渐被CT引导所代替，但对一些靠近胸壁的较大病灶或无CT的基层医院，X线透视引导仍不失其应用价值。

2.超声引导　多采用彩色多普勒超声检查仪，超声能提供病灶范围组织密度对比，可实时监测，操作时间短、灵活，同时也可在患者床边进行；操作时可避开胸内大血管和重要脏器，有时还能区别肿块、肺不张和炎性反应，且费用低廉，避免了X线暴露，成功率高（超过90%），并发症少（<5%）。但超声不能透过气体，只能显示贴近胸壁或纵隔的病灶，而且显示的病灶和穿刺针位置没有CT直观清晰，超声探头要消毒、检测时要涂超声介质、穿刺时探头需和穿刺针一起操作、变换穿刺部位较麻烦等也给穿刺活检带来一定不便，限制了其在经皮肺穿刺活检中的使用。

3.CT引导　一般CT机便可满足手术的要求，本法应用范围最广，定位精确，可以准确设计进针路径，避开叶间裂、肺大疱、血管以及含气的肺组织。对位置较深的小病灶、中央型病灶或纵隔肿瘤也能引导。CT引导还可区分病灶中坏死部分，并能够准确地显示针尖在病灶中的位置。其缺点在于设备要求高、费用高、费时,不能实时监测穿刺过程,对病灶血供显示不清楚等。但随着近年来螺旋CT、CT透视的应用,CT引导穿刺的操作时间已大大缩短。

4. MR引导 20世纪80年代MR被引入到影像引导活检手术中,本法目前主要应用于纵隔或靠近胸壁的病变,通过提供清晰的组织学对比,可了解病灶与纵隔器官和血管的关系,同时还避免了X线辐射。由于设备过于昂贵,且肺部病变解剖层次成像不够理想,在磁性的环境中穿刺难以操作,不能使用磁性器械给定位带来不便等,使得MR引导在临床上应用较少。现在有新的磁共振导航设备可用于经皮肺穿刺活检中,但此设备更贵且费用高,目前还不能在临床上推广。

(二)穿刺针

1. 穿刺针种类 大体可分为两类:抽吸针及切割针,抽吸针分为手动和半自动两种,切割针又分为自动活检针和半自动活检针。

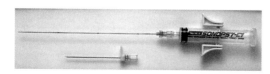

图7-1 手动抽吸针

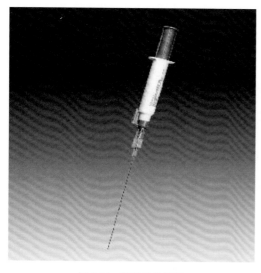

图7-2 半自动抽吸针

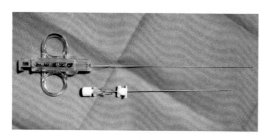

图7-3 半自动切割针与共轴定位针

1)抽吸针:抽吸针取材对肺组织损伤小,引起手术并发症也相对较少,应用范围广;可提供组织液或细胞学标本,可供病原体培养、细胞学检查和病原体检查,抽吸针诊断恶性疾病的准确率可达95%,在一些邻近血管和心脏的病灶,或一些仅需要做病原学培养与涂片检查的疾病应用抽吸针取材还是比较方便和安全;但抽吸针取材标本诊断良性疾病的准确率较低(10%~50%),而且有时候对细胞学标本进行细胞分型较为困难,对有些肿瘤如淋巴瘤还是需要组织学标本,另外细胞学标本难以开展基因检测(图7-1、图7-2)。

2)切割针:切割针取材较多,可适用于各种类型和部位的病灶,既可提供病原体培养、涂片细胞学、病原体检查,也可做组织病理学检查和基因检测。临床上通常使用18~20G的自动或半自动切割针(图7-3、图7-4),切割针可根据病灶性质和取材目的的不同,调节切割组织长度,或选用共轴定位针。共轴定位针系统的穿刺针目前应用越来越普遍,它由一个较大的外套管和一个较细的穿刺针组成,操作时仅需一次穿刺胸膜,穿刺针经由外套管进行多次活检,可减少穿刺胸膜的次数,易于定位,防止漏气,对较小的病灶比较

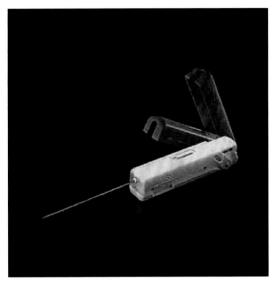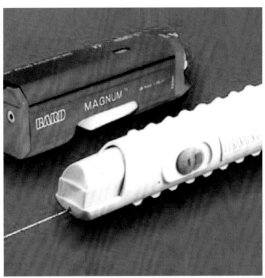

图7-4 自动切割针

好，但对较大的病灶或需要从不同方向取材的病灶则并不方便。

抽吸针和切割针都有一定的假阴性率，其影响因素很多，如患者不能配合、骨骼遮挡操作路径致难以取得正确的标本、标本为坏死组织或标本为阻塞性肺炎等。但文献报道，切割针较抽吸针假阴性率低。此外，抽吸针有0.8%的假阳性率，而切割针无假阳性病例；因为切割针不仅对恶性病变的诊断准确率较高（74%~95%），而且对良性病变、淋巴瘤的诊断准确率较抽吸针高。文献报道切割针诊断良性疾病的准确率为78%~91%。

并发症方面，由于目前已广泛使用较细的切割针，一般认为切割针并发症的发生率和抽吸针是类似的。

2. 穿刺活检针使用方法

1）抽吸针：使用前，先检查针体有无缺损，衔接是否紧密，在影像引导下先到达邻近病灶远端处，拉上抽吸柄后检查有无血液或气体，如无则缓慢沿针道后退至邻近病灶近端处，如此反复几次至取得满意标本，也可在退到邻近病灶近端处后变换方向再重复上述步骤至取得满意标本。

标本取出后先做病原体培养，再做涂片，做涂片后抽吸针不能再使用，如对取材标本不满意，可在做好病原体取材后再次穿刺取材，最后做涂片。

2）切割针：使用前，先检查针体是否完整，衔接是否牢固，弹簧是否有力；根据病灶部位和性质、患者胸壁厚度、取材的目的，选用不同长度、不同粗细和不同功能的切割针；通常对胸壁较厚、病灶较深的病灶选用较细的半自动切割针或自动切割针，对邻近大血管或心脏的病灶选用有共轴定位针的切割针。

穿刺时先确认需要取材长度，拉上取材长度控制柄，在确认进入病灶后如使用半自动切割针在邻近病灶近端处缓缓将针芯推出，感觉病灶密度，然后按动按钮快速将针拔出；如使用自动切割针在邻近病灶近端处按动按钮后快速将针拔出。拔出后先检查是否取得满意标本,如没取到标本或所取标本不理想再重复上述步骤至取得满意标本。

切割活检的主要目的是送检病理标本,所以通常取材标本先送病理,再做其他安排,如需做病原体培养则顺序为培养→病理→涂片。做完涂片后切割针污染不能再使用,如需继续取材则需要使用新的切割针。

通常抽吸针和切割针可根据病灶取材目的的需要单独或联合使用,一般先做切割取材,然后再做抽吸取材,如仅需要病理标本而部位能做切割取材则只需要切割针一种,如需要做病原学检查则先后应用这两种穿刺活检针分别取材。

四、术前准备

经皮肺穿刺活检虽然是一种微创的诊断手术,但如操作不当、病例选择不合适也会产生严重的手术并发症,因此充分的术前准备是非常必要的。

(一)患者准备

1. 病情评估　术前患者必须完成必要的实验室检查,如血常规、凝血功能、生化、心电图等,同时还要对患者的既往病史有充分了解,特别是心血管系统疾病、血液系统疾病,既往治疗史,尤其是化疗或免疫抑制剂应用史,患者的心理及精神状态分析,患者的影像学资料。术前肺功能检查十分重要,由于许多患者常常有长期吸烟史,或者病灶本身可造成肺功能的恶化,所以一般认为当FEV_1占预计值百分比小于35%时,需慎重考虑行经皮肺穿刺活检;术前应停用抗凝药物,如华法林等,凝血功能异常者必须先纠正,如果凝血酶原时间(PT)、活化部分凝血活酶时间(APTT)异常或国际标准化比率(INR)大于1.4,或血小板计数(PLT)小于$100×10^9$/L,应视为经皮肺穿刺活检的禁忌证;穿刺前行胸部增强CT扫描以排除肺血管畸形和血管性病变,并观察肿块与血管的关系以免误穿血管,此外,增强CT扫描也有助于区分活性组织和坏死组织,从而有助于提高经皮肺穿刺活检的准确率,降低假阴性率;高危患者术前最好准备好静脉通路以备应急时使用。

2. 术前谈话　术前必须与患者及家属进行充分沟通,使他们能全面了解进行肺穿刺活检的目的、过程与特点、并发症等,特别要强调经皮肺穿刺活检虽然是一种微创的诊断技术但仍存在一定手术风险,同时由于是微创,取材较少可能对疾病的诊断难以定性,且需要反复进行直至诊断明确;在取得患者及家属理解同意后由患者或其法定委托人签署手术知情同意书。

(二)器械准备

1. 穿刺器械准备　根据取材目的的需要选择穿刺活检针,并查清活检针使用期限日期;此外,还需要胸穿包、消毒药水、胶布、胸壁定位指示条、局部麻醉药品、注射器、标本收集瓶、量尺、标记笔、一次性医用帽子和口罩等;对病情较重的患者,或可能出现穿刺后气胸的患者还需要准备氧气、气胸封闭引流装置和可能的抢救治疗药品。

2. 影像引导设备　根据患者病灶特点、病情轻重、可能摆放的体位选择影像引导设备,通常能自由摆放体位的患者可选择各种影像引导设备，如患者不能平卧则只能选择超声、普通X线透视设备；选择好影像引导设备后需与相关科室预约手术时间，如选择超声引导则还需通知超声科相关人员提前做好超声探头和超声介质的消毒。

五、操作过程

经皮肺穿刺活检术通常由手术者、助手来共同完成，同时还需要相关影像诊断科室的人员参与，相互配合才能顺利进行手术。

（一）CT引导下经皮肺穿刺活检术

CT引导下经皮肺穿刺活检术是目前应用最多的一种影像引导经皮肺穿刺活检方式，而且随着操作技术的熟练、与CT技师配合的程度不断提高，手术时间越来越短，手术成功率也日益提高。

1. 患者的选择　能平卧、侧卧，或不超过30°半卧的患者可适合做CT引导下经皮肺穿刺活检术，同时患者没有意识障碍或精神疾病，能听从医生的安排和口令，部分嗜睡或浅昏迷的患者可在家属陪同下进行手术。

2. 穿刺点与体位的选择

1）穿刺体位：根据手术前患者影像学资料选择患者摆放体位，如为侧卧位或半卧位则需要用枕头或其他物品将躯体相对固定以免摆动，平卧时双手臂伸直置于头部，侧卧时上手臂摆放在头部，下手臂自然伸直紧贴身体；体位的选择主要视病变所在的位置以及与周围组织的关系合理选择，灵活运用。俯卧位时应使肩胛骨展开以充分暴露肩胛间区。仰卧位时可于背部垫枕以打开肋间隙。先行10 mm层厚CT扫描，观察该体位是否合适、病灶是否能完全显露、患者是否能承受；非穿刺部位用防护布遮挡。

2）体表穿刺点定位：穿刺定位是决定手术能否成功、并发症是否发生的关键，定位分为三个方面，一是体表穿刺点定位，二是病灶取材点定位，三是进针角度与路径。在应用高速扫描的CT机进行穿刺点定位时建议患者采取自然呼吸，因为病灶在患者不同程度呼吸或屏气时位置会有所变化，很难完全一致，而且多数穿刺都是在正常呼吸状态下进行的；对于肺下叶尤其是靠近膈肌的病灶因受呼吸幅度影响很大，所以需要反复定位来确定穿刺点；同时体表穿刺点选择时应注意皮肤有无破损及感染，尽量避开女性乳腺部位；进针路径应避开肺大疱、叶间裂及大血管；选择病灶与胸膜间有粘连和渗出改变的部位；或选择病灶与胸膜距离较近的部位，尽量减少穿刺针对正常肺组织的损伤。对于邻近肺门和纵隔的病灶应静脉注射造影剂以明确病灶与大血管的关系；病灶还要通过CT进行密度分析，取材点选择在密度相对较高的部位。体表穿刺点和病灶取材点要相互配合，穿刺点要服从于取材点的要求，由体表穿刺点和取材点来决定进针角度和行针路径；大致可分为如下几个步骤。

（1）体表穿刺部位初选：根据患者既往影像学资料，用自制细金属栅栏或金属丝作为标记物，进行第一次全肺扫描，层厚可选10 mm，观察原病灶的变化及本次欲行穿刺活检的

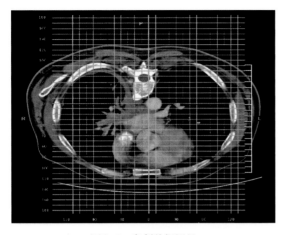

图7-5　穿刺数据测量

病灶。

（2）体表穿刺点的确定：初步选好拟穿刺病灶后再行3 mm层厚局部CT扫描，根据病灶特点选纵隔窗、肺窗，或中间窗观测；同时根据CT所显示病灶的密度来选择病灶取材点，由此再规划进针路径与角度，然后确定体表穿刺点。

（3）穿刺数据测量：确定体表穿刺点及路径后，利用CT机上显示的图像测量穿刺路径胸壁厚度、角度，胸壁皮肤到病灶近端及远端距离（图7-5）。

（4）体表穿刺点标记：根据CT图像显示的穿刺点在患者体表进行标记，部分CT机有体表定位线显示，可用此定位线及摆放在皮肤的金属标记丝或栅栏来测量具体穿刺点；对无体表定位线的CT机则需要从摆放的金属标记丝或栅栏来测量出穿刺点，并用标记笔标记，标记后需确认定位点是否位于肋间隙（图7-6、图7-7、图7-8）。

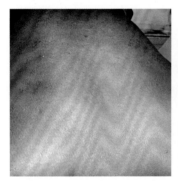

图7-6　体表穿刺部位显示

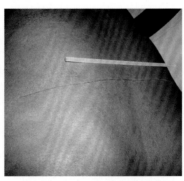

图7-7　体表穿刺点测量

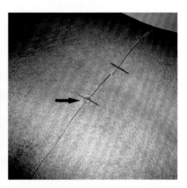

图7-8　体表穿刺点测量与标记

3. 穿刺过程　在确定体表穿刺点后依照所测算出的路径、角度、体表距病灶距离和活检目的选择穿刺活检针规格。

1）消毒与局部麻醉：皮肤消毒、铺巾、2%利多卡因局部麻醉；行局部麻醉时进针方向和深度应与穿刺的路径一致，重点是皮肤及肋间隙，麻醉进针深度以达邻近壁胸膜处为宜，不得穿透胸壁。

2）进针路径确定：对离胸壁较远的病灶需做二次进针路径确定，紧贴胸壁的病灶则只需一次进针路径确定，可利用麻醉注射器针头或定位针来完成此步骤；摆放好定位标记针后再行CT原部位小范围扫描，观察进针路径是否合适及病灶随呼吸变化的情况，如需要再调整进针路径，调整后再行原部位CT扫描。穿刺时应在下一肋骨的上缘进针，避免损伤肋间血管和神经；穿刺部位靠近肋软骨和胸骨时应注意避免损伤乳内动静脉。一般来说，距离胸壁较远、较小的病灶（直径小于2 cm）或下肺靠近膈肌的病灶采取分步进针，贴近胸壁并较大的病灶则一步到位；对肺实变或间质性病变应尽量采取与胸壁较小的角度进针以避免刺破或切割大、中血管引起出血。任何病灶的进针方向要尽量避开大血管和心脏，下肺靠近膈肌的病灶也需避开肝脏和脾脏，以防患者突然咳嗽或转动身体时损伤到相应的器官（图7-9、图7-10）。

　　3）切割和抽吸：在路径确立后可置入活检针，通常在置入活检针时再次行原部位小范围CT扫描以确定活检针位于拟穿刺病灶内，待明确活检针位于病灶内后开始活检（图7-11）。行抽吸针穿刺活检时进针到CT所显示的病灶内高密度部位最远端，然后在后退过程中抽吸至病灶近端时将针快速拔出，如取得的标本数量不够检测分析可重复上述步骤直

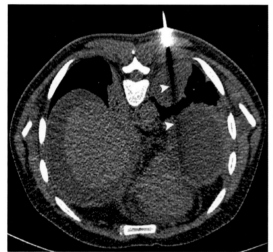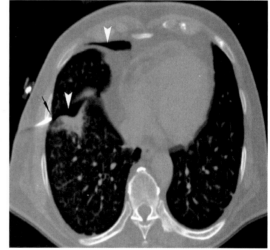

图7-9　穿刺路径第一次定位

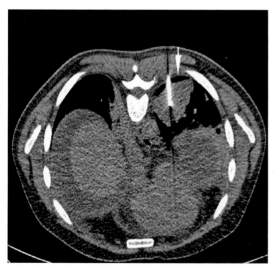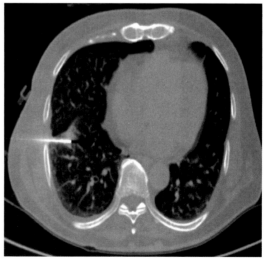

图7-10　穿刺路径第二次定位

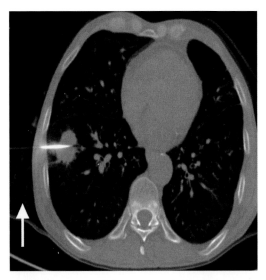

图7-11　穿刺活检针病灶内定位确定

至取得满意标本量为止；行切割穿刺活检时，推出穿刺针针芯时动作要轻柔并感觉病灶质地，快速切割并将针杆外套前推，然后迅速拔出。每次穿刺完成后应按压穿刺点数秒，避免胸壁穿刺道出血；多数学者建议穿刺次数应至少为2次。实际次数应视穿刺的难度、每次穿刺的并发症、标本的质量、病灶的特征、标本检查的需要（细胞学、组织学或微生物学检查）而定，再次穿刺时应复查CT后再进行，特别要关注有无气胸、出血。

4. 术后注意事项　术后常规进行全肺CT扫描，以观察有无出血或气胸等并发症。完成检查后应注意观察患者的症状和体征，随访胸部X线片。一般术后3~4 h复查胸部X线片。如果未见异常，且患者无不适主诉，可不必再复查胸部X线片。虽然大部分气胸多在术后1 h内发生，但也有例外（延迟气胸）。因此，密切进行临床观察和影像学检查是必要的。

（二）X线透视引导下经皮肺活检术

X线透视引导肺活检术简单易行，在缺乏CT机或磁共振机的基层医院也可开展。

1. 患者选择　除经皮肺活检手术适应证和禁忌证外，对一些病情较重或因身体其他原因难以平卧的患者可选择X线透视引导下经皮肺活检术。

2. 术前准备　X线透视引导经皮肺活检术由于是实时定位和穿刺，因此术前仔细观察患者影像学资料非常重要，通过术前读片了解病灶部位、组织密度、可能取材点、进针深度与角度、患者可能摆放的体位等，进而选择性地准备穿刺器材、应对穿刺并发症的药品和器材。

3. 穿刺过程

1）穿刺点与体位选择：根据先前影像学资料预选择患者可能的穿刺点与体位，先行透视观察所选择穿刺点与体位是否合适，如不合适则调整穿刺点与体位，再行透视观察，直至所选穿刺点与体位符合要求（图7-12、图7-13）。选择好穿刺部位后患者其他部位应用防护隔离布加以屏蔽，手术者与助手穿上合适的屏蔽服。

2）消毒、局部麻醉：在拟穿刺部位消毒、铺巾、2%利多卡因局部麻醉，麻醉针路径要与可能穿刺的路径一致；此步骤不需要X线透视来完成。

3）穿刺取材：在X线透视引导下进针，并根据透视不断调整行针角度至活检针到达病灶部位，开始切割或抽吸（图7-14、图7-15）。

4）穿刺后护理：穿刺完成后首先透视观察穿刺部位有无气胸、出血，所取标本是否符合检查需求，如标本太少则再次重复上述穿刺步骤。如有明显气胸或出血，患者有相应临

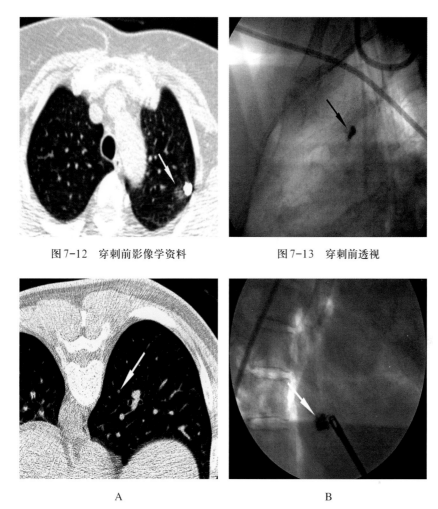

图7-12 穿刺前影像学资料　　　　　图7-13 穿刺前透视

A　　　　　　　　　　　　　　B

图7-14 X线透视引导下穿刺取材（一）
A.穿刺前影像学资料；B.X线透视下进针情况

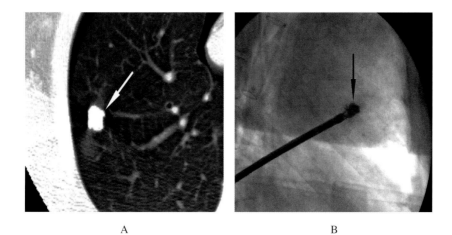

A　　　　　　　　　　　　　　B

图7-15 X线透视引导下穿刺取材（二）
A.穿刺前影像学资料；B.X线透视下进针情况

床症状应给予紧急处理。

（三）超声引导下经皮肺活检

超声引导下经皮肺活检虽不如肝活检、肾活检、甲状腺活检应用广泛，但对邻近胸壁的病灶仍然是一种简便易行的引导方式，同时超声引导还避免了X线对患者及手术者的伤害。

1. 患者选择 超声引导主要选择患者邻近胸壁的肺内或胸壁病灶，对病灶位于上述部位而且难以平卧的患者选择超声引导则更为合适。

2. 术前准备 决定行超声引导活检后，超声探头、超声介质应在术前规定时间内消毒备用，同时手术者在全面了解患者影像学资料后决定拟穿刺部位与穿刺点、所需穿刺器械等。

3. 穿刺过程

1）穿刺点与体位：根据患者先前的影像学资料预设穿刺点与患者体位，行超声检查确认，同时超声探头先探明穿刺路径有无大的血管，拟穿刺病灶内血供情况。

2）消毒与麻醉：在确认好穿刺点与患者体位后，在拟穿刺部位消毒、铺巾、2%利多卡因局部麻醉，麻醉进针路径应与拟穿刺活检路径一致。

3）穿刺过程：在超声探头引导下进针，在活检针到达拟穿刺病灶后超声探头再次确认，准确无误后开始切割或抽吸（图7-16、图7-17、图7-18）。

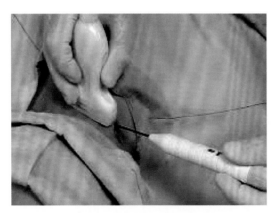

图7-16 超声探头与穿刺活检针

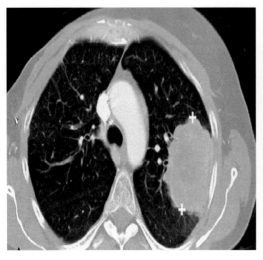

图7-17 穿刺前CT资料

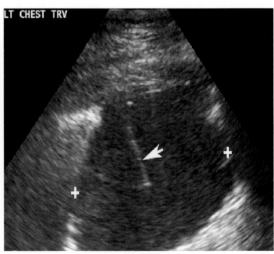

图7-18 超声引导下肺活检

4）穿刺后护理：超声引导穿刺完成后仅凭超声检查难以发现穿刺并发症，通常需要行术后X线平片或CT检查来了解术后并发症的发生情况。

（四）磁共振成像引导经皮肺活检

磁共振成像技术在经皮肺穿刺活检引导中目前应用还比较少，除了设备昂贵外，操作也不如其他影像学引导方法简便。

1. 患者选择　选择应用磁共振成像技术来作为经皮肺活检引导的患者主要为病灶靠近纵隔，通过其他影像学技术难以辨别病灶与纵隔器官的关系；患者能够平卧，身体内无金属物质影响磁共振检查。

2. 穿刺点与部位的选择　根据患者先前的影像学资料初步确定拟穿刺部位，摆放好表面线圈后先行扫描观察病灶部位，测量操作路径与角度（图7-19）。

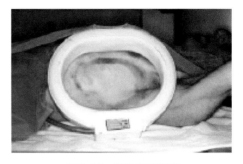

图7-19　摆放表面线圈

3. 穿刺过程　根据扫描图像确定拟穿刺部位与进针角度，然后开始进针和穿刺（图7-20），穿刺完成后检查有无并发症发生。

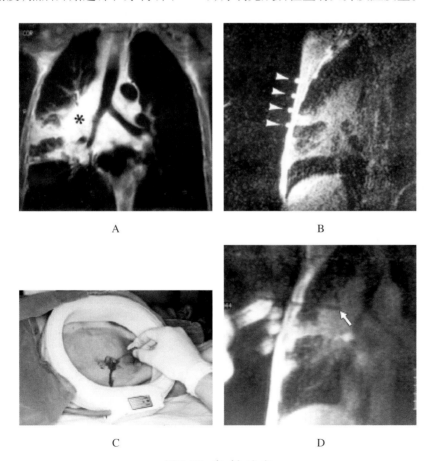

A

B

C

D

图7-20　穿刺过程

A.扫描病灶特点；B.选择进针穿刺点与穿刺路径；C.磁共振引导进针；D.磁共振引导下穿刺

六、临床应用

经皮肺穿刺活检可用于肺部恶性疾病和良性疾病的诊断和鉴别。常见的应用包括以下几方面。

(一)肺癌

经皮肺穿刺活检对恶性病变的诊断有较高的准确率。但是临床上常常碰到"可疑癌细胞"或"未找到恶性细胞"的病理学诊断,此时并不能完全排除恶性,应进一步检查或密切随访。因为有研究结果显示,经过长时间的随访,这些患者中有很大一部分后来被证实为恶性肿瘤。

是否行经皮肺穿刺活检取决于所得到的诊断对患者治疗方案的影响。手术前明确病理学诊断的优点在于可区分小细胞肺癌和良性病变,从而改变后续的治疗方案。一般认为以下情况可考虑行经皮肺穿刺活检:① 患者由于肿瘤的转移、浸润或一般情况较差不能手术,而临床又疑似恶性的肿块或结节。② 明确转移病灶、继发性或原发性肺癌的细胞类型。

此外,临床上常常遇到难以定性的孤立性肺部结节,诊断十分困难。孤立性肺部结节一般是指直径在 3 cm 以下的单发球形病灶。经皮肺穿刺活检是有效的诊断工具,诊断准确率在60%以上,但假阴性率(3%~29%)和并发症均有所增高,需特别注意。

(二)纵隔疾病

CT引导经皮肺穿刺活检对纵隔疾病如淋巴瘤是一种快速、安全、有效的诊断方法,可使部分患者免于纵隔镜或开胸手术。且切割针经皮肺穿刺活检较抽吸针经皮肺穿刺活检为优,因切割针经皮肺穿刺活检能提供更多的标本,可对淋巴瘤细胞进行免疫组织化学检查而准确分型;而抽吸针经皮肺穿刺活检仅能提供细胞学标本,难以分型。事实上,经皮肺穿刺活检可诊断所有纵隔疾病,准确率为75%~90%。

可在CT或超声引导下进行穿刺。一般首选直接纵隔路径,包括胸骨旁路径、椎骨旁路径、经胸骨路径及胸骨上路径。

(1)胸骨旁路径主要用于前纵隔和上纵隔且贴近前胸壁和胸骨旁的病灶,乳内动静脉的损伤是潜在的并发症。

(2)椎骨旁路径主要用于隆突下和其他后纵隔病灶,此时常常需要注射0.9%氯化钠溶液使纵隔增宽。

(3)经胸骨路径主要用于经胸骨旁路径无法获取的前纵隔和中纵隔病灶。

(4)胸骨上路径用于上纵隔病灶。

除直接纵隔路径外,还可采用经胸膜腔路径和经肺路径。经胸膜腔路径通过已存在的胸腔积液或医源性气胸实现;经肺路径则要冒着气胸的风险,因为穿刺针需经过肺组织和脏胸膜。

(三)肺真菌病

对于肺真菌病如侵袭性肺曲霉菌病、肺隐球菌病、肺毛霉菌病等,明确感染的真菌类型对疾病的诊断和治疗至关重要。由于肺真菌病的临床症状缺乏特异性,部分病例仅在体检时发现,易造成误诊或漏诊,常规的检查方法如痰涂片、血清学等方法诊断困难,故确诊常有赖于病理学诊断。而经皮肺穿刺活检为一种较可靠的病理学诊断方法,已越来越多地应用于肺真菌病的诊断中。取材较好的肺组织标本可显示病灶内有孢子或菌丝的存在,但在有些经过治疗后的病灶标本内孢子或菌丝的分布并不均匀,有时只见到肺泡内肉芽肿改变而观察不到孢子或菌丝。

(四)疑难肺结核

近年来,肺结核发病率有逐年上升的趋势,但有些病例临床症状、影像学表现却越来越不典型,有时难以和恶性肿瘤相鉴别,常常经支气管镜等检查仍无法确诊,给临床医生带来很大困难。此时经皮肺穿刺活检是一个较好的选择,部分患者可避免手术。经皮肺穿刺活检时,如发现典型的结核结节、干酪样坏死或经抗酸染色发现结核分枝杆菌,可确诊为肺结核。

(五)胸膜疾病

经皮肺穿刺活检也可用于诊断胸膜疾病,例如胸膜恶性间皮瘤、恶性肿瘤的胸膜转移、结核性胸膜炎等。方法:通过CT扫描找出胸膜增厚最大的层面,沿该层面的切线位进针以获得尽可能多的组织。通过该方法,无论有无胸腔积液,都可对胸膜增厚进行活检,且即使≤5 mm的胸膜增厚亦可安全、准确地活检。选择切割针较抽吸针为好,因抽吸针只能获得细胞学标本,诊断依赖于细胞病理学医生的水平,敏感性低,且难以鉴别恶性胸膜间皮瘤和转移性胸膜疾病。研究结果显示,经皮肺穿刺活检较传统的胸膜活检诊断恶性胸膜疾病敏感性更高,并发症发生率更低。且相比外科活检,经皮肺穿刺活检诊断胸膜恶性间皮瘤也有较高的敏感度,达86%(胸腔镜为94%,开胸手术为100%),而创伤更小,并发症更低,如经皮肺穿刺活检肿瘤沿针道转移的发生率为4%(外科活检为20%)。

七、并发症

经皮肺穿刺活检的病死率文献少有报道,且多为非对照研究。有学者估计总病死率约为0.02%。另一位学者调查了5 444例肺活检病例,总病死率为0.15%。主要的死亡原因是活检后大出血(如大咯血、大量的肺出血和严重的血胸),诱发冠状动脉痉挛或急性心肌梗死和空气栓塞。经皮肺穿刺活检常见的并发症如下。

1. 气胸 气胸是最常见的并发症,发生率为0~60%。多数气胸在检查后1 h即可发现,多为少量气胸,经保守治疗可自行吸收。1.6%~17.0%的患者需行胸腔闭式引流治疗。胸腔闭式引流的指征包括症状重、肺压缩大于30%、需继续活检、短时间内(4 h)进展以基础疾病重。影响气胸发生的因素较多,争议亦较多,最近的研究结果显示,气胸发生的危险因素包括:病灶的大小、离胸壁的距离、肺气肿、穿刺针与胸膜的夹角较小、多次的定位和穿刺,与穿刺针停留的时间(穿刺针从刺入到拔出的时间)无关。目前尚无任何技术可完全避免气胸的发生。

2. 活检后出血　活检后出血是第二位常见的并发症,却是最危险的并发症。由于患者不一定有临床症状,故CT较临床更易发现活检后出血,表现为活检部位的浸润阴影。5.0%~16.9%的患者出现肺内出血;1.25%~5.00%的患者出现临床症状,表现为咯血,多为少量,有自限性。大咯血发生率很低,可能需要行支气管镜下的压迫填塞,甚至是支气管动脉栓塞或手术治疗。由于技术的进步,现在很少需要介入或手术治疗。如果应用细针穿刺出现大量出血应警惕严重的凝血功能障碍或血管性病变。血胸的发生率约为1.5%,严重的血胸少见,主要是由于损伤了肋间或乳内动静脉;心包积血甚至心包填塞极为少见。取材点离胸壁的距离被认为是活检后出血的重要危险因素,当离胸壁的距离大于2 cm时,发生出血的风险明显增加;病灶的性质也是影响因素,肺实变、间质性病变、空腔性病变引起出血的机会要远远多于结节状、团块状病变。

3. 空气栓塞　活检后发生空气栓塞偶有散在的临床报道,常常是致命性的,多发生于气道压力增高的情况下,如咳嗽、正压通气或Valsalva动作,空气进入肺静脉,进而造成心肌梗死、脑梗死,甚至死亡,因此不能配合呼吸的患者不宜行经皮肺穿刺活检。

4. 肿瘤沿针道转移　临床上较为罕见,从活检到转移发生的平均时间为2.6个月。

5. 其他　有些因素可能也会增加穿刺风险,如患者使用的某些药物(如抗凝药物);某些共患疾病也必须考虑,如英国胸科学会(BTS)规定急性心肌梗死6周内不宜行肺穿刺、慢性肾功能或肝功能不全可能会增加出血的风险、严重的肺动脉高压和血小板减少症等不宜行肺穿刺。

八、最新进展

经皮肺穿刺活检是一项成熟的技术,其进展主要体现在影像学引导技术的发展、穿刺针设计的改进以及新穿刺技术的发展三个方面,这三方面技术的不断发展使得经皮肺穿刺的准确性和安全性不断提高。

(一)CT透视引导

由Katada于1993年介绍,近年来常常用于肺活检。较传统的CT引导,CT透视结合了CT和透视两者的优点,可提供实时引导,从而减少了操作时间和穿刺次数,也显著减少了患者X线暴露的时间,可以穿刺更小的病灶,或者位置不理想的病灶,如肋膈隐窝或靠近纵隔的病灶。由于操作时间明显缩短,CT透视还可用于那些配合欠佳的患者。但CT透视会导致操作者的X线暴露。研究结果显示,与传统的CT引导相比,CT透视引导的肺穿刺有较高的准确率,尤其是小的病灶,且并发症较少。

(二)MR透视引导

MR较CT有许多优点,如良好的软组织对比,能很好地显示血管、肺门、胸壁和纵隔病变,能够多维重建,没有电离辐射等。而且随着技术的进步,原来难以克服的缺点已不再是问题。开放式MR成像系统和MR相容性穿刺针的出现使MR引导穿刺成为可能,而且MR成像速度的提高实现了MR的透视,使穿刺几乎具有实时性,从而更加精确。研究结果显示，MR透视技术切实可行，准确率高，安全可靠。但MR透视引导仍然存在一定的缺点，如前所述，MR对肺实质的成像不如CT清晰，难以显示叶间裂、肺大疱、肺气肿，成像设备和穿刺针更为昂贵，因此MR透视引导的经皮肺穿刺活检不如其他器官的穿刺活检应用广泛（如神经系统、乳腺、前列腺等），对于肺部病灶，MR更多的时候是CT的一种补充，用以评价胸腔血管、胸壁和纵隔的病灶，特别是当患者对造影剂过敏时。

（三）电磁导航系统

当穿刺层面上有重要的脏器或骨性结构阻挡时，常规的CT引导将十分困难，通常需要改变角度实现穿刺。而电磁导航系统有助于引导穿刺针穿越多个层面达到目标处。该系统由三部分组成：基站、皮肤传感器以及针传感器。基站产生低强度的磁场，并可处理来自CT和传感器的数据；皮肤传感器固定在感兴趣部位的皮肤上；针传感器固定在穿刺针的基座上。这三者组成了一个局部的定位系统，通过计算机可精确地计算出进针的路径、角度、距离，使穿刺更为准确。

（四）弯曲穿刺针

大多数病灶都可采用现有的标准直穿刺针而获得成功，但有时候病灶完全被周围的结构（如骨骼、血管、叶间裂等）所包绕，使得常规的穿刺针不可能完成检查。这时可采用弯曲穿刺针（购买或定制）绕过这些障碍，使穿刺成为可能。研究结果显示，这种技术确实可成功穿刺这些"困难"病灶，避免创伤更大的外科手术。

（五）低位穿刺技术

指通过特殊设计的装置使穿刺点始终处于最低处，再经由装置上的穿刺窗进行穿刺。由于穿刺点位于最低处，重力的作用使肺实质下沉，造成相对的膨胀不全，使穿刺点和胸膜贴得更加紧密，而且肺组织的压缩也减少了穿刺针的移动。当拔出穿刺针后，肺组织在重力的作用下可封闭针道，减少气体的溢出，从而有助于阻止气胸的发生。同样的原理也可能减少活检后出血的发生。研究结果显示，该技术可穿刺几乎所有位置的病灶，准确率与传统方法相似，而气胸和出血的并发症明显降低。

其他的进展，如多维平面重建影像技术、机器人辅助技术等，有的已应用于临床，有的尚在试验当中，均有待于进一步的研究。

◇参◇考◇文◇献◇

[1] 张鹏宇，金先桥，陈元炯. CT引导下经皮肺切割活检在不同肺部病变中的临床应用[J]. 临床肺科杂志，2006，11（1）：20-21.

[2] Manhire A, Charig M, Clelland C. Guidelines for radiologically guided lung biopsy[J]. Thorax, 2003, 58(11): 920-936.

[3] Laurent F, Montaudon M, Latrabe V, et al. Percutaneous biopsy in lung cancer[J]. Eur J Radiol, 2003, 45(1): 60-68.

[4] Gupta S, Seaberg K, Wallace MJ, et al. Imaging-guided percutaneous biopsy of mediastinal lesions: different approaches and anatomic considerations[J]. Radiographics, 2005, 25(3): 763-786.

[5] Benamore RE, Scott K, Richards CJ, et al. Image-guided pleural biopsy: diagnostic yield and complications[J]. Clin Radiol, 2006, 61(8): 700-705.

[6] Agarwal PP, Seely JM, Matzinger FR, et al. Pleural mesothelioma: sensitivity and incidence of needle track seeding after

image-guided biopsy versus surgical biopsy[J]. Radiology, 2006, 241(2): 589−594.

[7] Richardson CM, Pointon KS, Manhire AR, et al. Percutaneous lung biopsies: a survey of UK practice based on 5 444 biopsies[J]. Br J Radiol, 2002, 75(897): 731−735.

[8] Ko JP, Shepard JO, Drucker EA, et al. Factors influencing pneumothorax rate at lung biopsy: are dwell time and angle of pleural puncture contributing factors? [J]. Radiology, 2001, 218(2): 491−496.

[9] Heck SL, Blom P, Berstad A. Accuracy and complications in computed tomography fluoroscopy fluoroscopy-guided needle biopsies of lung masses[J]. Eur Radiol, 2006, 16(6): 1387−1392.

[10] Wallace MJ, Gupta S, Hicks ME. Out-of-plane computed-tomog-raphy-guided biopsy using a magnetic-field-based navigation system[J]. Cardiovasc Intervent Radiol, 2006, 29(1): 108−113.

[11] Kinoshita F, Kato T, Sugiura K, et al. CT-guided transthoracic needle biopsy using a puncture site-down positioning technique[J]. AJR Am J Roentgenol, 2006, 187(4): 926−932.

[12] Ohno Y, Hatabu H, Takenaka D, et al. Transthoracic CT-guided biopsy with muitiplanar reconstruction image improves diagnostic accuracy of solitary pulmonary nodules[J]. Eur J Radiol, 2004, 51(2): 160−168.

[13] Middleton WD, Teefey SA, Dahiya N. Ultrasound-guided chest biopsies[J]. Ultrasound Q, 2006, 22 (4): 241−252.

[14] Lal H, Neyaz Z, Nath A, et al. CT-guided percutaneous biopsy of intrathoracic lesions[J]. Korean J Radiol, 2012, 13(2): 210−226.

[15] Lee NK, Park CM, Kang CH, et al. CT-guided percutaneous transthoracic localization of pulmonary nodules prior to video-assisted thoracoscopic surgery using barium suspension[J]. Korean J Radiol, 2012, 13(6): 694−701.

第八章
内科胸腔镜在胸膜疾病诊断中的应用

马佳韵

内科胸腔镜（medical thoracoscopy）是一项在局部麻醉条件下进行的侵入性操作技术，主要用于常规方法不能确诊的胸腔内疾病的诊治。在直视下观察胸膜腔变化，并可进行壁胸膜和（或）脏胸膜活检以及部分治疗。

一、内科胸腔镜的发展史

1910年，瑞典斯德哥尔摩内科医生Jacobaeus HC在斯德哥尔摩发表论著《应用膀胱镜术检查浆膜腔》，文中他在局部麻醉的条件下，使用腹腔镜和膀胱镜对胸膜炎患者进行了胸膜腔检查，这是最早意义上的"胸腔镜"。20世纪五六十年代，美国因肺结核流行，胸腔镜检查得以普及，用其进行弥漫性疾病的胸膜和肺活检。1981年，Wolf公司制造出光源置前端的90°视野硬管胸腔镜，可直视下操作，视野亮度大大提高。20世纪90年代，由于内镜技术的发展和微创操作的要求出现了"治疗胸腔镜"，主要是电视辅助胸腔镜手术（video-assisted thoracoscopic surgery，VATS）。外科胸腔镜的广泛应用，使得更多的肺内科医生了解和使用"内科胸腔镜"。在欧洲马赛，每年举办针对呼吸内科医生的高级课程"内科胸腔镜高级课程研讨会"。近几年，一种新型软硬结合的内科胸腔镜问世，它是由可弯曲的前端与硬质的操作杆部组成，比传统的硬质胸腔镜更易于操作，目前临床上诊断性检查多使用顶端可弯曲的内科胸腔镜。

胸腔镜检查为临床医生提供了直视胸膜腔内病变的机会，并可能对病变进行诊断和（或）治疗。内、外科胸腔镜的主要区别有以下几方面。

（1）内科胸腔镜由肺科医生或呼吸内镜医生在支气管镜室内完成，而外科胸腔镜由胸外科医生在手术室内进行。

（2）内科胸腔镜采用局部麻醉（或加用静脉镇静）、胸壁单一切口来完成对胸膜腔的观察和病灶活检，患者容易耐受；外科胸腔镜则需要全身麻醉、双腔气管插管来保证患侧操作。

（3）内科胸腔镜由于视野小，且仅有一个观察切口，故主要用于诊断、粘连松解和胸膜固定；而外科胸腔镜科可完成病灶切除和粘连严重的胸膜松解等操作。内、外科胸腔镜各有其不同的适应证。

二、检查指征

1. 适应证　内科胸腔镜检查技术主要用于诊断,同时也可以进行部分胸腔内治疗,其主要适应证如下:

(1)经常规检查方法不能明确病因的胸腔积液。

(2)肺癌的分期。

(3)恶性积液或复发性良性积液患者的胸膜固定术。

(4)壁胸膜活检,弥漫性肺疾病和外周性病变的活检诊断。

(5)胸膜间皮瘤的分期。

(6)胸腔内出血的凝固。

(7)不易耐受手术的继发性气胸。

(8)早期脓胸引流等治疗。

2. 禁忌证　内科胸腔镜是一项安全的检查技术。

1)绝对禁忌证:① 小于10 cm胸膜腔间隙,通常是由于胸膜广泛粘连胸腔空间所致;② 呼吸衰竭,呼吸功能不全,需要辅助机械通气支持;③ 严重心血管疾病、不稳定的心血管状态,包括肺动脉高压、肺心病;④ 无法纠正的严重出血障碍(凝血功能障碍)。

2)相对禁忌证:① 难治性咳嗽;② 低氧血症;③ 凝血功能障碍;④ 血小板减少,包括正在服用阿司匹林、氯吡格雷和华法林者;⑤ 高龄、极度虚弱和恶病质患者。

3)内科胸腔镜肺活检禁忌证:内科胸腔镜检查除了常进行壁胸膜活检外,有时还要进行肺活检。肺活检禁忌证主要包括:① 怀疑是肺动脉瘤;② 肺或胸膜血管瘤;③ 寄生虫病;④ 终末期肺纤维化伴蜂窝肺;⑤ 胸膜闭锁;⑥ 曾经全身性类固醇或免疫抑制剂治疗。

三、技术操作

(一)仪器设备要求

内科胸腔镜设备要求主要是指所用器械满足以下两方面:一是保证胸腔内探测范围广,图像清晰,满足检查需要;二是确保顺利进行组织活检以及部分治疗。内科胸腔镜是一项侵入性较小的操作,仅需要在胸壁做一个检查切口,所用装置包括胸壁穿刺器套管(trocar)、胸腔镜或代用可弯曲支气管镜及其光源和图像系统、活检钳及术后所需胸腔引流等物品。

不同地区根据条件不同所用胸腔镜也不同,临床上常用的胸腔镜主要有以下三种:① 普通硬质胸腔镜,与外科胸腔镜不同的是,其将导光束、目镜以及活检孔道全部集于一根金属管中,当操作者在操作时可直接采用硬质活检钳对病灶区域进行活检。通常由于工作孔道较粗,活检钳也相对较大,活检组织亦较大,病理阳性率较高。其不足是操作不灵活,不易变化方向,不能多角度观察胸腔内改变,目前临床上已很少应用(图8-1)。② 硬质外套管

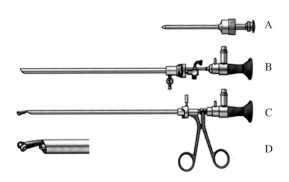

图8-1　内科胸腔镜常用器械
A. 套管针及装有阀门的套管；B. 单一切口胸腔镜
（直径9 mm）；C. 配有直线光学设备的活检钳；
D. 操作杆部放大的光学设备和活检钳

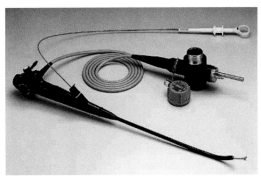

图8-2　可弯曲内科电子胸腔镜（Olympus LTF-240）
和活检针

与可弯曲支气管镜代胸腔镜：国内医疗机构主要是采用外治套管，在套管内进入可弯曲支气管镜，可在没有胸腔镜设备的地区进行胸膜疾病的诊断。与硬质胸腔镜相比，存在一定的缺点，如套管活动度以及支气管镜在胸腔内的定位不易掌控，视野差，活组织取材较小等。③ 前端可弯曲的电子胸腔镜：其硬质杆部具有普通硬质胸腔镜的易操作性，前端可弯曲，可多方向观察胸腔内病变，易操作，可与电子支气管镜使用同一光源监视系统，在临床上已广泛应用（图8-2）。三种内科胸腔镜比较（表8-1）。

表8-1　可弯曲胸腔镜与硬质胸腔镜的比较

参　　数	可弯曲内科电子胸腔镜 （Olympus LTF-240）	可弯曲支气管镜 （Olympus BF-1T240）	硬质胸腔镜 （Storz）
视野范围	120°	120°	
视野方向	0°	0°	0°, 30°, 50°, 70°
景深（mm）	3~100	3~100	
先端部外径（mm）	6.9	5.9	
硬质插入部外径（mm）	7.0	无硬质插入部	10
硬质插入部长度（mm）	220	无硬质插入部	270
弯曲角度	上130°~下130°	上180°~下130°	0°
工作长度（mm）	270	600	270
总长度（mm）	520	870	310
钳子管道（mm）	2.8	2.8	6
内套管	一次性使用，可弯曲，外径10.0 mm，内径8.4 mm，工作长度60.0 mm	无	重复使用，不可弯曲，直径11 mm
高频兼容性	可以	可以	可以
麻醉方式	局部麻醉	局部麻醉	局部麻醉
切口特点	创伤小	小	稍大

（续表）

参　　数	可弯曲内科电子胸腔镜 （Olympus LTF-240）	可弯曲支气管镜 （Olympus BF-1T240）	硬质胸腔镜 （Storz）
漏气情况	内套管内无防漏胶圈，易漏气	易漏气	内套管内有防漏胶圈，不易漏气
方向定位与活检	容易，具有硬质插入部	不容易，转矩无法从操作部传达至线端部	容易，具有硬质插入部
视野	宽广，双方向130°弯曲	太小，易漏诊	宽广
亮度	充足	不足	近距离充足
可取标本大小	大	小	大
活检钳	V形鳄口钳可获取大组织标本，钳口针随意转动，尤其适用于壁向活检	同前	大口活检钳，直径5 mm，工作长度36 cm
操作性	熟悉，同支气管镜，一体化设计几个硬性镜、导光束、摄像头、吸引器和活检钳的结合；操作简便，观察、活检、吸引一并完成；系统兼容，视野更广；整体防水设计，微创性，广泛的治疗兼容性	熟悉（同前）	复杂（另配光源、导光束、摄像头、吸引管），需拆装目镜、活检钳、吸氧管，不能与支气管镜系统兼容，视野较小，活检钳遮挡视野
操作程序	基本相同：进胸腔，排出液体→人工气胸→观察检查→排出气体→缝合	同前	同前
画质	清晰	欠佳	清晰

（二）操作过程的注意要点

1. 操作前准备　术前应与患者充分沟通，说明检查目的、操作过程步骤以及操作中的风险和并发症，签写知情同意书，检查前4~6 h禁食。

2. 建立人工气胸　胸腔镜操作的前提条件是足够的胸膜腔空间，人工气胸是胸腔镜检查最重要的前期工作之一，好的人工气胸是彻底胸腔镜检查的前提。提前1~2日做人工气胸，一般向胸膜腔内注入400~800 ml空气，或者使肺压缩20%左右，肺与胸壁之间至少应距离6~10 cm垂直深度，如已存在气胸则没必要再行人工气胸。在大量胸腔积液的情况下，术前1 h需引流胸腔积液，同时注入同等量过滤后的空气或CO_2，一般为800 ml，不能小于300 ml。建立人工气胸时，如不顺利，应考虑可能存在胸膜粘连的情况，需定位穿刺防止并发症出现。

3. 操作进镜位置的选择　患者通常取健侧卧位，穿刺点一般选择在患侧腋中线胸壁第4~8肋间，常用6~7肋间。自发性气胸时，选择第3或第4肋间可全面观察肺尖。转移癌或胸膜间皮瘤多见于肋脊角和膈肌表面，在第5或第6肋间进入可直接观察这些病变。胸膜粘连时，需最大胸腔空间允许手术操作并能观察胸膜病变，可根据X线或B超选择穿刺进镜点，制造一个安全的穿刺空间，避免损伤肺脏。胸膜活检时一般通过单个开口即可全面观察胸膜，同时经胸腔镜的活检孔行胸膜活检。必要时可做2个开口，一个用于胸腔镜观察，一个用于活检或手术操作。

4. 一般检查步骤　在选择的进境穿刺点处给予2%利多卡因5~20 ml局部麻醉,疼痛明显者可给予肌内注射哌替啶或静脉给予咪达唑仑和芬太尼镇静,并进行心电监护及血压、血氧饱和度监测,保持患者良好的自主呼吸,一般情况下给予鼻导管吸氧。在穿刺点行9~10 mm的切口,钝性分离皮下各层至胸膜,沿肋骨上缘垂直置入穿刺套管针进入胸膜腔,拔出针芯,将胸腔镜经套管送入胸膜腔,按照内、前、上、后、侧、下的顺序观察脏胸膜、壁胸膜、膈胸膜和切口周围胸膜。仔细观察病灶的形态和分布,判定病灶的部位、分布、大小、质地、颜色、表面情况、有无血管扩张或搏动,以及病灶有无融合、基底部的大小、活动度和与周围组织的关系,对可疑病变可在直视下根据病变进行活检,遇到胸腔粘连,可采用电凝或电切进行粘连带的松解,但需注意出血,分离时要特别注意,比较粗大的粘连带和时间较长的粘连带内容易有小的血管,可采取类似支气管镜活检的处理方法,即先用去甲肾上腺素局部喷洒,再多点分段行电凝操作。检查结束后经套管置入胸腔闭式引流管排出气体或胸腔积液,使肺复张并缝合皮肤,需要时留置胸腔闭式引流进行负压吸引排出气体。并拍胸片,以了解置引流管位置及胸腔内变化。操作结束后常规服用镇痛药物。大约一周后拆线。

5. 辅助操作步骤　通过肉眼虽可观察病灶的特征,但确诊却需取得组织病理学依据。可按肉眼所观察到的病变情况进行活检取得标本,并同时进行部分(适当)治疗。

1) 胸膜活检技术:胸膜活检前,当肋骨和肋间隙在镜下不能辨认时,可应用钝头探子识别。活检应在肋骨面取材。当胸膜较厚时,活检较简单,损伤肋间动脉的危险性亦很小。如果胸膜较薄,活检应顶着肋骨进行。一般对可疑病变取4~6块活检标本,必须获取足量的组织,以便临床诊断和研究。当怀疑恶性肿瘤而内镜下又无特异性发现时,应适当增加活检标本的数目。纤维素样结节可掩盖恶性病变,应使用活检钳将纤维素样物质去除,在病变底部或在病变周边部接近正常胸膜处取活检标本。

2) 肺活检技术:术者一手操作内镜,一手持凝结活检钳,助手固定套管。活检钳应与肺表面垂直,然后接触标本。夹住肺组织1~2 s后,将其拉向5 mm的套管。当活检钳被拉进套管的远端时,短促释放电流(约1 s),切断组织块。取下标本后,活检部位变白,稍回缩。禁止在肺裂上取活检,因为此处可能有大的纵隔和肺裂静脉。同时应避开肺大疱和蜂窝肺气腔,因为术后会有长期漏气的危险。一般每次取5~8块活检标本,正常的肺区和疑有病变的肺区都应取材。在病变外围、大体看上去正常的组织处可得到有用的诊断标本,而在疑有病变的部位却只见到非特异性纤维化改变,这种情况亦不少见。

3) 滑石粉胸膜粘连术:首选的胸膜粘连方法是向胸腔内吹入滑石粉。全面清除胸腔积液,并将粘连解除后,通过胸腔镜的工作孔向胸腔内吹入4~6 g无菌医用滑石粉(图8-3)。

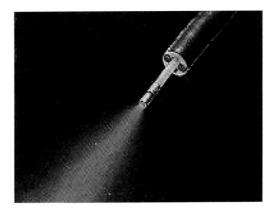

图8-3　喷雾器导管

直视下确保滑石粉均匀地分布在所有的胸膜表面。须小心避免滑石粉磨损胸腔镜的玻璃镜头。

6. 操作后处理　术后应密切观察患者神志、生命体征的变化以及有无皮下气肿等并发症。一般术后3日应常规使用抗生素预防感染。

四、在疾病诊疗中的应用

（一）不明原因的胸腔积液

胸腔积液原因待查是内科胸腔镜检查最重要也是最早的适应证。胸腔积液常规的检查诊断手段主要包括：抽取胸腔液做常规分析及生化、病原学、细胞学检查等，必要可行胸膜活检（图8-4、图8-5），同时做血液和呼吸道分泌物相关检查，配合临床进行综合分析与放射评价等，做出临床诊断。经上述方法仍然不能确诊者，临床上一般有两种处理方法，一种是临床观察，另一种是胸腔镜检查，对这类患者积极行内科胸腔镜检查有助于做出诊断。胸腔镜对肿瘤和结核性胸膜炎有很高的敏感性，其除了可以进行快速准确的直视下活检外，还可以进行结核杆菌培养和一些恶性肿瘤的特殊检查。Boutin C曾报道过1 000例胸腔积液患者，通过各种手段仍然有215例患者病因不明行胸腔镜检查，结果131例诊断为恶性，仅有4%患者经胸腔镜检查仍原因不明。

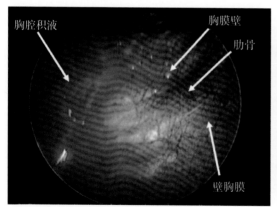

图8-4　胸腔积液

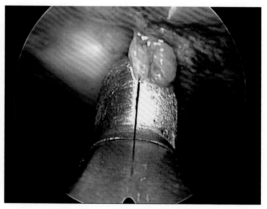

图8-5　活检钳对壁胸膜取样

（二）胸腔积液的胸膜固定术

胸膜固定术病例的选择主要为恶性胸腔积液患者，其适应证为：① 对化疗敏感的肿瘤，如淋巴瘤；一部分血液肿瘤及激素敏感肿瘤，如乳腺癌、卵巢癌等，应该首先选择全身化疗，只有在化疗失败或存在化疗禁忌时才考虑行胸膜固定术。② 难治性良性胸腔积液，通过常规胸膜腔穿刺抽液后患者的症状能得到明显缓解或暂时性缓解，如心功能不全、心脏手术后、肾炎综合征、结缔组织病以及炎性疾病所致胸腔积液，胸腔积液的生长速度快，每次抽液均为大量积液，符合以上两点的胸腔积液患者才考虑行胸膜固定术。肺的膨胀是胸膜固定术的先决条件，支气管源性肿瘤或恶性肿瘤支气管内转移引起的肺不张及脏胸膜肥厚患者应避免行胸膜固定术,另外低蛋白血症、高龄患者估计生存期不长、存在并发症、一般情况差、KPS评分小于60者也应该避免行胸膜固定术。如果采用胸腔镜可以选择最佳入口放置引流管至最佳位置,可以分离粘连带,消除积液的分房,还可以直视下喷洒粘连剂直接行胸膜粘连术,从而减少甚至避免并发症的发生。目前常用的胸膜固定药物主要有滑石粉、四环素和博来霉素,近年来,生物制剂也开始应用,如β干扰素、IL-2、纤维蛋白凝胶等。Colt HG

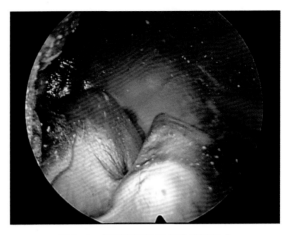

图8-6 使用滑石粉进行胸膜固定术

研究使用滑石粉吹入法对恶性肿瘤转移致胸腔积液患者,在完全引流胸腔液后喷入医用滑石粉并使肺充分复张,中短期成功率达到90%(图8-6)。胸膜固定术不仅能提高患者的功能状态,还能改善患者生活质量。

(三)肺癌和胸膜腔肿瘤

肺癌和间皮瘤分期是内科胸腔镜主要的诊断和治疗适应证。对病灶行活检性组织病理学检测,明确诊断的同时,提供肿瘤分期。Loddenkemper R 对208例恶性胸腔积液患者(58例弥漫性胸膜间皮瘤,29例肺癌,28例乳腺癌,30例其他肿瘤,58例不明原发灶,5例恶性淋巴瘤)的分析结果表明:胸腔积液细胞学的诊断阳性率为62%,胸膜活检为44%,内科胸腔镜为95%,后者明显高于前两者并且高于前两者结合的阳性率74%,所有的方法结合起来总阳性率为97%(图8-7~图8-10)。

Boutin C 报道胸腔镜诊断的阳性率为92.5%,镜下可见小结节、息肉样病灶、肿瘤样新生物、胸膜增厚、鹅卵石样以及非特异性改变等多种表现,形态学改变无特异性。

内科胸腔镜对于任何类型的恶性胸腔积液的诊断率没有明显差异。胸腔镜检查活检存

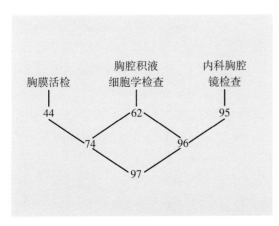

图8-7 胸膜活检与胸腔积液细胞学、内科胸腔镜检查

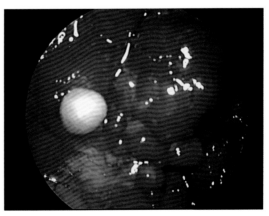

图8-8 胸壁层巨大肿块

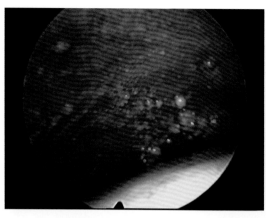

图 8-9　胸膜转移性肿瘤

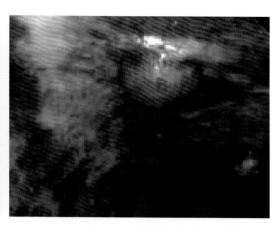

图 8-10　恶性间皮瘤

在假阳性和假阴性。造成内科胸腔镜假阴性结果可能与以下因素有关：活检不够充分或没有代表性，操作者缺乏经验，胸腔粘连而不能看到肿瘤组织。对于胸膜转移性恶性肿瘤，常规的胸膜活检对局限性转移的诊断价值低，对于膈肌、纵隔胸膜及脏胸膜转移根本无效，对于转移性恶性胸腔积液，壁胸膜的盲检确诊率大约为30%，因此胸腔镜直视下对脏胸膜或膈胸膜进行活检可提高确诊率。此外，由于胸腔镜活检的标本体积相对大，因此对于病理检查更容易明确肿瘤组织类型。对于间皮瘤，常规胸膜活检阳性率低，胸腔镜诊断阳性率可大幅提高。乳腺癌是引起转移性恶性胸腔积液最常见的病因，通过对胸腔镜活检组织进行激素受体的检测，有助于优化治疗方案的选择和预后的判断。

（四）弥漫性肺疾病活检

对于弥漫性肺疾病肺活检目前有多种手段，可弯曲支气管镜下肺活检及胸部CT定位经皮肺活检正被广泛应用，胸腔镜可作为另一种选择，具有一定优势。胸腔镜肺活检的适应证主要包括：① 胸腔积液患者需要行脏胸膜及肺表面的活检，如间皮瘤、转移性肺癌、肺石棉沉着病等；② 经可弯曲支气管镜下肺活检及胸部CT定位经皮肺活检未能确诊的外周肺部阴影；③ 其他方法未能确诊已经累及肺外周的弥漫性肺疾病，如结节病、弥漫性肺间质纤维化、肺石棉沉着病、其他不能确诊的肺部感染、组织细胞增多症X、肺尘埃沉着病、胶原-血管性疾病等；④ 其他病因所致胸腔积液，对于既非肿瘤又非结核的胸腔积液患者，内科胸腔镜可以提供镜下的线索来寻找病因，如类风湿性胸腔积液、胰腺炎所致胸腔积液、肝硬化性胸腔积液、腹腔积液的蔓延或创伤。这些疾病经询问病史、胸腔积液分析和理化检查，通常可以得到诊断；但对于不能确诊的患者，内科胸腔镜检查有助于明确诊断。当胸腔积液不能明确是继发还是来源于原发性肺部疾病时，如肺纤维化或肺炎，胸腔镜检查和活检组织可明确诊断。

（五）自发性气胸

在欧洲，局麻胸腔镜下滑石粉喷洒是治疗原发性自发性气胸患者最常用的手段。对于自发性气胸，通常在插管胸腔闭式引流后，疗效差或不明原因肺不能复张，用内科胸腔镜更容易观察到肺的病变，如巨大肺大疱、反复性气胸、张力性气胸、慢性阻塞性肺疾病合并气胸等。根据镜下观察，选择治疗方案，目前按照Vanderschueren分级分为以下几期：Ⅰ期特发性，镜下肺正常；Ⅱ期伴有胸膜粘连；Ⅲ期镜下可见小的肺大疱（直径<2 cm）；Ⅳ期镜下可见大量的肺大疱（直径>2 cm）。滑石粉喷洒胸膜腔闭锁术对原发性和继发性气胸在Ⅰ~Ⅲ期都是一种有效的治疗手段。然而，当前对气胸患者的标准治疗为胸外科手术（VATS或小开胸下胸膜腔闭锁术伴或不伴肺叶切除）。对于临床上不适合进行外科手术或某些复发性气胸伴有明显高危因素的患者，可由操作经验丰富的医师进行内科胸腔镜检查（图8-11）。

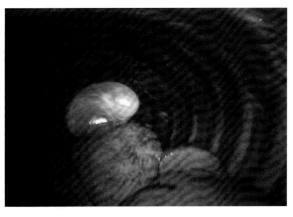

图8-11　自发性气胸

（六）脓胸

在治疗脓胸方面，内科胸腔镜对早期脓胸（发病2周内，去除轻度胸腔粘连）的治疗主要是通过松解粘连带使胸膜腔由多房变为一个腔（图8-12），同时可以把引流管放置最佳位置，有利于成

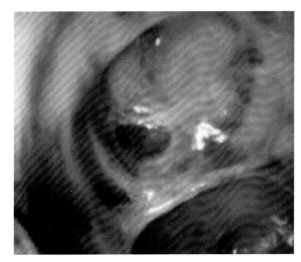

图8-12　脓　胸

功引流和冲洗。但目前仍存在争议，脓胸主要是早期引流，减少胸膜粘连，对于出现严重胸腔粘连和机化的病变，必须早期进行外科VATS治疗。对于早期脓性胸腔积液，内科胸腔镜不能作为常规治疗手段，因为首先是考虑引流通畅。

（七）结核性胸腔积液

内科胸腔镜检查诊断高度怀疑的结核性胸膜炎是有争议的，尽管胸腔镜活检组织的结核阳性率为69%，部分报道可达到88%。当前的共识是，在某些特殊情况下，保留内科胸腔镜用于结核性胸膜炎的诊疗，如胸膜蜂窝样粘连或更需要有效地排出胸腔积液，以及必须获得大量组织检查以提高组织病理检测的敏感性，尤其在结核高发地区胸膜穿刺盲检阴性的患者。胸腔镜术中胸腔积液完全引流对症状的改善优于胸腔穿刺或胸腔引流等治疗，可能由于胸腔镜检查改善了胸膜内的粘连状态并可充分引流胸膜腔液体，从而改善症状。

此外，内科胸腔镜检查还可应用于需要在膈肌、纵隔和心包进行活检的病例。

五、并发症和预防处理

内科胸腔镜作为一项安全的侵入性检查,并发症为1.9%~5.6%,病死率为0.09%。准确选择适应证患者,仔细观察病情变化,常规监测生命体征,严格的无菌操作和熟练的器械操作等可减少并发症的发生。胸腔镜检查术前准备可能发生的严重并发症,常见原因为经皮血管侵袭性操作(包括动脉和静脉)、人工气胸时发生气体栓塞,气体栓塞主要的临床表现为神经系统和心血管系统症状,多在空气进入血管后迅速产生相应症状和体征。为避免发生气体栓塞,行人工气胸时应确保穿刺针位于胸腔。出现气体栓塞时积极给予高压氧、减压治疗及对症处理,必要时行心肺复苏。

1. 操作时的并发症

1)局部疼痛:置入胸腔镜或活检时可发生一过性局部疼痛,可用止痛药、局部麻醉药缓解。

2)迷走神经反射亢进:套管针刺激迷走神经时可产生迷走反射(心率减慢、血压下降、出冷汗、面色苍白等)。建议局麻要充分,动作轻巧。

3)呼吸困难、复张性肺水肿:多为胸腔积液引流速度过快,导致肺复张性肺水肿而出现咳嗽、咳血性泡沫痰、呼吸困难等症状。建议引流胸腔积液后,注入等量气体,如发生肺水肿立即注入胸腔内气体300~500 ml可以缓解,或停止检查,给予吸氧,严重时给予正压通气。

4)支气管痉挛:检查过程中均有可能出现支气管痉挛,通过平喘解痉药物可以缓解。

5)心律失常、轻度高血压或低氧血症:检查过程中有可能出现心律失常、轻度高血压或低氧血症等并发症,这些并发症多能通过吸氧完全纠正。

6)损伤血管后出血:进针或活检后出血多数可以自行止血,对于相对微小的持续出血,可以采用电凝固来止血。相对少见而严重的并发症是血管损伤造成的出血,也是引起死亡的主要原因,需要进行紧急开胸手术止血治疗。

2. 检查后的并发症

1)持续性漏气、支气管胸膜瘘:比较少见,表现为肺不能复张,多发生于肺活检患者,肺内气体进入胸腔,选择安全的穿刺点,并小心谨慎地操作可以避免这一并发症。

2)皮下或纵隔气肿:多与胸膜腔引流管不通畅及手术切口皮下层缝合不良有关,可予吸氧,同时建立有效的引流。

3)穿刺伤口或胸腔内感染:一般发生在术后48 h,患者出现高热,或伴有伤口出现较多分泌物,多与器械或术前皮肤消毒不当有关,及时予引流和抗生素治疗。如果出现脓胸时胸腔引流时间明显延长,甚至需要外科治疗。

4)间皮瘤腔内播散种植:多发生在肿瘤活检后,注意活检后胸腔内冲洗和局部处理(如术后10~12日进行穿刺部位放疗)等。

5)发热:30%胸膜固定术后出现低热,可考虑短期住院治疗。

六、内科胸腔镜检查技术展望

内科胸腔镜作为一项呼吸内科医生可操作的安全、有效的微创诊疗技术，对胸腔积液和气胸等胸膜疾病的诊断和治疗具有重要的临床应用价值。由于其只需在局部麻醉下完成，近年来在临床上应用得已越来越广泛，已成为呼吸内科医生必须掌握且相当实用的诊疗技术。随着计算机技术的发展以及操作设备工艺的改进，胸腔镜可操作性类似可弯曲支气管镜更易掌握，随着可视影像及图像处理技术的飞速发展，使得图像更清晰、更加细微化。

◇ 参 ◇ 考 ◇ 文 ◇ 献 ◇

[1] 刘忠令, 李强 . 呼吸疾病介入诊疗学 [M]. 北京: 人民军医出版社, 2003: 58-60.

[2] 中华医学会 . 临床技术操作规范: 呼吸病学分册 [M]. 北京: 人民军医出版社, 2008: 19-22.

[3] Colt HG. Thoracoscopy: window to the pleural space[J]. Chest, 1999, 116(5): 1409-1415.

[4] Beamis JF, Mathur PN, Mehta AC. Interventional Pulmonary Medicine[M]. New York: Marcel Dekker, 2004.

[5] Heffner JE, Klein JS, Hampson C. Interventional management of pleural infections[J]. Chest, 2009, 136(4): 1148-1159.

[6] Medford AR, Bennett JA, Free CM, et al. Current status of medical pleuroscopy[J]. Clin Chest Med, 2010, 31(1): 165-172.

[7] Simoff MJ, Sterman DH, Ernst A. Thoracic Endoscopy: Advances in Interventional Pulmonology[M]. Malden: Wiley-Blackwell, 2006.

[8] Lee P, Colt HG. State of the art: pleuroscopy[J]. J Thorac Oncol, 2007, 2(7): 663-670.

[9] Beamis JF, Mathur PN. Interventional Pulmonology[M]. Singapore: McGraw-Hill, 1999.

第三篇
呼吸介入治疗技术

第九章
支气管镜下的热消融技术

曾奕明

组织消减技术是临床上用于气道良、恶性病变的一类常用的治疗技术,按速度可分为快消减及慢消减两类;按作用原理可分为机械消减(如硬质支气管镜机械清除肿块、冻切、微切割吸引等)、物理消减(如氩等离子体凝固、近距离照射、激光等)、化学消减(光动力、局部药物等)等;按能量形式可分为热消减及冷消减。热消减临床上也常称为热消融,本章主要讨论热消融技术,包括激光、氩等离子体凝固、电凝术、电切术、电圈套术、微波、热射频等技术。

第一节　激　光　消　融

自从1979年首次报道医用激光技术在临床上应用于气道疾病的治疗以来,介入呼吸病学专家对于不同类型的激光在技术特性、适应证、安全性等方面积累了丰富的经验,并在临床上日益广泛使用。近年来,激光技术已开始成为我国呼吸内镜治疗的重要手段之一。

(一)概述

激光(light amplification by stimulated emission of radiation, LASER)的生物学效应与生物组织光学特性及激光特性有关,主要包括热效应、机械效应、光化效应、压强效应、电磁场生成效应。临床上主要对激光的热效应加以运用,当热效应足够高时即可产生切割、凝固、汽化等生物学效应,最终达到组织消融、止血等临床效果;当热效应较弱时则主要产生理疗效果。

医用激光种类较多,按工作物质可分为气体激光器(如CO_2、N_2、He-Ne、He-Cd等)、液体激光器(如染料激光器、Ar^+激光器等)、固体激光器(如红宝石激光器、Nd∶YAG、钕玻璃激光器);能量释放方式有连续、脉冲、巨脉冲等。目前,临床上可用于气道疾病治疗的激光治疗仪主要有:CO_2激光治疗仪、掺钕钇铝石榴石激光治疗仪(Nd∶YAG)、钬激光治疗仪、KTP/YAG激光治疗仪等。由于石英导光纤维只能传播波长为0.4~2.5 μm的光波,上述几种激光除CO_2激光外均在这一波长范围内,均可通过可弯曲支气管镜应用于气道病变的治疗。而CO_2激光的波长为10.6 μm,该波长的激光无法经石英纤维传导,因而不能用于可弯曲支气管镜,限制了其在呼吸介入领域的使用。不同类型激光的特性及临床用途罗列于表9-1。

表9-1　呼吸内镜常用激光部分参数及用途

参　　数	二氧化碳	Nd∶YAG	钬激光	KTP
波长(μm)	10.6	1.06	2.1	1.06(红外) 0.532(可见光)
经光纤传导	否	可以	可以	可以
组织穿透深度(mm)	0.23	4.2	0.5~1.0	
止血功能	较弱,适用于毛细血管出血	强,可用于较大血管出血	较强	较强
主要用途	声门下病变的汽化等	切割、烧灼、汽化、深部凝固	切割、烧灼、汽化、凝固	切割、烧灼、汽化、凝固
常用功率(W)	4	<40(金属支架切割常需80~100)	10~30	2~10
脉冲持续时间(s)	0.1	0.5或1.0		1
视力损害	主要为角膜	视网膜和脉络膜		

Nd∶YAG是呼吸科常用的激光技术,主要用于深部凝固、切割、止血,有时也用于组织汽化。Nd∶YAG激光的吸收基为组织蛋白,具有组织选择性吸收,难以精确手术。因组织穿透深度较大,其组织消融能力强于其他激光。深色组织(如出血区)能增加对激光能量的吸收,相反,浅色组织对能量较少吸收因而可在局部产生较大的热效应,因此该激光用于浅色组织时其组织穿透性最强。

钬激光是20世纪90年代研制成功的一种新型的固体激光机,通过光导纤维传播,组织穿透深度为0.5 mm,释放热量很少,故热损伤小。钬激光吸收基为水,其波长非常接近水的最高吸收峰(1.93 μm),水对钬激光的吸收远高于对Nd∶YAG激光(1.06 μm)的吸收,呈非选择性组织吸收,对组织的作用不随组织成分的改变而改变,因此手术精确,效果好,是一种相对较安全的激光技术。但其组织消融效率及止血效果相对不如Nd∶YAG激光。

KTP激光相对于Nd∶YAG激光具有更窄的脉冲宽度和更高的功率密度,汽化能力强,方向性好,穿透周围组织浅,手术时热扩散效应极小,而且对周围组织损伤程度轻,组织瘢痕收缩小,适用于精细手术。临床上可较安全地应用于环形狭窄的放射状切开、肉芽组织的消融等。

CO_2激光由于只能应用于声门下病变且消融效率较低,因此较少为介入呼吸内镜专家所使用。

临床实践中应特别注意防范医用激光的医护人员职业伤害及患者医源性伤害。所有外科激光均属于Ⅳ类激光,激光束可通过各种反射界面进行反射进而造成损害,尤其是视网膜,因此患者及医护人员均应使用针对特定激光波长的护目镜。在实际工作中还应指定专人负责激光治疗器使用前、使用中、使用后的管理,以免造成患者及医护人员的损害。应避免在气道中置入高易燃植入物如硅胶物品(气管插管、覆膜支架、硅酮支架等)的情况下同时使用激光,这种情况易引起气道内燃烧,特别是在吸氧浓度高于40%或激光输出功率较高的情况下。另一个值得关注的问题是激光治疗过程中所产生的烟雾,经常吸入这种烟雾的危害性尚不得而知,但已有一些文献报道在激光治疗乳头状瘤所产生的烟雾中可发现病毒颗粒存在,也有报道在相关患者的烟雾中发现HIV病毒片段,虽然意义不明,但应引起重视,做好吸引排烟。手术室激光安全规则可参考相关文献[2]。

(二)适应证与禁忌证

气道内激光治疗的主要目的是解除或减轻气道阻塞及由阻塞所引起的相关问题如呼吸困难、阻塞性肺炎、咯血等,通畅气道,引流分泌物。总的来说,其适用于向腔内生长肿瘤或组织的消融,而腔外压迫所致的气道狭窄应被视为禁忌证。主要适应证包括以下几方面。

1)气管、支气管腔内型及向腔内突起的管壁型各种原发或转移性恶性肿瘤的消融:多数情况下,治疗的目标是解决阻塞、减轻症状。Cavaliere等报道了1982~1987年五年间1 000例气道病变的1 396次激光治疗中恶性病变占64.9%。除CO_2激光外(效率低,只适于声门下病变),表9-1所列的其他激光均适用于本组病变。

2)气管、支气管良性肿瘤的消融:占5.9%,对于良性肿瘤除了解除阻塞外,治疗目标更多的是完全切除,争取达到治愈疗效。

3)气管、支气管增生肉芽组织的消融:KTP激光及钬激光有较好的精确切割功能,组织穿透深度也较浅,较适合于肉芽组织增生性病变。

4)气管、支气管瘢痕狭窄切开:占13.9%,隔膜样狭窄或沿气道长径延伸但突入管腔的狭窄采用激光治疗往往可取得较好的效果。

5)气管、支气管结石切割:采用钬激光进行接触性的结石切割最为合理和安全。

6)呼吸道支架的切割:近年来,我国呼吸道金属支架置入因指征掌握不严格、随访不及时、患者依从性差等原因,造成支架被包埋、断裂、刺激气道再狭窄等严重并发症,这种情况需要将金属支架取出,激光在支架切割方面有其独到的效果,但往往需要较大的功率。

7)呼吸道异物(包括外科缝线)的切割:对于与组织粘连、嵌顿,或体积较大的异物可采用激光进行切割分解再取出。

8)止血:除CO_2激光外,表9-1所列的其他几种激光均有较好的止血效果,但以Nd:YAG激光的止血效果最好。

从病变的部位来看,以下情况较易取得良好的激光治疗效果:局限于气管或主支气管的病变、病灶长度较短、息肉样病变、病灶远端的支气管可见或肺组织功能存在、以管腔内病变为主的病灶等。相反,下列情况则较难以取得好的疗效:上叶或远端病变、锥形变窄且较长的病变、完全阻塞伴慢性肺萎陷、较长的黏膜下病变等。

除了通常的介入支气管镜的禁忌证外,激光治疗的禁忌证可从解剖及临床两方面来介绍。从解剖上看,以下情况应列入禁忌证:单纯的腔外压迫性病变;病变紧邻或浸润血管结构、食管或纵隔。从临床上看,以下情况应排除在激光治疗的选项之外:适合于外科手术切除的患者;近期预后不好者;凝血机制障碍;完全阻塞性大于4~6周。

(三)治疗步骤

经支气管镜激光治疗需要一支至少由呼吸内镜医师、麻醉师、激光治疗仪操作人员、护士组成的团队。

使用激光技术进行呼吸道介入治疗可通过硬质支气管镜、可弯曲支气管镜、硬质支气管镜及可弯曲支气管镜相结合的三种方式。三种方式有各自的特点,使用硬质支气管镜时需要静脉镇痛镇静麻醉,对于出血风险较大、量较多、需要大量清除组织碎块的患者有利于降低风险,提高工作效率。另外,硬质支气管镜也可与激光凝固相结合进行机械切除。经可弯曲支气管镜进行激光治疗大部分可在局部麻醉下进行,常用于阻塞程度或呼吸困难程度较轻、窄基或带蒂病变、隔膜样狭窄的切开等不需要长时间操作及反复进出气道的患者。

Cavaliere的资料采用全麻者占78%,采用局麻者占22%。良、恶性肿瘤的激光治疗采用全身麻醉者占67%~85%;而出血、良性狭窄、瘤样肉芽组织、外科缝线、瘘等的激光治疗则更多地采用局部麻醉,占53%。术中吸氧浓度应小于40%。

下面主要介绍Nd∶YAG激光的操作步骤,其他激光的使用可参考表9-1。如前所述,Nd∶YAG激光具有散射较强、组织穿透力强、深部凝固好、深色组织及物体吸收能量强等特点,属于非接触性激光,可通过光导纤维传导,可经硬质或可弯曲支气管镜实施治疗。术中将导光纤维经支气管镜工作通道送入,光纤的尖端至少应伸出支气管镜前端10 mm以上,且与目标组织距离4~10 mm。输出功率设定20~40 W,脉冲时间设定0.5~1 s。治疗前务必将激光治疗仪置于预备档,以免因误踩开关发射激光而造成人员或器械损害。治疗时以可见红光作为引导对准目标组织,任何情况下都必须使激光光纤与支气管长径保持平行,禁止将光纤对准正常组织或支气管壁。激光不应只对准某一个点长时间照射,而应将激光照射较均匀地分布于一个面上。照射开始可采用较低的功率以获得光凝固的效果减少出血,然后进行切割或汽化。如使用硬质支气管镜,则可先采用低功率照射使目标组织产生深部凝固,此时可见组织变白,随后采用硬质支气管镜的斜面对组织进行机械切割。对于完全闭塞的支气管,由于其远端的走行不清及存在扭曲变形的可能,此时使用激光治疗有很大的风险。

2~4日后应进行支气管镜检查以对治疗效果进行评估及清除纤维素和坏死物。对于恶性肿瘤患者,生存期不是理想的终点指标,改善症状及增加受累管腔直径是更合理的指标。完全有效是指肿瘤完全被清除,而部分有效则指肿瘤部分清除、管腔有所增大。呼吸困难、相关症状、肺功能等方面改善,以及不张的肺叶复张等也是治疗有效的指标。

对于良性气道狭窄,如隔膜样病变易取得较好的治疗反应。但Toty等人报道了17例高度气管狭窄(包括塌陷),经6~8个月的随访,其中8例需要外科手术治疗。Dumon的观察改善率为 50%，而 Simpson 为 33%。靖秋生等人采用 KTP 激光联合抗结核治疗对 23 例支气管结核进行治疗，91.3% 肉芽组织及干酪样坏死物完全清除，8.7% 大部分清除，其中 10 例肺不张均达到肺复张的疗效。

（四）并发症及防范

激光治疗是一种有着良好安全记录的介入治疗技术，其并发症的发生率为 2.3%~6.5%。Dumon 等对 839 例患者的 1 503 次激光治疗进行分析后，把并发症分为即刻并发症和迟发并发症两大类。

1. 即刻并发症　常见的即刻并发症如下。

1）出血：是气道激光介入治疗所报道的并发症中最常见的，临床上常常是轻微的渗血，但有一些肿瘤如类癌、黑色素瘤、肾癌转移等则因血管丰富可引起大出血。参考文献［7］报道，激光治疗中出血量大于 250 ml 者 14 次，占约 1%。对于血运丰富的肿瘤或病灶应先进行深部凝固，再进行切割。出现这种情况时按支气管镜操作相关大出血的处理流程进行抢救。

2）心脏事件：在 Dumon 的 1 503 次治疗中共发生 7 次心脏事件，主要为严重心律失常、心脏骤停、心力衰竭等。也有人报道并发心肌梗死。

3）气胸：见于 3 次治疗。

4）气道内燃烧：其他作者报道了气道内燃烧，该并发症罕见于硬质支气管镜，而主要见于可弯曲支气管镜。相关因素主要为气道内可燃物存在，如气管插管、可燃性吸引管、可弯曲支气管镜外鞘、激光导光纤维燃烧等。通过降低吸氧浓度、降低激光功率（< 40 W）、及时清除导光纤维尖端的组织凝固物避免自燃、术前移去激光治疗范围内的可燃物、禁止吸入可燃的麻醉气体等措施可防止本并发症的发生。一旦发生气道内燃烧，首先应立即拔出支气管镜及所有器械并灭火；其次应再次进镜对气道损伤情况进行评估；接着应常规给予糖皮质激素、抗生素、支气管舒张剂；最后还应根据损伤情况决定随访期限，因为气道内燃烧可能造成远期的气道瘢痕挛缩。

5）低氧血症：常见，可发生于术前、术中、术后。如术前已存在低氧血症则应先纠正再治疗。如术中发生低氧血症，应停止发射激光，加强给氧措施，尽快清除呼吸道内的组织碎屑以通畅气道。

6）气道穿孔：少见，但属严重并发症。主要是由于误将导光纤维指向支气管壁。防范的措施为"低功率（< 45 W）、短脉冲（0.5 s）、平行管壁（导光纤维与支气管壁平行）"。

2. 迟发并发症　在 Dumon 的 1 503 次激光治疗中迟发型并发症主要包括：心脏事件 8 次，其中低氧 3 例（2 例死亡）、心力衰竭 2 次、心脏骤停 1 例（死亡）、心肌梗死 2 例（1 例死亡）；出血 1 例（1 例死亡）。

一次性完成激光介入手术并及时清理气道内组织碎屑、分泌物等以达到有效通畅呼吸道的目标，同时尽可能缩短手术时间，采取相关措施可以有效防范与低氧、心肺功能耐受能力等相关的术后迟发型并发症；通过术中使用低功率、短脉冲的方法可以有效预防术后继发性出血及穿孔等并发症。

第二节　氩等离子体凝固

（一）概述

氩等离子体凝固（argon plasma coagulation, APC）是一种非接触性电凝技术，Plasma一词用以描述气体状态下原子电离后产生的导电介质。APC利用氩等离子体的导电性通过可弯曲探头向组织传递高频电流，电流在组织表面转化为热能进而产生烧灼。APC系统由一个氩气罐、一台高频电发生器、微电脑控制器、内镜治疗探头组成。APC治疗探头由一条可弯曲空心导管及其中心的金属导电丝组成，金属导电丝用于将高频电流输送到导管的尖端并在该处进行高频放电，空心导管则用于输送高压氩气流并使其从导管尖端喷射而出。在导管尖端高速氩气流在高频电的作用下发生电离转变成氩等离子体束喷出。氩等离子体束趋向于阻力最小、距离最短的部位，具有自动寻找阻抗最小的区域而不是直线运动，因此对于一些拐弯的位置有时也能起作用。APC电凝所产生的损伤区域由中心干燥区、中间凝固带、外周失活带组成。干燥或脱水的组织由于电阻较高、导电性差，可使APC的电凝效应下降，因此APC损伤具有自限性，组织损伤深度仅为2~3 mm。在进行肿瘤或组织切除时应清除烧灼凝固的组织后再次烧灼，如此交替进行。

APC与激光都是热消融治疗技术，两者相比，激光可产生更高的温度使组织汽化，组织穿透能力更强，止血效果和消融效果更好，消融速度明显快于APC。相反，APC的组织损伤深度有自限性，不易引起气道穿孔。另外，在治疗过程中激光导光纤维必须始终与气道管壁保持平行，而APC的等离子束则可以侧向转弯，不必与管壁平行，操作更安全。

（二）适应证

APC的适应证主要包括以下几方面。

（1）支气管镜可视范围内的气道内局部出血的止血。

（2）支气管镜可视范围内的气道内良、恶性肿瘤的消融。

（3）支气管镜可视范围内的气道内肉芽组织增生或坏死物清除，包括支架置入后的再增生。

（三）治疗步骤

APC治疗可经硬质支气管镜或可弯曲支气管镜实施，采用何种手段完全取决于临床专家的个人专长。国外专家更多的是使用硬质支气管镜，而国内多数专家则采用可弯曲支气管镜。麻醉方式可以是静脉镇静镇痛麻醉或局部麻醉。

APC的输出功能设定在30~60 W，氩流量1.0~1.6 L/min，单极探头。可采用持续电流或脉冲电流，持续电流时间最长不超过10 s，通常1~3 s。治疗前必须将中性电极与患侧的上臂或下肢相连接。

操作时，APC探头的尖端应至少伸出支气管镜前端10 mm以上，一般情况下，导管前端有一个黑色的线条标志,探头伸出的长度以看到该线条为准。探头尖端应距离目标组织3~8 mm。

Rodolfo C. Morice等人报道一组患者中大量出血(＞200 ml/d)6例、中等量出血(50~200 ml/d)23例、少量出血(＜50 ml/d)27例。所有患者在APC治疗后均立即止血,在随访的(97±91.9)日里没有一例患者在APC治疗的位置复发出血。另有3例再出血接受第二次APC治疗者均为新的出血点。表现为气道阻塞的患者,气道面积由治疗前的阻塞76%±24.9%减少为治疗后的18.4%±22.1%,肺功能及症状也明显改善。

(四)并发症

APC治疗的主要并发症包括气体栓塞、气道内燃烧,虽然少见,但均属严重并发症,应引起重视。APC对准血管丰富的病灶进行射流时可能导致气体从血管进入而发生气体栓塞,严重的气体栓塞少见。Reddy等人报道了3例APC治疗引起致命性气体栓塞的病例,3例病例均因肿瘤并发出血而接受APC治疗,是在出血的情况下或支气管损伤的情况下使用APC,氩气流量均为常规流量,分别为1 L/min、1.5 L/min、2 L/min,功率均为40 W,其中2例治疗中出现严重心律失常、ST段压低、心脏骤停,另1例表现低血压、脉搏消失等。3例患者在发生气体栓塞后立即行经食管超声,均在左心室发现气泡,1例还在主动脉根部及冠状动脉开口处发现气泡。2例抢救成功,1例心脏骤停患者因缺氧性脑水肿严重,放弃抢救后死亡。操作过程中,不将APC探头直接接触组织、不使用过大氩气流量等可能有助于减少气体栓塞的发生率。

与激光治疗一样,气道内燃烧主要发生于气道内存在可燃物质的情况下,吸入氧浓度过高可起到助燃的作用。防范措施见本章"激光消融"一节。

关于APC是否刺激炎症反应,引起肉芽组织增生,加重气道纤维增殖目前仍未有定论,但大多数临床专家从临床实践的角度出发支持这种观点。有限的研究也支持这种观点:曾奕明等对大鼠活体皮肤组织进行研究,比较热射频、APC、冷冻治疗三种消融技术,发现在刺激TGF-β1表达、新生肉芽组织形成、胶原沉积等方面,按强度排列依次为热射频、APC、冷冻治疗,其中冷冻治疗与假干预组无统计学差异。张杰等的动物试验提示,在APC治疗、机械刺激、冷冻治疗中,APC明显更易引起实验狗气管肉芽增生、纤维增殖及气管狭窄。2012年由国内结核病专家与介入呼吸病学专家共同撰写的《气管支气管结核诊断和治疗指南(试行)》指出,APC的损伤范围大于激光及高频电刀,建议热消融用于突向管腔的较大的结核性肉芽组织,而对于靠近管壁的基底部则采用冷冻治疗。

第三节　其他热消融技术

其他热消融技术包括电凝术、电切术、电圈套术、微波、热射频等,其中电凝术、电切术、电圈套术的基本原理相近,而微波、热射频则大同小异。从适应证来看电凝术、微波、热射频较相近，但电凝术组织损伤深度明显大于后两者，如控制不当可引起气道壁穿孔；三者对气道壁的炎症损伤以及刺激肉芽组织增生、诱发气道再狭窄的可能性均较大，因此慎用于良性气道狭窄。对于中央恶性气道阻塞，由于激光及APC的安全性及治疗效率均较高，因此目前上述三者已较少使用。

高频电刀是一种非常有用的治疗技术，该技术是利用高频放电对组织进行切割，由于没有电凝作用，因此无法进行止血，操作中应避开血管或避免用于血运丰富的组织。目前常用于环形或隔膜型的良性气道狭窄。采用针型电刀（尖端有保护套者更安全）对狭窄处进行放射状切开，可起到快速缓解呼吸困难的效果。由于对组织的作用为点或线，因此刺激气道肉芽增生及再狭窄的可能性小。由于没有止血功能，因此，临床上几乎不用于恶性肿瘤消融。

电圈套术对于带蒂或窄基组织或肿瘤的消减是一种高效率的介入治疗技术，近来也有人用于大块突入管腔的宽基组织。该技术的基本原理是结合电凝与电切模式，采用先电凝后电切反复循环，逐步深入凝切，最终整块切除组织并同时止血。可用于良、恶性病变，是一种有用的治疗技术。

热射频是通过射频天线发射射频能量，以天线末端作为治疗探头，根据功率的不同，探头的温度通常可达50~80℃，使组织产生蛋白变性、脱水、坏死，数日后坏死组织脱落，其组织穿透力可达3 mm左右。目前最有应用前景的热成形技术治疗支气管哮喘是一种全新的技术，另有专门章节介绍。

◇ 参 ◇ 考 ◇ 文 ◇ 献 ◇

［1］ Cavaliere S, Foccoli P, Farina PL. Nd: YAG laser bronchoscopy. A five-year experience with 1, 396 applications in 1, 000 patients[J]. Chest, 1988, 94(1): 15-21.

［2］ Mohan A, Guleria R, Mohan C, et al. Laser bronchoscopy-current status[J]. J Assoc Physicians India, 2004, 52: 915-920.

［3］ 靖秋生、李彩萍，周静，等. 经纤维支气管镜KTP激光治疗支气管结核的近期疗效观察[J]. 中国激光医学杂志，2004, (13): 78-80.

［4］ Dumon JF, Shapshay S, Bourcereau J, et al. Principles for safety in application of neodymium-YAG laser in bronchology[J]. Chest, 1984, 86(2): 163-168.

［5］ Morice RC, Ece T, Ece F, et al. Endobronchial argon plasma coagulation for treatment of hemoptysis and neoplastic airway obstruction[J]. Chest, 2001, 119(3): 781-787.

［6］ Reddy C, Majid A, Michaud G, et al. Gas embolism following bronchoscopic argon plasma coagulation — a case series[J]. Chest, 2008, 134 (5): 1066-1069.

［7］ Zhang J, Wang T, Wang J, et al. Effect of three interventional bronchoscopic methods on tracheal stenosis and the formation of granulation tissues in dogs[J]. Chin Med J (Engl), 2010, 123 (5): 621-627.

［8］ 中华医学会结核病学分会《中华结核和呼吸杂志》编辑委员会. 气管支气管结核诊断和治疗指南（试行）[J]. 中华结核和呼吸杂志, 2012, 35(8): 581-587.

第十章

支气管镜下冷冻治疗技术

宋小莲　李谡

冷冻治疗是利用对局部组织的冷冻，使细胞内、外的组织液形成冰晶，破坏细胞结构，导致组织变性、坏死以达到治疗目的。1968年首次报道了冷冻探针在气道中的应用，可弯曲支气管镜的普及推动了冷冻治疗的发展。冷冻治疗是目前公认的治疗中央气道阻塞以及减轻恶性气道疾病症状的手段之一。它使用简单，易于掌握，与其他气道再通技术（APC、激光、高频电刀）相比，费用更便宜，并且具有良好的安全性。但冷冻治疗若要达到最佳疗效需要数日，因此在气道阻塞危及生命时不能单独使用。冷冻治疗也可用于早期恶性病变或是癌前病变的消融。冷冻治疗肺部疾病，大多是借助于支气管镜，有时也用于经皮处理不能手术的周围型肺癌。在这一章，我们将讲述冷冻技术在治疗气道疾病方面的原理、适应证和实用价值。

一、气道冷冻治疗的历史

众所周知，通过冷冻可以造成组织破坏，而通过冰冻减慢肿瘤生长以及减轻疼痛的治疗方法已经有数百年的历史了，最早古埃及人用低温来达到镇痛的效果，普法战争期间利用冷冻来进行截肢。但直到快速制冷技术的诞生，才使实用冷冻手术器械成为可能。现代冷冻探针利用所谓焦耳-开尔文效应的热力学原理使探针头部迅速达到低温。这种效应描述了气体或液体在绝缘与外界无热量交换的情况下从高压区通过真空管或多孔塞进入低压区所发生的体积膨胀。快速膨胀的蒸气需要从附近的区域吸收能量来获得动能，进而使周围区域失去能量迅速变冷，因此可使冰冻效应快速发生并集中在探针的尖端。

20世纪中期，在泌尿科、妇科、耳鼻喉科和神经科，用于组织破坏及肿瘤切除的冷冻手术仪器逐渐发展起来。1961年，Cooper和Lee在基底神经节手术中运用自动化冷冻仪器治疗帕金森病取得成功，这种设备是使用液氮作为冷却剂，温度最低可以达到-180℃左右。由于气道相对难以通过，为了避免对气管和支气管树造成损伤及穿孔，气道治疗所用的冷冻器械要更小更精确。过去的数十年里，许多研究者证明在狗和鼠的气道内肿瘤模型上，冷冻治疗可有效地破坏肿瘤，并且黏膜愈合后不留瘢痕。

冷冻治疗应用于气道的首例报道在1968年，是在硬质支气管镜下通过冷冻切除中央型肺癌。第二例报道是在1975年，来自梅奥诊所的Sanderson等，之后这个团队提供了首个案例分析,证实了冷冻治疗在减轻支气管恶性疾病引起的咯血和呼吸困难方面也有一定作用。由于对全身麻醉和硬质支气管镜的要求,以及其他先进的气道肿瘤破坏技术如Nd：YAG激光的存在,冷冻治疗在气道治疗领域的应用近十余年来一直受阻,直到德国ERBE公司开发出可弯曲冷冻探针,它可以通过可弯曲支气管镜,冷冻治疗才开始逐渐发展。总的来说,相较于其他支气管镜治疗手段,冷冻治疗在价格、安全性和操作简便上更具优势,是一项尚未得到充分发展与应用的技术。

二、冷冻治疗的原理及基本设备

(一) 冷冻治疗原理

冷冻治疗利用低温破坏组织。组织损伤取决于多种因素,包括冷却速率、能达到的最低温度、解冻速率、冻融循环的次数,以及靶组织本身对冷冻的敏感性(与组织中含水量有关)等。冷冻敏感组织包括皮肤、肉芽组织和黏膜。因此,与激光切除或外科手术相比,冷冻治疗有选择性效应,在气道中应用,可以避免产生瘘或破坏气管软骨。肿瘤细胞因含水量高所以对冷冻治疗很敏感。冷冻产生的损伤可以在分子、细胞、组织水平上来分析。

冷冻损伤的机制是冷冻造成细胞内外冰晶形成,使细胞脱水,电解质的浓度及酸碱度发生变化,致细胞发生中毒而死亡。冷冻后的融化,特别是缓慢自然融化,使细胞内的小冰晶聚积成大冰晶,使类脂蛋白复合物变性,使细胞膜破裂,亦能促使细胞破坏死亡。冷冻损伤的性质和损伤的水平取决于冷冻的速度(越快损伤越大)及解冻速度(缓慢的伤害较大)。

在体内的冷冻损伤具有生物异质性,细胞环境尤其是微循环扮演了重要角色。恶性组织通常富含血管,血流可以减弱冷冻治疗的效果。但是,微循环对冷冻治疗、局部缺血、发生于数分钟到数小时内的局部物理梗死是很敏感的。这是因为冷冻引起血管收缩、内皮损伤,并因为血小板栓子形成导致血黏度升高,从而诱导血栓形成。这个机制解释了发生在冷冻治疗中的延迟的止血反应。冷冻手术后可以观察到,在冷冻过的和未冷冻的组织之间有明显的分界,但是在病变组织的治疗效果上,由于冷冻对周围血供产生影响,造成低氧和低体温,扩大了冷冻的损伤,在损伤区域可能会发生化疗药物的截留,从而造成冷冻治疗后对化疗的敏感性上升。但是,这些发现尚有争议,并且不足以成为临床依据。冷冻治疗的另一突出特点是,冷冻治疗损伤的黏膜愈合后不形成瘢痕,这使其在气道阻塞性疾病治疗,尤其是良性气道疾病、肉芽增生性疾病的治疗中独具优势。

冷冻细胞会在数小时到数日内坏死,被治疗过的组织也会脱落到气道中,可以通过咳痰排出,但多数情况下,在术后5~10日内需要再一次进行支气管镜操作来清理残骸。冷冻治疗的延迟破坏和止血反应解释了为什么这项治疗的效果不能在短期内被观测,也解释了为什么在中央气道阻塞造成急性呼吸衰竭时它并不是一项有效的技术。

(二) 冷冻治疗的设备

1. 冷冻剂　用于冷冻治疗的冷冻剂常为液态的,它们在汽化的过程中持续带走热量使温度保持恒定。治疗的效果与治疗时所达到的温度直接相关。为了摧毁一个病灶，核心组织的温度必须达到-40~-20℃，把肿瘤冻结到-40℃甚至以下，可达到至少90%的细胞死亡。目前用于支气管镜冷冻治疗的冷冻剂主要包括二氧化碳、一氧化二氮和液氮。室温条件下，二氧化碳由高压储气瓶释放后会产生结晶，这些结晶对探头的操作有一定影响，但由于其安全、价格低廉，国内应用较多。一氧化二氮从高压储气瓶内到达探针头部，压力从高压变为大气压的过程使气体膨胀，从而保持冷冻探头顶端的温度在-89℃，因其不形成结晶，故最为常用。液氮能使探头顶端最低温度达-196℃。

2. 冷冻装置及冷冻探针　目前可以买到许多种冷冻手术的装置，但主要都包括三个必要的组成部分：一个操纵台，一个高压储气瓶，一个冷冻探针，探针与高压储气瓶通过一个传输管相连。冷冻探针的作用是在最短的时间内获得最低的温度促进组织细胞冻结。硬质冷冻探针只能配合硬质支气管镜使用，可弯曲冷冻探针则硬质支气管镜或可弯曲支气管镜均可使用。硬质冷冻探针更大，可以重新加温，因此可以快速解冻。可弯曲探针不能重新加温，会发生自发的溶解，因此冻融循环时间要更长，比起硬质冷冻探针，操作时间也相应延长了。可配合支气管镜使用的冷冻探针装置并不昂贵，售价大概是同类作用的激光装置的10%~15%。

三、冷冻治疗的适应证及其应用

冷冻治疗是一项重要的支气管镜介入技术，尤其是对于肉芽增生性疾病、异物或者分泌物或者血凝块造成的气道阻塞。这些阻塞物在局部冷冻环境下冻结附着于冷冻探针上，撤回探针可带出这些东西。在许多情况下，冷冻治疗也用于缓解与呼吸道阻塞有关的症状。

（一）良性的气道阻塞

几十年来，冷冻探针成功取出了许多气道异物。易碎或多孔的生物性异物，比如血栓、黏液栓、食物残渣、坚果、药丸等有很好的冷冻吸附性，可以很轻易地吸附到探针上被带出体外。冷冻治疗对于移除金属质地的异物或者牙齿则不那么有效，因为这些东西不具有良好的冷冻吸附性。冷冻治疗还可以用于气道肉芽组织的处理、支气管内脂肪瘤和网状狭窄的处理。冷冻治疗对于主要由纤维组织构成的复杂良性狭窄效果不佳，因为纤维组织具有冷冻抗性。

（二）恶性气道阻塞

在美国，肺癌是男性癌症相关死亡第一大因素，是女性仅次于乳腺癌的第二大死亡因素。大约30%的肺癌患者在诊断时都有中央气道的疾病，表现为咯血、咳嗽和呼吸困难等。随着阻塞进展，出现肺不张和阻塞性肺炎。这一类患者往往不能手术治疗，尽管体外放疗可减小肿瘤尺寸，但是它的作用缓慢而且受到总放射剂量的限制。全身化疗对于阻塞性的气道疾病也不是一个有效的方法，尤其是对于非小细胞癌。因此，直接快速的解除气道阻塞的气道介入治疗是有必要的。冷冻治疗对于息肉样病变以及生长深度小于10 mm的小肿瘤治疗效果良好，但是这项技术对于黏膜下深层恶性肿瘤或转移性肿瘤造成的阻塞效果不佳,此时可能需要其他更快速的介入手段或植入呼吸道支架。不过,冷冻技术处理肿瘤再发及支架植入后肉芽组织增生则安全有效。

　　总的来说,对于呼吸道内阻塞,冷冻治疗比起能提供相同程度缓解的其他治疗手段如Nd∶YAG激光、电切术或光动力疗法有其独特的特点和优势。就像之前讨论的那样,冷冻治疗的主要限制就是见效迟,而且必须在术后5~10日再次手术清除坏死组织(图10-1)。

(三)在恶性肿瘤上应用研究

　　自从梅奥诊所第一次在人类身上使用冷冻治疗后,在欧洲和美国有几个研究中心随后也开展这项手术,并且有一部分文献曾报道过他们在临床上使用冷冻手术缓解气道阻塞和咯血的经验。

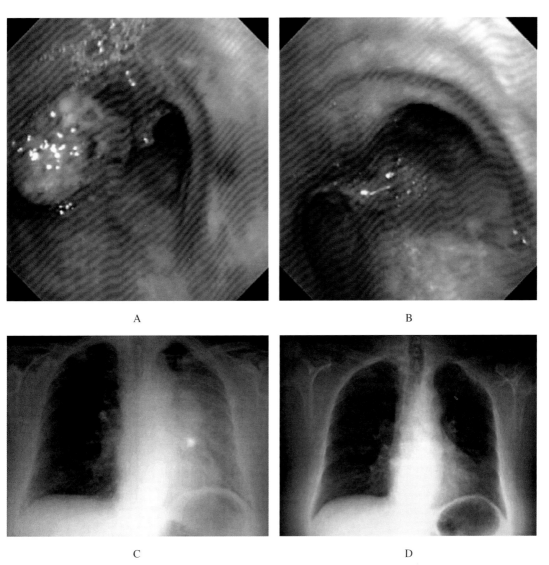

A

B

C

D

图 10-1　冷 冻 治 疗
A、B. 气道;C、D. 胸片;A、C. 恶性中央气道阻塞冷冻治疗前;B、D. 冷冻治疗3周后

1985年，Homasson和他的合作伙伴首次报道在27例气道狭窄患者身上进行冷冻治疗的结果。22例患者有恶性气道狭窄，其中13例（占59%）经治疗后部分或者完全解决了狭窄，4例患者在随后1个月的随访中肿瘤被完全破坏或者消失。他们的结果看起来非常完满，但是在5例患者（占18%）中出现技术障碍，他们使用55 cm长的半刚性探针不能充分到达病灶。

随后，在1990年，Walsh等报道了气道冷冻治疗的首次前瞻性研究。该研究纳入33例患者，平均年龄71岁，患有不宜手术的肺癌。冷冻治疗后呼吸困难的改善率为37%，喘鸣的改善率为56%，肺功能的改善率为58%。支气管狭窄缓解率为77%（以术者支气管镜下肉眼估测为依据），其中24%是在塌陷的基础上改善并通过影像学显示。在9例咯血患者中，6例（占总数的67%）术后咯血症状得到有效缓解。手术通过硬质支气管镜完成，完成用时10~15 min，没有严重的并发症。

Marasso等在1993年报道了意大利都灵170例恶性肿瘤患者使用硬质探针的治疗经验。冷冻治疗缓解了68%的肺叶或者整肺的肺不张（78/115），呼吸困难症状的改善率为81%，咯血症状缓解率为93%，71%的患者血氧浓度较治疗前提高。

2004年，来自英国哈尔菲尔德医院的Maiwand和Asimakopoulos报道了最大宗的病例研究，讲述了他们治疗521例有症状的、出现阻塞表现的恶性气道肿瘤患者的经验。大部分患者处于肿瘤Ⅲb期或者Ⅳ期，不适宜外科手术治疗，39%的患者既往有放疗史，平均随访期限为18个月（从4~84个月不等）。该研究发现，86%的患者（521例中的448例）冷冻治疗后其咳嗽、呼吸困难、咯血和胸痛等症状中至少有一个症状得到缓解。另外，研究发现术后有明显的肺功能改变，平均FEV_1从1.39 L升高至1.51 L，FVC从1.93 L升高至2.13 L，并且卡氏评分（KPS）和WHO评分（PS）测定显示其体能状态得到改善。

（四）肺癌的联合治疗

对于不宜手术的肺癌患者，气道狭窄相关症状是并发症的重要预兆，比如阻塞性肺炎。若条件允许，推荐早期介入消除梗阻，因为随着症状缓解和功能改善，以及成功的呼吸道肿瘤消减或切除，有助于患者的后续治疗。另外，冷冻治疗和体外放疗被证明有协同作用。据一项研究报道，有38例患者参加了放疗后冷冻治疗，其中26例冷冻治疗后成功减瘤，65%经过放疗后冷冻治疗没有肿瘤残余。比起传统的单用放疗仅1/3的患者肿瘤得到控制的情况，这种方法更值得推崇。放疗后冷冻治疗组的生存中位数是397日，显著高于没有冷冻治疗组（中位数为144日）。

冷冻治疗对于化疗也同样有增敏作用。1975年，Benson报道了化疗和冷冻治疗在39例晚期头颈部肿瘤患者中有明显的协同作用。Ikekawa等通过小鼠模型验证了局部区域冷冻治疗后充血造成化疗药物在此堆积。这个理论被法国的一项研究进一步验证：肺癌患者经过冷冻治疗后，在肿瘤部位博来霉素的浓度提高了30%。正如前述，这种药物截留现象可能与化疗或者冷冻治疗破坏了肿瘤局部的组织结构有关。

（五）早期肺癌的根治疗法

考虑到早期癌症或者原位癌的浸润深度和治疗方法的安全性，部分这类患者也可以使用冷冻治疗处理。法国一项多中心临床研究,对35例组织学确诊的表浅型支气管肿瘤患者进行了冷冻治疗,91%的患者获得完全缓解。虽然4年内有10例患者复发,研究结果仍然支持将冷冻治疗作为临床首选的处理方法之一,这个结果可以与激光或电切术媲美。

四、冷冻治疗技术操作

术前常规准备和检查如胸片、胸部CT、血气分析和肺功能测定等都是必要的。术前应该停止抗凝治疗,对有心内膜炎高危因素的患者应该术前使用抗生素。不管进行硬质支气管镜还是可弯曲支气管镜都需要标准的麻醉、心电监测,并且进行气道常规检查。

冷冻探针乙醇消毒后通过支气管镜的工作孔道进入,在可视化条件下,金属尖端垂直或水平与肿瘤直接接触,也可以插入肿瘤中,以便产生最大的冷冻效果。当使用可弯曲支气管镜时,使用长≥4 mm的探针,探头近端应与支气管镜末端保持一定距离,避免对镜头产生损伤。外生型气道肿瘤更适合冷冻治疗。在一个位点进行3个冻融循环,一次循环为1~3 min。大多数冷冻过程均应在可视条件下完成,以防止冻伤周围正常的气道壁。探头周围形成结晶后,用力牵拉冷冻探头与支气管镜即能将冻结的病灶组织切下,并一同移出气道。大量出血并不经常遇到,而且多数情况下通过负压吸引即可清除。

五、冷冻治疗的优势

冷冻治疗对患者的影响较小,尤其老年人容易接受。由于没有高频电灼效应,因而可用于装有起搏器患者的治疗。在呼吸道应用方面,冷冻治疗被认为是非常安全的治疗手段且并发症少,发热作为术后并发症之一,据报道可以使用皮质醇类激素预防。一般来说,常规会发生反应性的气道水肿,但不严重,因为软骨限制了水肿组织扩大。术后主要并发症是延迟的脱落反应,这可能会导致咳嗽和呼吸困难加重,如果脱落碎片进入远端支气管可能会造成肺不张和气道内阻塞。所以,推荐术后5~10日内进行二次手术清扫。

冰冻和再结晶都有赖于细胞内含水量。软骨和纤维组织都是冷冻抵抗的,因此比起电烙术,冷冻治疗造成气道穿孔的概率显著减少。气道愈合后无瘢痕。冷冻治疗可以安全地在气道支架周围使用而不会损伤支架。同样重要的一点是,冷冻治疗费用低廉,容易掌握,方便广泛开展。

六、结论

冷冻治疗是一项有效的气道介入治疗手段,并且是处理气道狭窄的多种手段中很重要的一种。它可以有效缓解管腔内狭窄,缓解与呼吸道恶性肿瘤有关的呼吸困难及咯血。冷冻疗法比起其他治疗手段最主要的优势是价格便宜,使用简便,安全性高。冷冻治疗在某些气道异物的取出及控制清除气道内肉芽增生方面具有独特优势。但其主要缺点是常规的冷冻治疗不能立刻见效,止血效果也是延迟出现的,缺乏通用性并且需要重复手术。冷冻治疗的新指征是早期肺癌的治疗,对放疗和全身化疗的增强作用。与其他介入治疗方法相结合，冷冻治疗更能有效地发挥作用。

◇ 参 ◇ 考 ◇ 文 ◇ 献 ◇

[1] Homasson JP, Mathur PN. Cryotherapy in Endobronchial Disorders [M]// Beamis JF, Mathur PN. Interventional Pulmonology. New York: McGraw-Hill, 1999: 69−83.

[2] Kawamura M, Izumi Y, Tsukada N, et al. Percutaneous cryoablation of small pulmonary malignant tumors under computed tomographic guidance with local anesthesia for nonsurgical candidates[J]. J Thorac Cardiovasc Surg, 2006, 131: 1007−1013.

[3] Maiwand O, Glynne-Jones R, Chambers J, et al. Direct cryosurgery for inoperable metastatic disease of the lung[J]. Ann Thorac Surg，2006, 81: 718−721.

[4] Cooper IS, Lee AS. Cryostatic congelation: a system for producing a limited, controlled region of cooling or freezing of biologic tissues[J]. J Nerv Ment Dis, 1961, 133: 259−263.

[5] Cooper IS, Stellar S. Cryogenic freezing of brain tumors for excision or destruction in situ[J]. J Neurosurg, 1963, 20: 921−930.

[6] Thomford NR, Wilson WH, Blackburn ED, et al. Morphological changes in canine trachea after freezing[J]. Cryobiology, 1970, 7: 19−26.

[7] Sanderson DR, Neel HB 3rd, Fontana RS. Bronchoscopic cryotherapy[J]. Ann Otol Rhinol Laryngol , 1981, 90: 354−358.

[8] Benson JW. Combined chemotherapy and cryosurgery for oral cancer[J]. Am J Surg, 1975, 130: 596−600.

[9] Homasson JP. Cryotherapy in pulmonology today and tomorrow[J]. Eur Respir J, 1989, 2: 799−801.

[10] Homasson JP, Renault P, Angebault M, et al. Bronchoscopic cryotherapy for airway strictures caused by tumors[J]. Chest, 1986, 90: 159−164.

[11] Walsh DA, Maiwand MO, Nath AR, et al. Bronchoscopic cryotherapy for advanced bronchial carcinoma[J]. Thorax, 1990, 45: 509−513.

[12] Maiwand MO, Asimakopoulos G. Cryosurgery for lung cancer: clinical results and technical aspects[J]. Technol Cancer Res Treat, 2004, 3: 143−150.

[13] Vergnon JM, Schmitt T, Alamartine E, et al. Initial combined cryotherapy and irradiation for unresectable non-small cell lung cancer. Preliminary results[J]. Chest, 1992, 102: 1436−1440.

[14] Ikekawa S, Ishihara K, Tanaka S, et al. Basic studies of cryochemotherapy in a murine tumor system[J]. Cryobiology, 1985, 22: 477−483.

[15] Homasson JP, Pecking A, Roden S, et al. Tumor fixation of bleomycin labeled with 57 cobalt before and after cryotherapy of bronchial carcinoma[J]. Cryobiology, 1992, 29: 543−548.

第十一章

支气管腔内高剂量率近距离放射治疗

白　冲　董宇超

肺癌已是发病率和死亡率均居于第一位的肿瘤,大部分肺癌患者是无法通过手术获得治愈的,对于这些患者,放射治疗(简称放疗)是其重要的治疗方法。由于正常组织耐受放射线的能力有一定的限度,故体外放疗的剂量会受到限制,而支气管腔内高剂量率(high dose rate,HDR)近距离放射治疗可以在气道内进行照射,对于腔内病变可以在治疗的同时尽量减少对正常肺组织的损害,是控制气道腔内病变的有效治疗方法,有着良好的应用前景。

一、历史

近距离放射治疗最早是在1900年开始应用于肿瘤的治疗。1922年,Yankauer首次通过硬质支气管镜将镭粒送入支气管保留4~6 h,进行支气管腔内近距离放射治疗,成功缓解了1例因肺癌导致的支气管阻塞。1929年,Kernan和Cracovaner通过支气管镜进行电凝治疗并将镭针插入肿瘤内部进行放疗,成功去除了患者左主支气管内导致肺不张的恶性肿瘤组织。Pancoast也曾报道通过开胸术将镭针植入肿瘤内部成功治疗2例肺上沟瘤。1933年,Kernan总结了通过硬质支气管镜置入"氡粒"成功治疗8例肺癌。1939年,Ormerod报道将氡粒置入肿瘤内部或放置于原位5~7日,进行支气管腔内近距离放疗;他共治疗了100例肺癌患者,其中21例存活时间超过1年。到20世纪60年代,[60]钴被用于近距离放疗,但由于考虑到其对工作人员的辐射问题,这项技术很快就被放弃了。实际上,因为缺乏满意的放射源、医务人员有放射性暴露的危险、放射源的置入需要通过硬质支气管镜或开胸手术等原因,支气管腔内近距离放疗在许多年中一直没能得到推广。

现代后装装置的原型是Henschke和他的同事在1964年发明的。他们先在硬质支气管镜下于气道内置入一根塑料导管,再通过导管导入小型放射源进行治疗。放射源最初是用手动摇杆为动力,后来手动摇杆被马达所代替,并逐渐出现了遥控装置和计算机辅助设计治疗方案。这样就比较彻底地解决了医务人员的防护问题。

1983年,Mendiondo首次报道通过纤维支气管镜插入装有[192]铱的聚乙烯管进行支气管腔内近距离放疗。从此,对于患者而言,再也不必通过硬质支气管镜或开胸手术置入放射源,在门诊利用可弯曲支气管镜就可以完成操作。

正是因为后装技术和纤维支气管镜的发明和完善,以及放射源[192]铱的出现,到了20世纪80年代,支气管腔内近距离放疗重新显示出其独特的治疗价值,并得到了广泛的应用。所以支气管腔内近距离放疗也常常被称为后装放疗。

二、技术和原则

（一）放射源

曾经有多种放射性核素被用于支气管腔内近距离放疗,包括^{60}钴（^{60}Co）、^{226}镭（^{226}Ra）、^{222}氡、^{137}铯（^{137}Cs）、^{192}铱（^{192}Ir）、^{198}金、^{125}碘和^{103}钯等。

1）^{226}Ra:天然核素,半衰期为1 590年,衰变中放出α、β、γ三种射线,临床上用γ射线治疗。由于不易防护,已被淘汰。

2）^{60}Co:人工核素,产生β、γ两种射线。已被^{137}Cs所代替。

3）^{137}Cs:人工核素,半衰期为33年,释放γ射线,组织穿透力好。但由于制成的放射源较大,仅适用于妇科、直肠和少数鼻咽腔的治疗。

4）^{192}Ir:人工核素,释放β、γ两种射线。粒状源（图11-1）是体积很小的放射源,能进入人体的各个部位进行放疗。半衰期为74日,γ射线能量相对较弱,易防护,是目前最好也是应用最广的后装放射源。

^{192}Ir由于能量率高、体积小、便于控制,是目前最常用的放射源。临床上使用的有由多个铱粒相连组成的线形放射源和仅含有单个高活性铱粒的点状放射源,并都可以通过遥控后装装置来驱动。

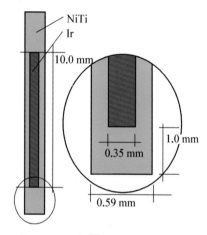

图11-1　粒状^{192}Ir放射源结构示意图

（二）分类

根据放射源的放射性强弱,治疗的剂量率被分为低剂量率（LDR）、中剂量率（IDR）和高剂量率（HDR）。低于2 Gy/h为LDR,2~12 Gy/h为IDR,超过12 Gy/h为HDR。剂量率的确定一般以距离放射源1 cm处的放射性强弱为标准。所有剂量率都能对气管、支气管肿瘤产生有效的抑制作用,但每种剂量率各有优缺点。HDR需要时间短,在门诊即可进行,医务人员放射性暴露的危险很小,虽然设备投资高,需要与导管相配套的多种支气管镜,但仍被大部分医院采用。

（三）后装导管的置入和定位

导管置入前先行支气管镜检查,明确病变部位和范围,确定置管部位和深度。后装导管从支气管镜活检孔插入,导管远端要超过病变范围的远端2~3 cm。插入导管不能太深,以防引起疼痛和气胸。如果在插入过程中患者诉疼痛,可将导管拔出2~4 cm,待疼痛消失,再重新确定位置。

导管定位主要有如下两种方法。

1. 支气管镜下直视定位法　导管被置入前,在其外表面做几处标记,一般在导管远端的 5 cm、10 cm、15 cm 处做三个标记就能够为估计肿瘤的两端和导管间的相对位置提供足够的参照。置管时先插入支气管镜,直接观察到肿瘤,确定病变的远端与近端,然后通过活检孔送入导管。退镜后沿着导管旁边再次插入支气管镜,根据导管表面的标记,直视下即可确定导管和肿瘤的相对位置(图 11-2),将此参数输入计算机就能设计相应的治疗计划进行治疗了。

2. 透视定位法 置管前在透视下行支气管镜检查,确定病变部位的远端和近端。置入导管后再在导管内插入定位缆,即可在透视下确定肿瘤与导管的相对位置(图 11-3)。

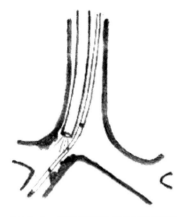

图 11-2 支气管镜直视下导管定位

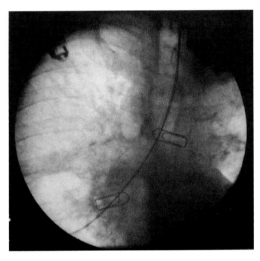

A

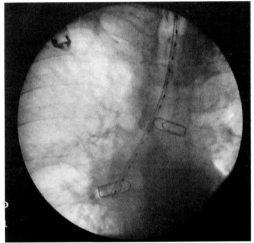

B

图 11-3 透视下导管定位法
A. 肿瘤范围透视下定位; B. 导管插入定位缆后透视下定位

(四)制订计划

1. 剂量标准层面的确定 首先要根据治疗部位管腔直径的不同确定剂量标准层面,其位置通常距离导管 0.5~2 cm。美国近距离治疗学会(American Brachytherapy Society,ABS)推荐如下两种确定方法。

(1)以导管为中心,半径 10 mm 为剂量标准层面。此方法多用于治疗大气道的病变。需要注意的是由于支气管的管径较气管细,可能会接受更高剂量的照射。

(2)根据气道实际的直径确定标准剂量层面距放射源的距离。此方法多用于治疗小气道的病变,根据支气管的不同,半径在 5~10 mm。

治疗的范围通常要超过病灶两端 2 cm,对于复杂的病变,有三维计划系统效果更佳。

2. 放射剂量及其分割 目前尚无最佳的照射剂量及剂量分割方案。根据 ABS 的建议:

如果HDR作为单独的姑息治疗方案,可以使用7.5 Gy×3次、10 Gy×2次和6 Gy×4次的分割方法;如果作为体外放疗的联合治疗方案,可以使用7.5 Gy×2次、5 Gy×3次、4 Gy×4次的分割方法。以上方法每次治疗的间隔时间为1~2周。

三、临床应用

(一)适应证和禁忌证

1.适应证　ABS制订的适应证如下。

(1)由恶性支气管腔内病变引起的呼吸困难、阻塞性肺炎、咯血或难治性咳嗽等症状。

(2)因为肺功能差或转移无法手术者。

(3)因为肺功能差无法接受体外放疗或不能完成体外放疗全部剂量者。

(4)肿瘤向腔内生长而非外压性病变,并且病灶适合置入后装导管。

(5)患者的预计生存时间大于3个月。

2.禁忌证

(1)重度气道阻塞,应该在局部治疗保障气道通畅(如Nd:YAG激光治疗并放置支架等)后再进行近距离放疗,以避免放疗后局部水肿导致整个气道的阻塞,特别是气管的阻塞。

(2)肺部、颈部等放射野有结核感染。

(3)有通向非支气管组织区域的瘘管。

(4)肿瘤未经组织学证实。

(5)最近大咯血保守治疗无效或肿瘤已累及大血管。

(6)严重心肺功能不全或全身情况极度衰弱不能耐受支气管镜操作。

(二)姑息性治疗

对于解除气道阻塞或开放大气道来说,支气管腔内近距离放疗是一种相对简便、快速、微创的方法。因此对于那些支气管腔内肿瘤复发、肺部转移性肿瘤、全身情况差和(或)不能接受其他治疗(如化疗)的患者,HDR近距离放疗已经是一种很常用的治疗方法。

姑息性治疗的概念很难界定。对每一个有支气管腔内肿瘤生长症状(如咯血、咳嗽、肺不张、气急、疼痛)又不能接受其他治疗的患者都可以考虑使用HDR近距离放疗进行姑息性治疗。结合大部分关于姑息性治疗的文献,65%~95%的患者症状改善。尤其是对咯血和支气管再通的治疗有很高的成功率,相比来说,咳嗽、气急、疼痛的缓解率就低一些(表11-1)。

表11-1　不同治疗方案的比较

作　者	病例数	平均照射次数和总剂量(n/Gy)	总有效率(%)	中位生存期(周)
Stout	49	1/15	45~71	35
Bedwinek	38	3/18	41~82	26
Gauwitz	23	2/18	88	32
Gollins	406	1/(15~20)	46~92	26

（续表）

作　者	病例数	平均照射次数和总剂量（n/Gy）	总有效率（%）	中位生存期（周）
Huber	56	2/9.6	NA	27
Speise	342	3/22.5	85	22~26
Escobar-Sacristan	81	4/20	85	NA

注：NA表示未统计

　　Stout的前瞻性研究中有49例接受腔内HDR治疗，并且与50例接受体外放疗的患者比较。结果体外放疗的症状维持时间更长，中位生存时间略有优势（287日 vs 250日）。Gollins报道的病例中，有324例既往未接受过体外放疗，与同组既往接受过体外放疗的患者相比，症状的缓解率一样满意，其中2/3患者局部疗效一直维持到死亡前。以上研究提示，对于初次接受放疗的患者，如有条件应尽量进行体外放疗；而既往的体外放疗病史，对本次HDR治疗的疗效没有明显影响。

　　将HDR与体外放疗联合能否延长生存时间还没有明确的结论。Huber和Langendijk都进行了前瞻性的研究，发现增加HDR并不能延长生存时间，但是局部症状的控制时间会延长。其他作者的研究结果也与此类似。

（三）根治性治疗

　　虽然HDR在姑息治疗中的疗效非常明确，但用于无法手术患者的根治性治疗还是有争议的。尽管如此，将HDR和体外放疗联合进行根治性治疗还是有以下的优势：① 用于开放气道时疗效更佳，并且能减少体外放疗的剂量，保护肺组织；② 在治疗影像学阴性的肺癌时，对黏膜下的病变清除更彻底；③ 可以增加原发病灶的放射剂量。在临床工作中可以先进行50 Gy左右的体外放疗，将病灶半径缩小至10 mm左右，再进行HDR近距离放疗，这样能取得更好的效果。已有多位作者报道对无法切除或术后残留和（或）复发的气道内"小"病灶进行HDR根治性治疗，取得了较满意的临床疗效（表11-2）。

表11-2　HDR近距离放疗在根治性治疗中的应用

作者	病例数	联合外放疗（Gy）	单次剂量（Gy）	照射次数	中位生存期（月）
Taulelle	22		7~10	3~5	17
Macha	19		5	4	23
Sutedja	2		10	2~3	＞40
Tredaniel	29	55（其中16例）	7	6	＞23
Perol	19		7	3~5	78%患者＞1年
Marsiglia	34		5	6（1~8）	78%患者＞2年
Hennequin	70		5~7	6	21.4
Harms	27	30~60	5	2~4	20
Furuta	5	40	6	3	＞31.4

（四）中央气道早期肺癌的治疗

对于早期非小细胞肺癌，手术切除是公认的首选治疗方法。但是对于那些不能耐受手术的患者来说，HDR 近距离放疗单独使用或联合体外放疗是一种有疗效、风险低、费用省、痛苦小的治疗方法。尤其是对于原位癌和仅有局部侵袭而没有淋巴结转移的肿瘤，HDR 近距离放疗是一种很有前途的治疗方法。

Tredaniel 等单独运用腔内近距离放疗治疗 29 例 Ⅰ 期和 Ⅱ 期患者，方案为每次 7 Gy，每两周重复 1 次，最多照射 6 次；2 个月后 72% 患者组织学完全缓解，随访 23 个月大部分患者仍然存活；17% 的患者出现致命的咯血，其中并不能排除咯血的原因可能是肿瘤再发。Satio 进行了一项前瞻性的研究，以体外放疗（2 Gy，20 次）加 LDR 近距离放疗（5 Gy，5 次）治疗 64 例放射学阴性的管内型鳞癌患者，中位随访期 44 个月，4 例患者出现 Ⅱ 度放射性肺炎，19 例患者出现轻中度支气管狭窄，23 例有支气管阻塞，但所有患者都没有明显的肺功能下降和致命性并发症；有 9 例复发，其中 5 例通过进一步手术治疗和外放疗再次缓解，4 例死亡；随访满 5 年的患者中无病生存率达 87.3%。

有作者分析了那些疗效不佳的患者，发现对肿瘤侵犯范围的估计不足是其中的重要原因，肿瘤局限在支气管壁是取得根治性疗效的重要保证。EBUS 是帮助准确判断病灶侵犯范围的有效工具。Herth 等报道，43% 的患者通过 EBUS 检查指导或调整了治疗方案，其中 11% 的患者是接受近距离放疗的，在这组接受近距离放疗的患者中，28% 的患者通过 EBUS 发现了其他方法未能发现的侵犯和淋巴结转移。在 Miyazu 关于 PDT 治疗早期肺癌的研究中，同样发现通过 EBUS 进行评估的患者效果更好。

（五）良性病变中的应用

由于对放疗远期效应的顾虑，气管、支气管腔内近距离放疗很少应用于良性气道病变中。Kennedy 等报道以腔内近距离放疗治疗 2 例肺移植术后支气管狭窄。这两例患者都是在左肺移植术后 3~4 个月发生吻合段支气管肉芽组织增生、重度狭窄，并且先后予激光、球囊扩张、支架置入治疗，效果不佳。2 例患者分别接受 1 次和 2 次 HDR 近距离放疗，每次剂量 3 Gy。治疗后随访 6 个月，支气管狭窄完全缓解，肺功能明显改善，并且没有发生并发症。Kramer 等以 HDR 近距离放疗治疗 1 例支架置入后肉芽组织增生再狭窄的患者，剂量 10 Gy，治疗 1 次。治疗后随访 15 个月，肉芽组织未再生长。Brenner 治疗 6 例支架置入后再狭窄的患者，获得满意的疗效。

上面的结果提示：对于进展性肉芽组织增生性气道狭窄，如果其他治疗效果欠佳，可以尝试支气管腔内近距离放疗。随着对放疗远期反应和安全剂量的研究不断深入，腔内近距离放疗在气道良性病变的治疗中将得到更广泛的应用。

四、并发症

支气管腔内 HDR 近距离放疗总体上是一种比较安全的治疗方法。但由于放射线对气管及周围组织的损伤，还是会出现一些相关的并发症。Speiser 和 Spratling 将其并发症分为四级：1级，中度黏膜炎伴局部白色纤维膜形成；2级，环状纤维膜形成，伴明显的渗出；3级，严重的炎性反应伴明显的膜性渗出；4级，支气管腔内明显的纤维化及环状狭窄。ABS在此基础上增加了第5级：坏死、软化和大出血。以上并发症可以在放疗后几个月内甚至几年后出现。

致命性大咯血是最常见的严重并发症。Speiser统计文献发现其发生率为0~50%，平均为10.3%。根据不同作者的报道，大咯血可能的危险因素包括：空洞型鳞癌、病灶位于主支气管或上叶、治疗范围长、剂量较大、根治性治疗、联合体外放疗、既往接受激光治疗等。

其他的并发症包括气胸、支气管瘘、支气管痉挛、放射性食管炎、支气管狭窄和放射性支气管炎。支气管腔内近距离放疗后引起的食管炎与体外放疗相似。主要表现为胸骨后烧灼感、吞咽困难、黏膜糜烂出血。

腔内HDR放疗后会出现气道黏膜急性水肿，大部分患者不需要特殊处理。如果原有重度气道狭窄或肺功能严重减退，可能引起致命性呼吸衰竭，对于这些患者除做好气道的前期准备外，还可以在治疗前后给予皮质激素以减轻水肿。

五、结论

对于气道腔内的恶性病变，HDR近距离放疗是有效的姑息治疗方法。对于部分不能手术的早期患者可能会达到根治性的疗效。对于HDR的最佳剂量和分割方法，并没有一致的意见，但是过大的剂量并不能增加疗效，反而会增加严重并发症的发生率，尤其是联合体外放疗的患者。致命性大咯血是其最常见的严重并发症。在今后的工作中，各个中心应该尽量统一治疗剂量及分割方法，并开展前瞻性的研究以更好地积累经验。

◇ 参 ◇ 考 ◇ 文 ◇ 献 ◇

[1] Mould RF. A Century of X-Rays and Radioactivity in Medicine: With Emphasis on Photographic Records of the Early Years[M]. London: Taylor & Francis Ltd, 1993, 126−147.

[2] Mehta MP. Endobronchial Radiotherapy for Lung Cancer[M]// Pass HI, Mitchell JB, Johnson DH, et al. Lung Cancer: Principles and Practice. Philadelphia: Lippincott-Raven, 1996: 741−750.

[3] Yankauer S. Lung tumor treated bronchoscopically[J]. NY Med J, 1922, 115: 741−742.

[4] Kernan JD, Cracovaner AJ. Carcinoma of the lung[J]. Arch Surg, 1929, 18: 311−321.

[5] Pancoast HK. Superior pulmonary sulcus tumor: Tumor characterized by pain, Horner's syndrome, destruction of bone and atrophy of hand muscles[J]. JAMA, 1932, 99: 1391−1396.

[6] Kernan JD. Carcinoma of the lung and bronchus: Treatment with radon implantations and diathermy[J]. Arch Otolaryngol, 1933, 17: 457−475.

[7] Ormerod FC. Some holes on the treatment of carcinoma of the bronchus[J]. J La ryngol Otol, 1941, 56: 1−10.

[8] Henschke UK, Hilaris BS, Mahan GD. Remote afterloading with intracavitary applicators[J]. Radiology, 1964, 83: 344−345.

[9] Mendiondo OA, Dillon M, Beach LJ. Endobronchial brachytherapy in the treatment of recurrent bronchogenic carcinoma[J]. Int J Radiat Oncol Biol Phys, 1983, 9: 579−582.

[10] Nag S, Kelly JF, Horton JL, et al. The American Brachytherapy Society recommendations for brachytherapy for carcinoma of the lung[J]. Oncology, 2001, 15: 371−381.

[11] Stout R, Barber P, Burt P, et al. Clinical and quality of life outcomes in the first United Kingdom randomized trial of

endobronchial brachytherapy (intraluminal radiotherapy vs. external beam radiotherapy) in the palliative treatment of inoperable non-small cell lung cancer[J]. Radiother Oncol, 2000, 56: 323-327.

[12] Bedwinek J, Petty A, Bruton C, et al. The use of high dose rate endobronchial brachytherapy to palliate symptomatic endobronchial recurrence of previously irradiated bronchogenic carcinoma[J]. Iht J Radiat Oncol Biol Phys, 1992, 22: 23-30.

[13] Gauwitz M, Ellerbroek N, Komaki R, et al. High dose endobronchial irradiation in recurrent bronchogenic carcinoma[J]. Int J Radiat Oncol Biol Phys, 1992, 23: 397-400.

[14] Gollins SW, Burt PA, Barber PV, et al. High dose rate intraluminal radiotherapy for carcinoma of the bronchus: outcome of treatment in 406 patients[J]. Radiother Oncol, 1994, 33: 31-40.

[15] Huber RM, Fischer R, Hautmann H, et al. Does additional brachytherapy improve the effect of external irradiation? A prospective randomized study in central lung tumors[J]. Int J Radiat Oncol Biol Phys, 1997, 38: 533-540.

[16] Speiser BL, Spratling L. Remote afterloading brachytherapy for the local control of endobronchial carcinoma[J]. Int J Radiat Oncol Biol Phys, 1993, 25: 579-587.

[17] Escobar-Sacristan JA, Granda-Orive JI, Gutiérrez Jiménez T, et al. Endobronchial brachytherapy in the treatment of malignant lung tumors[J]. Eur Respir J, 2004, 24: 348-352.

[18] Langendijk H, de Jong J, Tjwa M, et al. External irradiation versus external irradiation plus endobronchial brachytherapy in inoperable non-small cell lung cancer: a prospective randomized study[J]. Radiother Oncol, 2001, 58: 257-268.

[19] Taulelle M, Chauvet B, Vincent P, et al. High dose rate endobronchial brachytherapy: results and complications in 189 patients[J]. Eur Respir J, 1998, 11: 162-168.

[20] Macha H-N, Wahlers B, Reichle C, et al. Endobronchial radiation therapy for obstructing malignancies: ten years' experience with Iridium-192 high dose radiation brachytherapy afterloading technique in 365 patients[J]. Lung, 1995, 173: 271-280.

[21] Sutedja G, Baris G, Van Zandwick N, et al. High dose rate brachytherapy has a curative potential in patients with intraluminal squamous cell lung cancer[J]. Respiration, 1993, 61: 167-168.

[22] Tredaniel J, Hennequin C, Zalcman G, et al. Prolonged survival after high dose rate endobronchial radiation for malignant airway obstruction[J]. Chest, 1994, 105: 767-772.

[23] Perol M, Caliadro R, Pommier P, et al. Curative irradiation of limited endobronchial carcinomas with high dose rate brachytherapy[J]. Chest, 1997, 111: 1417-1423.

[24] Marsiglia H, Baldegrou P, Lartigau E, et al. High dose rate brachytherapy as sole modality for early stage endobronchial carcinoma[J]. Int J Radiat Oncol Biol Phys, 2000, 47: 665-672.

[25] Hennequin C, Bleichner O, Tredaniel J, et al. Long-term results of endobronchial brachytherapy: a curative treatment? [J]. Int J Radiat Oncol Biol Phys, 2007, 67: 425-430.

[26] Harms W, Schraube P, Becker H, et al. Effect and toxicity of endoluminal high dose rate brachytherapy in centrally located tumors of the upper respiratory tract[J]. Strahlenther Onkol, 2000, 176: 60-66.

[27] Furuta M, Tsukiyama I, Ohno T, et al. Radiation therapy for roentgenographically occult lung cancer by external beam irradiation and endobronchial high dose rate brachytherapy[J]. Lung Cancer, 1999, 25: 183-189.

[28] Tredaniel J, Hennequin C, Zalcman G, et al. Prolonged survival after high-dose rate endobronchial radiation for malignant airway obstruction[J]. Chest, 1994, 105: 767-772.

[29] Satio M, Yokoyama A, Kurita Y, et al. Treatment of roentgenographically occult endobronchial carcinoma with external beam radiotherapy and intraluminal low dose rate brachytherapy[J]. Int J Radiat Oncol Bial Phys, 2000, 47(3): 673-680.

[30] Herth F, Becker HD, LoCicero J, et al. Endobronchial ultrasound in therapeutic bronchoscopy[J]. Eur Respir J, 2002, 20: 118-121.

[31] Miyazu Y, Miyazawa T, Kurimoto N, et al. Endobronchial ultrasonography in the assessment of centrally located early-stage lung cancer before photodynamic therapy[J]. Am J Respir Crit Care Med, 2002, 165: 832-837.

[32] Kennedy A, Sonett J, Orens J, et al. High dose rate brachytherapy to prevent recurrent benign hyperplasia in lung transplant bronchi: theoretical and clinical considerations[J]. J Heart Lung Transplant, 2000, 19: 155-159.

[33] Kramer MR, Katz A, Yarmolovsky A, et al. Successful use of high dose rate brachytherapy for non-malignant bronchial obstruction[J]. Thorax, 2001, 56: 415-416.

[34] Brenner B, Kramer MR, Katz A, et al. High dose rate brachytherapy for nonmalignant airway obstruction: new treatment option[J]. Chest, 2003, 124: 1605-1610.

[35] Speiser BL. Brachytherapy in the treatment of thoracic tumors. Lung and esophageal[J]. Hematol Oncol Clin North Am, 1999, 13: 609-634.

[36] Suntharalingam N, Podgorsak EB, Toli H. Brachytherapy: Physical and Clinical Aspects[M]// Podgorsak EB. Radiation Oncology Physics: A Handbook for Teachers and Students. Vienna: International Atomic Energy Agency, 2005: 451-484.

第十二章
光动力治疗

王洪武　邹　珩

光动力治疗（photodynamic therapy，PDT）是利用光动力反应进行疾病治疗的一种新技术，是将可选择性聚集于病灶的光敏药物注入体内，再利用一定波长的激发光，激发光化学反应，从而针对肿瘤治疗。

早在1895年，Finsen和Raab等首次撰文论及光动力学。1960年Lipson制备出血卟啉衍生物（HPD），一年后，他报告15例支气管内肿瘤在注射血卟啉衍生物（HPD）后产生荧光，5年后，他又首先报道应用HPD测定和处理乳腺癌。20世纪70年代末PDT逐渐成为一项治疗肿瘤的新技术，并被美国、英国、法国、德国、日本等不少国家批准。

随着介入呼吸病学的发展，光动力治疗因其创伤小、特异性高而逐步应用于肺癌的治疗中。1980年，Hayata（早田义博）首先报道通过纤维内镜应用PDT治疗13例支气管内肿瘤。1984年，Roswell Park癌症研究所从HPD中分离出高效组分Photofrin，成为PDT的基本光敏剂。1998年美国FDA批准Photofrin®用于早期支气管癌和阻塞型支气管肺癌的治疗。

一、概述

（一）原理

光动力治疗是一种药物与机械联合技术，涉及给药和照光两个步骤。其原理是通过病灶局部的选择性光敏化作用来破坏肿瘤和其他病理性靶组织，即给予吸收了光敏剂的病变部位适当波长的光照，通过光敏剂介导的和氧分子参与的能量和（或）电子转移，在病变组织内产生具有细胞毒性的活性氧，通过氧化损伤作用破坏靶部位细胞器的结构和功能，引起靶细胞的凋亡和坏死（图12-1）。

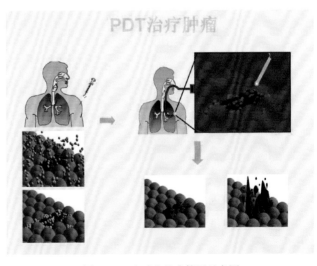

图12-1　光动力治疗简要示意图

静脉注射光敏剂后，光敏剂浓聚于肿瘤细胞，一定时间后给予特殊波长的激光进行照射，最终肿瘤细胞死亡。

1. 光敏反应　不同光敏剂的光物理和光化学特性差异很大，但是产生光敏效应的途径相似。机体在接受光敏剂后的一定时间段，光敏剂可较多地潴留于肿瘤组织内，此时以特定波长的激光照射肿瘤部位，光敏剂在吸收了合适波长的激活光线后，从基态转变为激活的单线态，再与氧起反应，产生高活性单线态分子（O_2^0），后者与分子氧起反应，产生激发态反应性单态氧，再与邻近的分子（如氨基酸、脂肪酸或核酸）相互反应，产生毒性光化学产物，引起细胞毒性和局部微血管损伤。

2. PDT杀伤肿瘤的体内作用机制

1）PDT对肿瘤细胞的影响：PDT对肿瘤细胞有直接杀伤作用，但在PDT治疗肿瘤时，有的以直接杀伤肿瘤为主，有的可导致癌细胞凋亡。

2）PDT对微血管的影响：PDT的光敏反应可造成微血管破坏，激活血小板及炎症细胞，导致炎性因子释放，引起血管收缩、血细胞滞留凝集、血流停滞，造成组织水肿、缺血、缺氧，从而杀伤肿瘤。

3）PDT对间质的影响：间质是肿瘤细胞生长的"瘤床"，对物质扩散、运输和新生血管形成具有重要作用，间质中光敏剂含量很高，PDT对间质的破坏，对于防止肿瘤残留或复发很重要。

4）PDT的抗肿瘤免疫作用：PDT没有放化疗引起机体免疫功能明显抑制的副作用，相反，PDT可诱导抗肿瘤免疫效应，增强机体内各种免疫细胞的抗肿瘤作用，引起局部炎症反应，趋化细胞因子，活化补体等多种免疫分子，从而有效清除肿瘤细胞，对肿瘤的复发有很好的控制作用。

（二）药物及设备

氧、光敏剂和可见光是光动力反应发生的基本条件。其中光敏剂和与之相匹配的特定波长光是光动力反应的两个关键因素。光敏剂的光动力活性、光吸收特性和靶向特性，决定了其临床可用性和适用范围。照射光的波长必须与光敏剂相匹配才能产生强烈的光动力反应，另外，照射光输出的稳定性和投照的可靠性也是决定治疗效果的重要可控因素。

1. 光敏剂　根据来源和结构可笼统地将光敏剂分为血卟啉、叶绿素和染料三大类。

1）第一代光敏剂：是以血卟啉衍生物为代表的混合卟啉类光敏剂。

（1）Photofrin（商品名卟非姆钠）：为其代表药物，是迄今为止唯一获准在临床上正式用于多种实体恶性肿瘤治疗的光敏药物。Photofrin是一种从牛血中提取并进行化学改性的卟啉低聚体混合物，Photofrin为其商品名，于1984年在美国Roswell Park癌症研究所开发成功。后由加拿大QLT phototherapeutics Inc购买专利组织生产，1996年获美国FDA批准，先后在加拿大（1993年）、法国（1997年）、荷兰（1997年）、德国（1997年）、日本（1997年）等国家也获得政府药管部门批准用于临床。Photofrin经世界各地肿瘤医疗单位多年使用，其有效性和安全性均得到专业人士的充分肯定。但由于激活该药的630 nm红光，并非处于该药的最佳吸收光波长范围，也不处于组织的最佳透过光波长范围，而是兼顾两者的折中选择，因此使得该药主要的一个缺点就是杀伤深度较浅，另一明显的缺点是这种光敏剂在皮肤中的存留时间长达数周，容易引起皮肤光敏副作用。该药的药物剂量为2 mg/kg，给药48~96 h内进行光照。

（2）我国也先后研制成功3种混合卟啉类制剂：癌卟啉（HpD，北京）、癌光啉（PsD-007，上海）和光卟啉（HpD，扬州）。其中癌卟啉在2001年获国家食品药品监督管理局（SFDA）批准用于肿瘤治疗，现用名为血卟啉注射液（商品名：喜泊芬）。

第一代光敏剂在临床上虽疗效肯定，但有许多不足之处：组成复杂，各成分在光动力治疗中尚不明确，对肿瘤组织的选择性和光动力学活性的稳定性较差，易引起皮肤光过敏反应，需要的避光时间也很长，组织穿透深度小，对大而深的肿瘤疗效欠佳。

2）第二代光敏剂：大多是卟啉类化合物的衍生物，包括卟啉、卟吩、红紫素、内源性卟啉，以及金属酞菁、稠环醌类化合物等，它们在光动力活性、吸收光谱和对组织的选择性方面均有所改善。

（1）血卟啉单甲醚（HMME）：也称海姆泊芬，是我国首创的一种单体卟啉，成分单一，结构稳定明确，肿瘤摄取率高，对体内外癌细胞具有明显的杀伤作用，且药物消除快，毒副作用小。起初是用于治疗肿瘤，但目前主要被用于治疗鲜红斑痣。

（2）替莫泊芬（temoporfin）：于1989年由英国Scotia Quanta Nova公司研发，2001年10月被批准在欧洲上市，用于头颈部肿瘤的光动力治疗。该药是高效的，药物剂量为0.15 mg/kg，光照通常在注射给药72~96 h后进行，以避免治疗外的急性损伤，仅需要20 J/cm²的光照就能起效。该药的缺点：① 治疗过程中有明显痛感；② 治疗腔道内肿瘤（如食管、支气管等）时极易致瘘；③ 给药后，患者即使不被阳光照射，仍会出现光敏毒性，整个治疗过程需在暗室里进行；④ 由于光敏活性很高，即使用量为0.1 mg/kg或0.5 mg/kg，给药48 h或96 h后光照剂量仅为5 J/cm²或10 J/cm²，仍能观察到明显的对正常组织的损伤。

（3）他拉泊芬（talaporfin，NPe6）：是叶绿素α降解产物衍生物。由日本石化公司开发，于2003年10月率先在日本通过了对早期肺癌的光动力治疗，其商品名为Laserphyrin，规格为每瓶100 mg（注射用），最大吸收波长664 nm的吸收系数是血卟啉的10倍，在体内存留时间短，清除快，几乎不引起皮肤光敏反应。

（4）5-氨基酮戊酸（ALA）：为血红素的前体，本身不是光敏剂，没有光敏活性。可口服，在体内经ALA脱水酶及一系列酶促作用，转化为光反应性原卟啉IX衍生物（PpIX），代谢旺盛的肿瘤细胞吸收ALA明显增加，产生大量的PpIX，并蓄积在细胞内，经激光照射后发生光动力反应，进而杀伤肿瘤细胞。ALA本身是正常细胞的成分，毒性很低，但穿透力仅为0.3~0.5 cm，主要用于非肿瘤性疾病（如老年性眼底黄斑病变、光化学性角化病）和表浅肿瘤的治疗。ALA的半衰期很短，一般在3~6 h PpIX的浓度达高峰，24 h后各器官已很少显示PpIX的荧光。于2007年1月我国国家食品药品监督管理局批准该药上市，主要用于治疗尖锐湿疣。目前也用于皮肤肿瘤如基底细胞癌、鳞状细胞癌等光动力治疗，给药方式为表面敷贴,目前注射剂型已进入临床试验。

其他如竹红菌素是从我国云南一种箭竹的竹果中提取出的天然产物,该类化合物光毒性强而暗毒性低,结构明确,分离纯化和结构修饰相对简单,光动力效率较高,是较有前景的一类光敏剂。

3)第三代光敏剂:主要是在卟啉类及其衍生物、叶绿素降解产物衍生物,以及酞菁类等第二代光敏剂的基础上,偶联具有靶向性的特殊化学物质(即靶向基团)以提高光敏剂对肿瘤组织的识别和靶向功能。这些靶向基团包括多聚体、脂质体、肿瘤组织表达的抗原或受体的相应抗体和配体等。在这些靶向基团中多肽的应用研究十分活跃,这主要缘于其细胞毒性低、渗透性和选择性好,在合成和修饰方面相对简单,对一些在肿瘤组织中过量表达的受体具有靶向性等特点。

光敏药物与抗癌化疗药物不同。光敏药物进入人体后,在不同的组织中很快形成不同的浓度分布,然后又以不同的速率下降,并在数日后大部分排出体外。摄取了药物的人体组织,如果没有受到光的照射就不会引发光动力反应,也就不会产生细胞毒性。即使受到了光的照射,只要光的波长、辐照量或组织中的药浓度未达到一定要求,细胞也不会受到大的损伤。必须和专用的光动力激光治疗机联合使用才能对患者产生治疗效果。一般化疗药物的作用原理则完全不同,它们进入人体后无须外加条件和专用设备便具有细胞毒性,不但能杀伤癌细胞,对许多正常器官和细胞也能引起不等程度的损伤,是一种全身性的毒性作用,如对造血系统和免疫系统的抑制作用,往往给患者带来很大痛苦。

2. 照射光　照射光常采用可见红光,目前常用630 nm或652 nm激光。研究发现,在深度超过(1.2±0.5)cm的肿瘤中引起坏死效应最为明显的是红光,绿光在浅表肿瘤中更为有效,而紫光则仅在深度小于(0.2±0.1)cm的病变中有效。光源发出的光通过光纤耦合传输可进入体内,临床上光动力所需的光导纤维并不复杂,主要变化在其末端性状,一般可分为下列四种:① 柱状光纤,光纤末端经弥散处理,使激光像日光灯管那样向四周射出,适用于内镜下的治疗,也可由粗注射器针头引导插入肿瘤组织做组织间照射,常用的柱状光纤长度分别为2 cm、3 cm、4 cm;② 扩束光纤:光纤末端装有小透镜,使光斑放大,均匀,适于体表较大病变(如体表癌等)的治疗;③ 球状光纤,光纤末端呈球状,像老式电灯泡,激光可以向前、四周、向后射出,适于膀胱癌或大腔内照射;④ 裸光纤,光纤末端只是简单地切平,能传输激光,但若光斑较大,则不甚均匀,在光剂量方面难以精确,仅对较小病变适用(图12-2)。

(三)设备及器械

从20世纪80年代初到90年代末,世界各国的主要PDT临床研究中心,一直把氩激光泵浦的染料激光系统作为PDT的配套光源。但这种激光系统需要三相电和水冷却,体积大,质量重,耗电多,使用不便,维护不利,在医院推广中遇到很大困难,目前这些激光器已被淘汰。最近几年,随着大功率半导体激光器的诞生,PDT终于有了实用的配套光源。半导体激光器体积小,效率高,性能稳定,操作简单,但价格较贵。

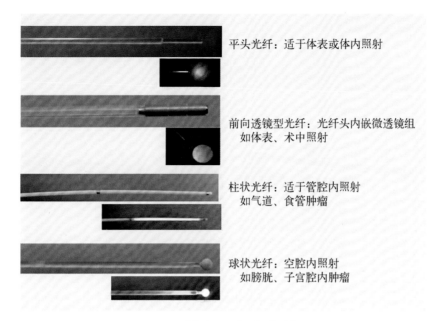

平头光纤：适于体表或体内照射

前向透镜型光纤：光纤头内嵌微透镜组
  如体表、术中照射

柱状光纤：适于管腔内照射
  如气道、食管肿瘤

球状光纤：空腔内照射
  如膀胱、子宫腔内肿瘤

图 12-2 各式光纤

目前用于临床的光动力激光治疗仪主要是半导体激光器和高功率氦氖激光肿瘤治疗仪。

半导体激光仪有两种型号，输出波长分别为630 nm和652 nm。半导体激光由砷化镓半导体材料制造，安装在一个有皱槽的保护散热器组件上，高能风扇散热，无需水冷却，保证了低维护和可靠的激光操作，激光以连续模式运作。

近几年，国内已研发成功1 000 mW高功率氦氖激光肿瘤治疗仪（波长为630 nm，图12-3），并被国家科技部列为重点新产品，临床应用业已取得非常好的疗效。深圳雷迈科技有限公司生产的630半导体激光仪（图12-4）性能稳定，也在国内得到应用。

二、适应证和禁忌证

（一）适应证

1. 早期中央型肺癌、癌前病变 病变表浅，直径＜1 cm；内镜下能看到病灶且肿瘤所在部位能被光纤对准。无远位血行或淋巴结转移；患者无法耐受手术或不接受手术治疗。

Kato等对1980年至2006年间使用PDT的204例早期中央型肺癌进行回顾性分析，共264处病变，光敏剂为Photofrin和NPe6，结果显示224处病变（84.8%）获得完全缓解。继续分层分析，按浸润深度分为4组：＜0.5 cm（56处），0.5~0.9 cm（124处），1.0~2.0 cm

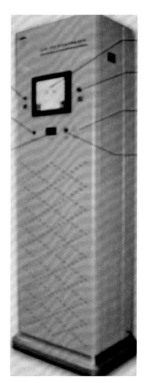

图 12-3 高功率氦氖激光
肿瘤治疗仪

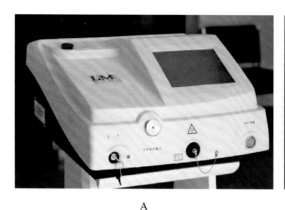
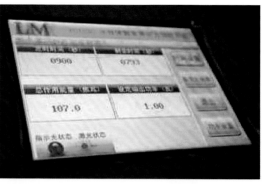

A
B

图12-4 630半导体激光仪
A. 半导体激光器；B. 控制面板

（50处），＞2.0 cm（34处）。结果分析前两组完全缓解率分别为94.6%和93.5%，而1.0~2.0 cm组完全缓解者占80%，＞2.0 cm仅占44.1%。因而浸润＜1 cm的早期中央型肺癌被认为是使用PDT的最佳适应证。Usuda等报道在行NPe6光动力治疗前应用蓝光（波长408 nm）对病变处进行照射，明确病变范围后再行664 nm，100 J/cm^2照射，可提高靶病灶的治疗率，减少周围组织损伤。随着荧光支气管镜的普及，先应用荧光支气管镜明确靶区后再行PDT（图12-5），可明显提高缓解率。美国国家癌症研究所将PDT作为0期$TisN_0M_0$和Ⅰ期$T_1N_0M_0$肺癌患者的一项治疗选择。

2. 晚期中央型肺癌 为晚期肺癌的姑息性治疗，手术无法切除的气管和支气管阻塞性肿瘤，伴有或即将出现相关症状如呼吸困难、咯血、咳嗽等；手术、放疗后的局部残留或复发的小病灶；先做PDT治疗，为后期手术创造条件。

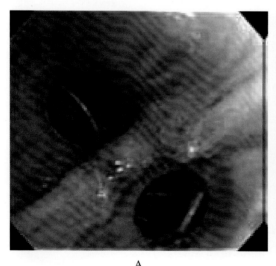
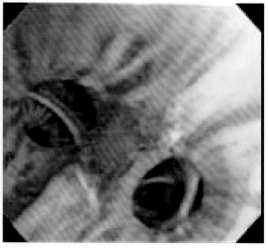

A
B

图12-5 荧光支气管镜在光动力治疗中应用
A. 左肺上下叶嵴间黏膜病变；B. 荧光支气管镜下所见

回顾国内有关PDT治疗支气管肺癌的文献20篇,共488例,已知病理类型的共374例,其中鳞癌223例、腺癌116例、小细胞肺癌17例、未分化癌8例、腺鳞癌2例、大细胞癌3例、类癌4例、恶性黑色素瘤1例,未提及病理类型的共114例。已知临床分期的共162例,Ⅲ期96例,Ⅳ期66例,其余考虑可能为不能手术的晚期病例。使用的光敏剂有:国产HpD、Photofrin和Photosan;激光器为氩离子泵浦染料激光、He-Ne激光和半导体激光。采用上述评价标准的共268例,CR 97例(36.19%),SR 130例(48.51%),MR 32例(11.94%),NR 9例(3.36%),显效率为84.7%。

回顾性分析国外12篇相关文献,共有超过600例晚期肺癌患者接受了治疗,对于恶性气管阻塞而言,光动力治疗被认为是一种安全有效的治疗手段。所有患者的症状均有所缓解,生存质量均有所提高,无远处转移者生存期较长。这些患者的症状缓解率为74%~100%,光动力治疗疗效与恶性阻塞性病变(原发性、转移性肺癌)的病理无明显相关性,与如下几个因素有关:不同组织(如色素沉着、出血和坏死)光学特性不同,可影响光的吸收和穿透深度;浅表病变与巨大肿物堵塞治疗后坏死的范围也不同;病变所在的位置(大气道、细支气管)也影响治疗效果。肿瘤位置与支气管形成锐角,则治疗效果难以预料。

3. 患者身体状况良好　KPS评分＞50%或是WHO提出的PS≤3分。

一项非对照研究显示PDT后呼吸困难、咯血、咳嗽明显减轻,支气管阻塞和肺不张得以缓解。该研究包括68例男性和32例女性(平均年龄为62.5岁),均为不能手术的晚期支气管癌和支气管阻塞。根据WHO身体状况评分(PS评分):43例患者低于2分,54例高于2分。患者在随后的1年内,每6~8周根据病情进行重复治疗,此后每3~6个月复查1次直至死亡。每位患者平均行光动力治疗的次数为1.47次。PS评分＜2分的患者平均生存时间和中位生存时间分别为17.8个月和14个月。而PS评分≥2者,平均生存时间和中位生存时间分别为6.9个月和4个月,这可能表明身体状况良好者,PDT效果更好。与Nd∶YAG激光治疗相比,光动力治疗疗效更为持久,多数患者的症状缓解维持时间在1个月左右。

(二)禁忌证

(1)血卟啉症及其他因光而恶化的疾病。

(2)已知对卟啉类或对任何赋形剂过敏者。

(3)肿瘤已侵犯大血管及邻近主要血管或存在气管食管瘘:光动力治疗后肿瘤坏死可导致瘘口增大,新发气管食管瘘及致命性大咯血。

(4)计划在30日内行手术治疗者。

(5)存在眼科疾病需在30日内需要灯光检查者。

(6)现在正在用光敏剂进行治疗。

(7)光纤无法到达部位的肿瘤。

(8)气管肿瘤致重度狭窄者:由于光动力治疗需在给予光敏剂Photofrin 40~50 h后进行,且几日后才能诱发肿瘤坏死,治疗期间可出现黏膜水肿,加重梗阻。

(9)Photofrin被认为是怀孕风险C级(毒性,无致畸)的药物,具有非透析性。

三、技术操作及注意事项

（一）术前准备

术前患者准备如下。

（1）病房要求：病房的门窗必须用黑色遮光布，采用小功率乳白色灯光照明或使用台灯。

（2）患者注射光敏剂后需及时戴墨镜，入住暗房，并注意观察病情变化情况。

（3）注射光敏剂40~50 h后做PDT，必要时第二日重复一次。

（二）技术操作

1. 操作步骤

1）给药方法：PDT分两步完成。首先给患者光敏剂（必要时给药前需做过敏试验），给药后避光。然后，对病灶区进行激光照射。目前临床上常用的光敏剂是Photofrin，患者注射后通常需等待40~50 h才进行激光照射。此时病变组织中的光敏剂浓度仍保持在较高水平，而周边正常组织中的光敏剂浓度已降到低水平。选择这个时机照光，既可有效杀伤病变组织，又可减少对周边正常组织的损伤，争取获得最佳的靶向性杀伤效果。

2）照射剂量：照射功率密度一般为100~250 mW/cm^2，能量密度为100~500 J/cm^2，视肿瘤的类型、大小、部位等具体情况而定（表12-1）。

3）照射深度的估计：据报道支气管癌照射剂量为495 J/cm^2（330 mW，30 min），照射后切除肿瘤，发现肿瘤组织深度在3 cm以内有明显的退行性变化，正常组织无此改变。据此认为630 nm的红光对肿瘤的杀伤深度为3 cm。照射前需清除肿瘤表面污物，以免影响疗效。

表12-1 激光能量计算方法

肿瘤厚度（cm）	照光功率密度（mW/cm^2）	能量密度（J/cm^2）
＜0.5	200	400
0.5~1.0	300	480
1.0~1.4	400	720
＞1.5	组织间插入照射	

光动力疗法是一种局部治疗方法，对肿瘤的杀伤效果在很大程度上取决于病变区的照光剂量是否充分。由于光进入组织后会因组织的吸收和散射而衰减，所以无论采用哪种光照方式，一次照射的杀伤深度和范围都是有限的，必要时应重复进行，间隔时间根据肿瘤大小和范围而定，一般为2个月左右。

4）进行支气管镜下光动力治疗的过程：首先通过可弯曲支气管镜评估需治疗的肿瘤长度，确定照射范围，并制订相应的治疗计划。然后，在致敏阶段中静脉注射Photofrin，2~3日后（肿瘤组织与周围正常组织中药物浓度差最佳时）可使用点光谱学进行血药浓度水平检测，也可直接进行光纤照射。应用波长为630 nm、能量密度为200 J/cm^{2}的光纤照射可缓解支气管肺癌的梗阻症状,并对支气管黏膜病变进行治疗。此后在第2、3日即光动力照射前,需先清理治疗部位表面的坏死物。在每次激光照射治疗前应清除残存坏死组织,切忌过度清理,避免出血,如果出血量较多,则说明清理范围大大超出光动力治疗的深度,需立即停止。根据残存病变的情况决定是否行三次照射,如在注射药物后96~120 h内重复照射,则无需再注射Photofrin。实际上多数患者在院期间会接受二次照射,少数患者接受三次照射。在光动力照射1周后需再次清理治疗部位表面的坏死物,避免管腔堵塞。有一些患者可能会在几周后重复治疗(图12-6)。

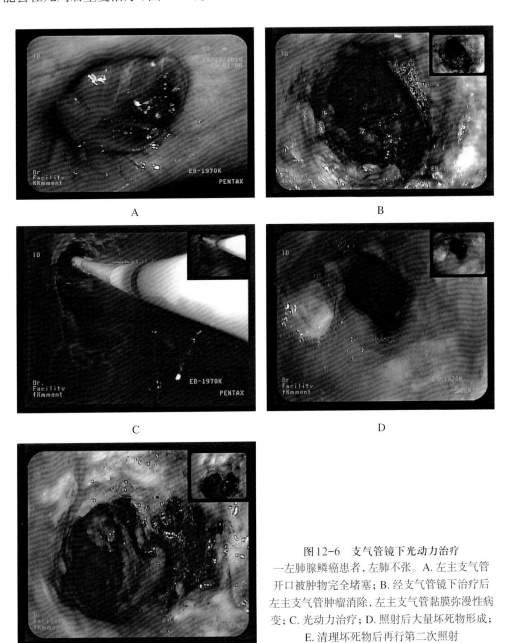

图12-6 支气管镜下光动力治疗

一左肺腺鳞癌患者,左肺不张。A. 左主支气管开口被肿物完全堵塞;B. 经支气管镜下治疗后左主支气管肿瘤消除,左主支气管黏膜弥漫性病变;C. 光动力治疗;D. 照射后大量坏死物形成;E. 清理坏死物后再行第二次照射

2. 操作技巧　在支气管镜引导下将柱状光纤送入需要照射的病变区。当肿瘤相对平整时可将光纤放置于肿瘤的一侧,对于瘤体巨大及腔内型的可将光纤插入瘤体内。柱状光纤通常用于中央型气道梗阻的患者,一般根据所需治疗肿瘤的长度选择不同治疗长度的光纤。将光纤恰当地分布,避免过多照射非肿瘤组织,同时避免肿瘤组织重复照射。因此,在光动力照射前,在支气管镜下评估肿瘤的长度,选择合适长度的光纤对肿瘤进行照射是尤为重要的。在肺和肿瘤组织中,630 nm 波长的光线穿透深度为 5~10 mm,主要取决于功率密度和光纤长度。目前常用的光源为半导体激光器和高功率氦氖激光肿瘤治疗仪。我们所用的为小巧的半导体激光器,它所发射的激光,是一种非热能的激光,不会引起气道内着火。Photofrin 的光活化作用主要通过总的照射剂量所控制。在支气管肿瘤治疗时,能量密度为 200 J/cm²,设定好总功率后进行相应的照射。

3. 疗效评价　1984 年 6 月,全国激光血卟啉会议制订了"PDT 疗效标准"。

1）近期疗效标准

（1）完全缓解（complete remission,CR）:可见的肿瘤完全消失,持续一个月。

（2）显效（significant remission,SR）:肿瘤的最大直径和其垂直直径或肿瘤高度的乘积缩小 50% 以上,并持续一个月。

（3）微效（minor remission,MR）:肿瘤的最大直径和其垂直直径或肿瘤高度的乘积不足 50%,并持续一个月。

（4）无效（no remission,NR）:肿瘤无缩小或增大。

2）中数稳定期:第一次治疗开始到病灶两径乘积增大 25%。

3）中数治疗后生存期:第一次治疗开始到死亡或末次随诊的时间。

（三）注意事项

1. 注意观察局部黏膜水肿情况　PDT 术后 3 日内应注意观察患者的局部黏膜水肿情况,特别是支气管癌、喉癌 PDT 术后患者,以防喉头或支气管黏膜严重水肿导致阻塞。必要时可预防性使用激素 2 日。

2. 注意观察肿瘤坏死情况　PDT 术后第二日至第四周注意观察支气管肺癌患者的肿瘤坏死情况,以防大块肿瘤坏死脱落造成气道阻塞或创面出血。必要时用支气管镜清除坏死物,以保持呼吸道通畅。

3. 注意避免阳光和强光照射　注入光敏剂 Photofrin 后需保护皮肤和眼睛在 30 日或更长时间内避免阳光和强烈光线的直接照射。如果进行户外活动,建议患者戴上墨镜（<4% 透光率）、手套、宽边帽、长袖衬衫、休闲裤和袜子。建议患者要避免阳光直射或明亮的光线如阅读灯的照射;尽管普通室内光线不是有害的,但天窗直接照射的光线也应该避免,需要挂窗帘或躲避在阴影内。30 日后,建议患者进行光敏感试验,把患者的手放在一个有 2 cm 的洞的纸袋内,暴露在阳光下照射 10 min;如果在 24 h 内患者出现肿胀、发红或水疱,则应继续避光直到 2 周之后,再进行重新测试;如果在 24 h 之内没有任何反应发生,患者可逐渐增加接触阳光。

4. 注意吸氧　由于治疗期间为耗氧过程,且肿瘤组织内的氧含量直接关系到治疗效果,因此治疗期间需尽可能提高组织内的氧含量，主要方法包括吸入高浓度氧，使用常压高氧的吸入结合药物等。我们建议患者在进行光动力治疗前可高流量吸氧。

5. 工作人员准备

（1）光动力仪产生的4级激光对眼睛有危险。应避免眼睛或皮肤暴露于光束，所有激光使用的区域必须给予保护措施。特别是当激光系统工作的时候，所有的人一定要戴护眼镜。不要注视正在定位的光束或直接通过光学设备观察激光射线。室内避免放置金属和玻璃等反射材料。必须注意在手术室门上贴上明显标志，防止未戴防护眼罩的人员进入治疗室。保护眼镜应该使用适用于半导体激光波长范围630 nm、光密度＞4的专用护眼镜，其他墨镜对眼睛保护是不适当的。

（2）应确保防护套消毒，避免光纤污染。消毒防护套由PTFE材料制成，可反复使用，可用普通消毒液消毒，推荐消毒方法为121℃的高温高压蒸气消毒。光纤不可高温高压消毒，但可用普通消毒液消毒。

（3）不要使用可燃或易爆、可能被激光点燃的麻醉气体。避免在设备操作场所使用其他的可燃或挥发气体物质。

（4）使用者应该在操作激光设备之前通读并且彻底地熟悉机器的操作手册。

四、并发症及其预防和处理

（一）常见并发症

光动力治疗可能的并发症有光敏反应（5%~28%），可发生在治疗后期。患者需避光至光敏剂注射4~6周后。治疗后因肿瘤血管很快闭塞，随之出现细胞毒性和肿瘤细胞死亡，但形成坏死一般发生于照射后24 h，并且坏死物附着能力强，难以自行咳出，需通过支气管镜下介入治疗清理坏死组织。尤其对较大阻塞物，常和分泌物一起堵塞气道，引发呼吸困难、肺不张或肺炎，因而清理是十分必要的。照射后肿瘤周围的正常组织水肿和分泌物形成，可引发支气管炎的症状，包括咳嗽、呼吸困难、发热。这些反应相对比较轻微。预防感染对于叶段支气管被肿瘤堵塞的患者来说是具有重要意义的。这类患者，光动力治疗后坏死物为微生物创建了一个培养基。胸部理疗、深呼吸练习、肺功能监测和抗生素使用是必需的。

（二）严重并发症

1. 穿孔　光动力治疗后肿瘤组织坏死形成瘘。如果患者存在气管食管瘘、肿瘤侵蚀食管，光动力治疗后肿瘤坏死可导致气管食管瘘形成或瘘口扩大（图12-7）。需放置覆膜支架封堵瘘口。

2. 出血或阻塞　肿块坏死脱落，创面出血；肿瘤侵及大血管，随着治疗后肿瘤坏死脱落，导致致命性大咯血。一项针对211例晚期肿瘤患者的随机对照研究显示：光动力联合Nd：YAG激光治疗或放疗，与单纯放疗相比，其中接受联合治疗的20例患者中有3例患者分别于治疗后第67日、第187日、第567日出现了致命性的大咯血，这表明除了辐射外，光动力治疗也增加了大出血的风险。

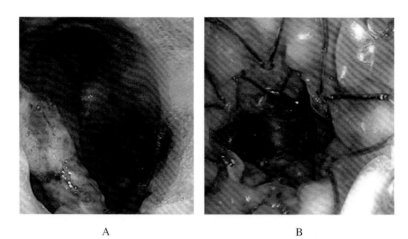

A   B

图12-7 食管癌气管侵犯的患者光动力治疗后形成瘘
A.光动力治疗后出现气管食管瘘；B.放置覆膜支架封堵瘘口

3. 狭窄 光动力治疗后局部纤维化瘢痕造成狭窄。Van-Boxem比较了17例支气管癌患者接受支气管镜下单纯电烧灼术（BE）、6例PDT和6例Nd：YAG激光照射后，镜下所见气管壁瘢痕化和组织活检所见黏膜上皮下纤维化的程度。结果表明，治疗后气管壁明显瘢痕化BE组为29%（其中1例伴有管腔狭窄＞50%），PDT组占67%并伴管腔显著狭窄。Nd：YAG组占83%（其中1例伴有管腔显著狭窄）。管壁活检发现有中至重度纤维母细胞增生BE组占7%，PDT和Nd：YAG组各占60%和67%；过度的基质增生三组各占0%、40%和50%；致密的胶原形成三组占12%、40%和33%。与BE组比较，PDT和Nd：YAG组气道瘢痕化和上皮下纤维化更明显。尤其是在早期肺癌患者的治疗过程中，正常气道黏膜的暴露多于晚期患者，由于正常黏膜受累导致瘢痕形成，因而光纤长度的选择也是尤为重要的（图12-8）。

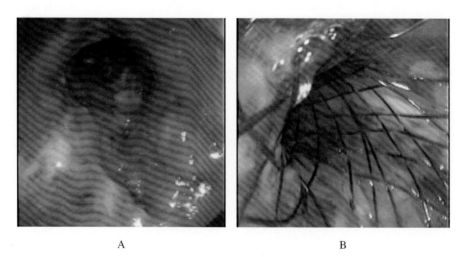

A   B

图12-8 光动力治疗后局部纤维化瘢痕造成狭窄（右肺腺样囊性癌患者，右肺全切术后15年复发气管侵犯）
A.光动力治疗后左主支气管开口处瘢痕形成，管腔狭窄；B.放置L型网状覆膜金属支架支撑管腔

4. 急性黏膜水肿　光动力治疗后48 h内出现支气管及喉头水肿引起呼吸道阻塞。必要时给予激素治疗。

五、总结

与传统治疗方法（手术、化疗、放疗等）相比，光动力疗法具有如下重要优点。

1）靶向性准：PDT的主要攻击目标是光照区的病变组织，对病灶周边的正常组织损伤轻微，这种选择性的杀伤作用是许多其他治疗手段难以实现的。

2）创伤性小：借助光纤、内镜和其他介入技术，可将激光引导到体内深部进行治疗，避免了开胸、开腹等手术造成的创伤和痛苦。治疗时间短，48~72 h即可发生作用。

3）适用性好：对肿瘤细胞具有相对选择性和组织特异性，但对不同细胞类型的癌组织都有效，适用范围宽。

4）重复治疗：癌细胞对光敏药物无耐药性，患者也不会因多次光动力治疗而增加毒性反应，所以可多疗程治疗，无药物耐受性。

5）根治或姑息治疗：对早期表浅的肿瘤，光动力治疗可将肿瘤完全消除，达到根治效果。而对晚期肿瘤患者，或因高龄和心、肺、肝、肾功能不全，或因血友病而不能接受手术治疗的肿瘤患者，光动力治疗是一种能有效减轻痛苦、提高生活质量、延长生命的姑息性治疗手段。

6）协同治疗：光动力治疗可与其他治疗产生协同作用。放疗、化疗或手术均不排除光动力治疗。对放疗、化疗、手术失败的患者仍可选用PDT。

7）消灭隐性癌灶：临床上有些肿瘤，如膀胱移行细胞癌，在主病灶外可能有散在的肉眼看不见的微小癌巢，常规治疗手段只能去除主病灶，对隐性癌巢无能为力，但应用PDT采取全膀胱充盈后表面照射的方法，可消灭可能存在的所有微小病变，从而大大减少肿瘤复发的机会。

8）保护容貌及重要器官功能：对于颜面部的皮肤癌、口腔癌、阴茎癌、子宫颈癌、视网膜母细胞瘤等，应用PDT有可能在有效杀伤癌组织的情况下，尽可能减少对发病器官上皮结构和胶原支架的损伤，使创面愈合后容貌少受影响，保持器官外形完整和正常的生理功能。

9）毒性低微：毒性低，安全，不会引起免疫抑制和骨髓抑制。进入组织的光动力药物，只有达到一定浓度并受到足量光辐照，才会引发光毒反应杀伤肿瘤细胞，是一种靶向治疗的方法。人体未受到光辐照的部分，并不产生这种反应，其他部位的器官和组织都不受损伤，也不影响造血功能，因此光动力疗法的毒副作用是很低微的，治疗后患者恢复迅速，住院时间缩短。

光动力治疗对早期中央型肺癌或癌前病变可达治愈效果，因此，肺癌的早期诊断非常重要，结合荧光支气管镜或窄带成像支气管镜、超声内镜等先进技术手段，首选光动力能提高治愈率。对晚期肺癌，则需结合消融治疗，先清除腔内肿瘤，再结合光动力治疗，可消灭残余肿瘤。因而尽早行光动力治疗可使患者获得最佳的气道功能改善，减轻阻塞性气道的病理生理变化，使之更好地耐受后续的化疗和放疗。因而光动力治疗对于肺癌来说是一种安全、有效的治疗手段。

◇ 参 ◇ 考 ◇ 文 ◇ 献 ◇

［ 1 ］ 王洪武, 邹珩, 周云芝, 等. 光动力治疗恶性肿瘤的临床研究 [J]. 医学研究杂志, 2007, 36（5）: 211-213.

［ 2 ］ Lee J, Moon C. Current status of experimental therapeutics for head and neck cancer[J]. Exp Biol Med, 2011, 236: 375-389.

［ 3 ］ Lorenz KJ, Maier H. Photodynamic therapy with meta-tetrahydroxyphenylchlorin (Foscan) in the management of squamous cell carcinoma of the head and neck: experience with 35 patients[J]. Eur Arch Otorhinolaryngol, 2009, 266: 1937-1944.

［ 4 ］ Biel MA. Photodynamic therapy treatment of early oral and laryngeal cancers[J]. Photochem Photobiol, 2007, 83(5): 1063-1068.

［ 5 ］ Usuda J, Kato H, Okunaka T, et al. Photodynamic therapy for lung cancers[J]. J Thorac Oncol, 2006, 1: 489-495.

［ 6 ］ Usuda J, Ichinose S, Ishizumi T, et al. Outcome of photodynamic therapy using NPe6 for bronchogenic carcinomas in central airways >1. 0 cm in diameter[J]. Clin Cancer Res, 2010, 16: 2198-2204.

［ 7 ］ Lee JE, Park HS, Jung SS, et al. A case of small cell lung cancer treated with chemoradiotherapy followed by photodynamic therapy[J]. Thorax, 2009, 64: 637-639.

［ 8 ］ Starkey JR, Rebane AK, Drobizhev MA, et al. New two-photon activated photodynamic therapy sensitizers induce xenograft tumor regressions after near-IR laser treatment through the body of the host mouse[J]. Clin Cancer Res, 2008, 14: 6564-6570.

[9] Weinberg BD, Allison RR, Sibata C, et al. Results of combined photodynamic therapy (PDT) and high dose rate brachytherapy (HDR) in treatment of obstructive endobronchial non-small cell lung cancer (NSCLC) [J]. Photodiagn Photodyn Ther, 2010, 7: 50-58.

[10] Minnich DJ, Bryant AS, Dooley A, et al. Photodynamic laser therapy for lesions in the airway[J]. Ann Thorac Surg, 2010, 89: 1744-1749.

[11] Simone CB, Friedberg JS, Glatstein E, et al. Cengel KA. Photodynamic therapy for the treatment of non-small cell lung cancer[J]. J Thorac Dis, 2012, 4(1): 63-75.

[12] Ali AH, Takizawa H, Kondo K, et al. Follow-up using fluorescence bronchoscopy for the patients with photodynamic therapy treated early lung cancer[J]. J Med Invest, 2011, 58(1-2): 46-55.

[13] Chiaviello A, Postiglione I, Palumbo G. Targets and mechanisms of photodynamic therapy in lung cancer cells: a brief overview[J]. Cancers (Basel), 2011, 3; 3(1): 1014-1041.

[14] Jheon S, Kim T, Kim JK. Photodynamic therapy as an adjunct to surgery or other treatments for squamous cell lung cancers[J]. Laser Ther, 2011, 20(2): 107-116.

[15] Ratko TA, Vats V, Brock J, et al. Local Therapies for Stage I and Symptomatic Obstructive Non-Small-Cell Lung Cancer [EB/OL]. Rockville (MD): Agency for Healthcare Research and Quality (US), 2013. http://www.ncbi.nlm.nih.gov/books/NBK148716.

第十三章
气道支架的置入

张　杰

一、气道支架的定义及历史

气道支架（airway stent）是由金属丝、硅酮、塑料或以上任意两种成分混合制成的管状物，用来治疗中央气道包括气管、主支气管甚至叶支气管开口由于受压、狭窄、塌陷（气管软化）造成的梗阻或修补瘘管及裂口。"支架"一词源于19世纪英国的牙科医生Charles Stent发明的牙齿注模材料。从他的发明出现起，他的名字Stent就被用来命名各种用于固定和支撑组织的材料。支架——Stent因此得名，意指用于维持中空管状结构的人造支撑物，早已被广泛地应用于血管、消化道、胆道、泌尿道以及气道等众多的腔道器官。

有关气道支架的应用，最早可追溯到19世纪末，当时Trendelenburg和Bond通过外科手术放置管状物来治疗气管狭窄。1915年，Brunings和Albrecht则通过硬质支气管镜将一根橡胶支架置入到狭窄的气管以改善患者的通气。此后，随着材料科学的不断发展和支气管镜在临床上的普及，气道内支架置入真正得以在临床上被广泛应用。1965年，Montgomery发明了硅酮橡胶T管，其特征为有从气管切口处突出的外侧支。随后，Anderson和Egnud又成功置入了第一个不带侧支的硅酮支架，通过气管切开置入并固定。

1990年，法国Dumon医生通过硬质支气管镜成功地将硅酮支架置入气管及支气管，由此硅酮支架迅速流行起来，成为当今全世界应用最多的气道支架。1972年，Neville等发明了第一个分叉的气道支架（Y型支架），并通过外科手术置入气管及双侧主支气管。20世纪80年代早期，Westaby首次通过支气管镜成功放置了第一个带有侧管的分叉形支架（T/Y型支架），随后，Clarke成功放置了不带侧管的分叉形支架（Y型支架），靠支气管分叉固定。20世纪90年代，德国Freitag医生发明了符合气道解剖及生理结构的Y型支架——动力型气道支架（dynamic airway stent）。

大约在同期，即20世纪80年代，第一代金属支架出现，包括Gianturco及Plamaz支架，这些支架很坚硬，通常需要球囊扩张来展开，由于这类支架坚硬，不易弯曲而易穿破支气管壁，且不适于弯曲的支气管，所以现在已很少应用。20世纪90年代后，第二代金属支架出现，包括Wallstent及Ultraflex支架等，与第一代不同，这些支架是自膨胀式的，不需要球囊辅助。同时由于比较柔韧、易于弯曲、更符合气道形状而被广泛应用。

国内的气道支架在20世纪90年代后期开始出现，主要有两种，一种是模仿Wallstent支架编织方式的自膨胀式金属支架,另一种是模仿Gianturco支架编织方式的覆膜金属支架,前者广泛用于气道狭窄,后者则多用于气管食管瘘的治疗。目前尚无国产的硅酮或塑料等非金属支架。

二、气道内支架置入的适应证

(一)中央气道(包括气管和段以上的支气管)器质性狭窄的管腔重建

气道狭窄从病变性质上来讲分为恶性和良性两种类型,从狭窄的解剖结构来说,分为管内型、管壁型、外压型及软化型四种类型,不同性质及解剖结构的气道狭窄病变,处理方法不同,应特别给予关注,否则易致严重的并发症而影响患者的预后。

1.管内型气道狭窄

1)恶性管内型气道狭窄(图13-1):恶性管内型气道狭窄首先应采用气道介入方法切除突入腔内的肿瘤,切除肿瘤的腔内部分后,视气道狭窄情况再决定是否放置支架。如腔内肿瘤无法完全切除或伴有明显的气道塌陷影响患者的通气时,应立即置入气道支架,否则可暂时不放支架,间断观察患者气道病变情况,必要时再放置支架治疗。

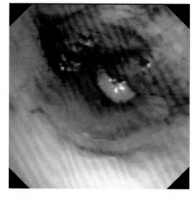

图13-1　恶性管内型气道狭窄

2)良性管内型气道狭窄(图13-2):良性管内型气道狭窄一般不需要放置支架,单纯采用气道介入方法切除突入腔内的良性肿瘤即可,如肿瘤根部不能切净,反复复发,可考虑外科手术切除。仅有病变过长或合并气道严重塌陷且无外科手术指征时才考虑放置气道支架治疗。

2.管壁型气道狭窄

1)恶性管壁型气道狭窄(图13-3):恶性管壁型气道狭窄是放置气道支架的绝对指征,不要试图采用其他局部气道介入的方法,如激光、电凝切或冷冻等来疏通狭窄气道,这些方法成功概率极低,且易于术中致患者窒息死亡。此种情况应立即放入气道支架来疏通患者狭窄的气道。

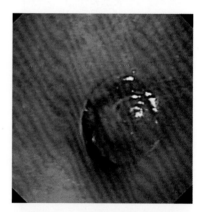

图13-2　良性管内型气道狭窄

2)良性管壁型气道狭窄(图13-4):良性管壁型气道狭窄多见于瘢痕性气道狭窄,在不合并气道塌陷时禁止放置支架治疗,亦禁用任何热凝切(激光、电凝、氩气刀等)治疗,可采用球囊扩张及冷冻的方法逐渐解除此种瘢痕性狭窄。仅当良性管壁型气道狭窄并发气道塌陷或病因为

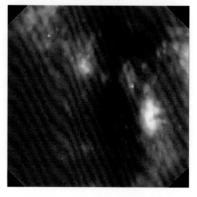

图13-3　恶性管壁型气道狭窄

弥漫性良性气道肿瘤如多形性腺瘤等且无外科手术指
征时,才可考虑放置气道支架治疗。

3. 外压型气道狭窄 恶性外压型气道狭窄无外科
手术指征时,应立即放置气道支架治疗(图13-5)。而
良性外压型气道狭窄应先放入可取出的临时支架,在狭
窄病因解除时,取出临时支架;若狭窄病因不能解除,
可改放永久支架。

4. 软化型气道狭窄 软化型气道狭窄无论是良性
还是恶性,在无外科手术指征时,放置支架是唯一的方
法(图13-6)。

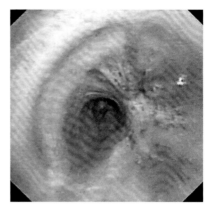

图13-4 良性管壁型气道狭窄

(二)气管、支气管瘘口或裂口的封堵

气管瘘无论是良性还是恶性,在无外科手术指征时,放置气道支架是唯一的方法。一
般来说,以放置硅酮或聚酯类支架为好,由于国内无类似支架,故常用覆膜金属支架代替
(图13-7)。

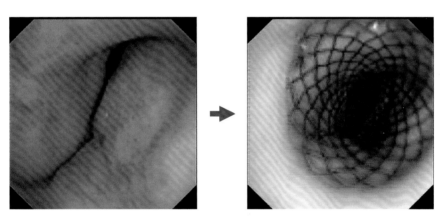

图13-5 恶性外压型气道狭窄放置气道支架治疗

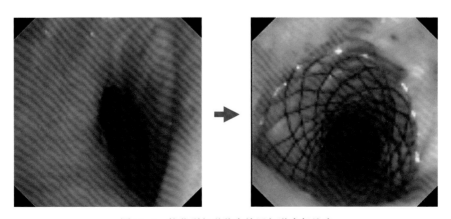

图13-6 软化型气道狭窄放置气道支架治疗

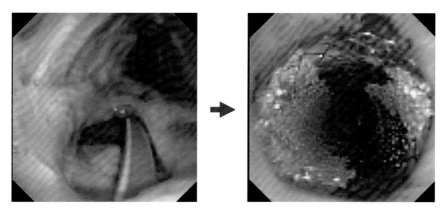

图13-7　气管食管瘘放置气道覆膜金属支架封堵

气道支架植入技术对于恶性气道狭窄来说是一种姑息性治疗,疗效有限,但可以延长患者生命,提高患者生活质量,同时使患者能够有机会接受其他肿瘤相关的治疗,因此对于恶性气道狭窄,支架植入是一种很有价值的治疗方法。

但对于良性气道狭窄来说,情况则有些复杂。植入气道支架导致气道瘢痕肉芽组织增生造成的再狭窄是目前尚难以解决的并发症。一般来讲,支架放置容易,但取出比较困难,因此一旦适应证掌握不好,或放置不当,将产生难以挽回的并发症。所以对于良性气道狭窄仅当并发气道塌陷或病因为良性气道肿瘤等且无外科手术指征时,才可考虑放置气道支架治疗。

三、气道支架的种类

气道支架的种类按制作材料大致可分成两大类(图13-8、图13 9):一类是硅酮(silicone)或其他非金属材料管状支架(有或无金属加固);另一类是金属网眼支架(覆膜或不覆膜)。

支架的种类虽然很多,但临床上实际常用的支架主要包括:Dumon、Polyflex、Dynamic

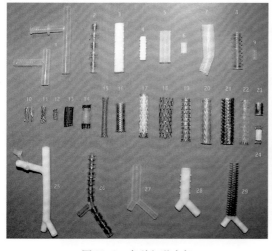

图13-8　各种气道支架

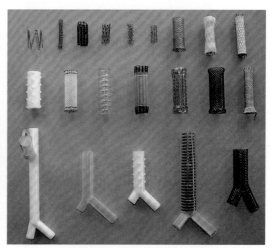

图13-9　相对常用的气道支架

及 Ultraflex 支架等（图 13-10）。

目前国内尚无硅酮或其他非金属材料支架，常用的是金属网眼支架（覆膜或不覆膜），主要有两种类型，即国产镍钛记忆合金支架（图 13-11）及国产覆膜 Z 型不锈钢丝支架（图 13-12）。

四、气道支架的置入方法及临床应用

（一）Dumon 支架

1. Dumon 支架的置入　Dumon 支架（图 13-13）由硅酮制成，其外壁每隔一定距离有一些钉状突起，并借此固定在狭窄段支气管处；其内腔表面非常光滑，故黏液堵塞管腔的机会亦大大减少。

Dumon 支架需要通过硬质支气管镜置入（图 13-14），其最大的优点是价格便宜、容易重新定位、易于移出或更换。该支架由法国医生 Dumon 发明，被广泛应用于成年人及儿童气管和支气管等的各种器质性狭窄。自 20 世纪 80 年代至今，在西方发达国家，特别是欧洲，Dumon 支架已被

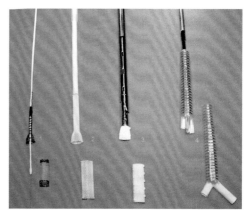

图 13-10　目前临床上常用的气道支架

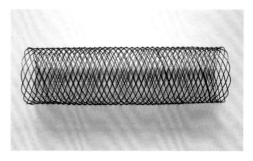

图 13-11　国产镍钛记忆合金支架

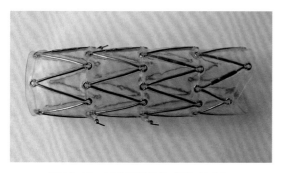

图 13-12　国产覆膜 Z 型不锈钢丝支架

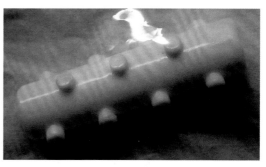

图 13-13　Dumon 支架

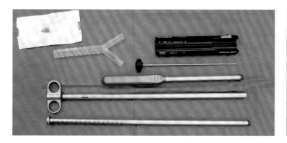

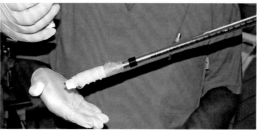

图 13-14　Dumon 支架的置入方法及所需器械（硬质支气管镜及推送器等）

广泛接受，并被作为评价其他各种新型支架优劣的"金标准"。

2. Dumon 支架的临床应用　图13-15是右中间段支气管被恶性肿瘤阻塞气道后应用 Dumon支架进行治疗（资料来自Dr. Gunther Reichle Hemer, Germany）。

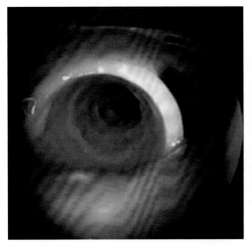
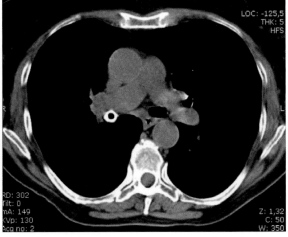

A

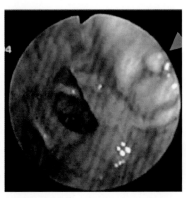
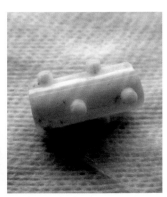

B　　　　　　　　　　　C　　　　　　　　　　　D

图13-15　右中间段支气管被恶性肿瘤阻塞气道后Dumon支架的治疗
A.右中间段支气管被恶性肿瘤阻塞，经APC清除后，放入Dumon支架；B.化疗后4个月，肿瘤缩小，取出支架；
C.中间段支气管保持通畅，可见中、下叶支气管；D.取出支架，备存，需要时还可再用

（二）Polyflex支架

1. Polyflex 支架的置入　Polyflex 支架是一种带膜的聚酯类网眼支架（图13-16），柔韧度极好，可通过专用的推送器经硬质支气管镜放入气管或支气管，并且容易取出（图13-17）。该支架多用于短期临时放置。

2. Polyflex 支架的临床应用　图13-18

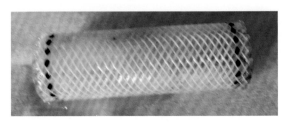

图13-16　Polyflex支架

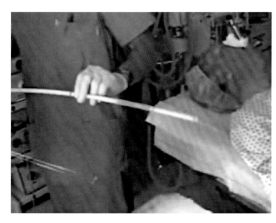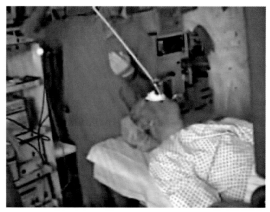

图13-17　Polyflex支架的置入方法及所需器械（硬质支气管镜及推送器等）

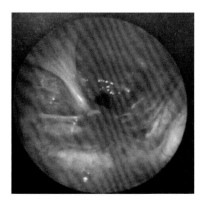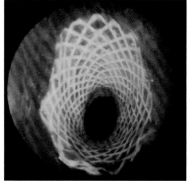

图13-18　Polyflex支架的临床应用

是急性心肌梗死气管插管后气管瘢痕性狭窄，临时放置气道Polyflex支架进行治疗（资料来自Dr. Gunther Reichle Hemer，Germany）。

急性心肌梗死气管插管后气管瘢痕性狭窄，患者病情危重无法行外科手术，遂临时放置Polyflex支架。6周以后，患者病情稳定，遂取出支架并行外科气管袖状切除。

与Dumon支架相比，Polyflex支架壁较薄，外壁无钉状突起，支架容易移位，但是管腔相对较大。而Dumon支架壁较厚，外壁钉状突起可防止支架移位，但管腔相对较小。

（三）Dynamic支架

1. Dynamic支架的置入　Dynamic支架亦称Freitag支架，是德国医生Freitag发明的一种Y型管状支架（图13-19），其特点是在支架的前

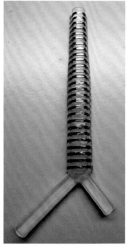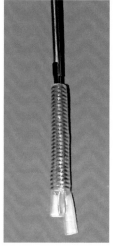

图13-19　Dynamic支架与Freitag钳

侧壁埋入了形似气管软骨的"C"形金属环,没有加固的后壁受压时可以内陷,更符合气管的生物学环境,有助于患者气道分泌物的排出。

Dynamic 支架置入时,需使用专用的 Freitag 钳夹住支架通过喉镜置入狭窄的气管,当到达隆突时,张开钳子并卡住隆突,松开 Freitag 钳,将支架完全释放(图 13-20)。

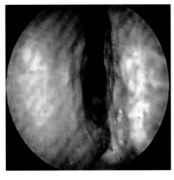 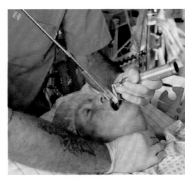 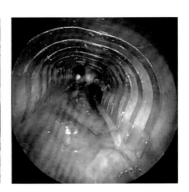

A B C

图 13-20 Dynamic 支架的置入过程
A. 气管狭窄;B、C. 置入 Dynamic 支架

2. Dynamic 支架的临床应用 图 13-21 是食管癌导致气管食管瘘后放置 Dynamic 支架进行治疗(资料来自 Dr. Gunther Reichle Hemer,Germany)。

(四)Ultraflex 金属支架

1. Ultraflex 支架的置入 Ultraflex 支架是美国 Boston 科学公司出品的一种镍钛合金支架,包括无覆膜和覆膜两种,被广泛用于各种良、恶性气道狭窄的治疗。Ultraflex 支架在设计上注重了柔韧性,从而减少了支架对局部黏膜过度压迫所导致的黏膜缺血和坏死、支架断裂以及气道壁穿孔等并发症。而支架本身独特的网状结构设计,允许金属丝做轴向及冠向运动,因此该支架能够很好地适合不规则或表面凸凹不平的气道病变(图 13-22)。

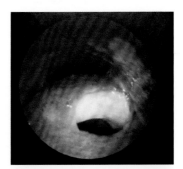

Ultraflex 支架的置入过程主要分为四步,具体操作见图 13-23。

2. Ultraflex 支架的临床应用 图 13-24 是声门下低分化鳞癌阻塞及压迫气管导致患者呼吸困难,经 APC 及冷冻切除部分肿瘤后,置入 Ultraflex 支架,气道阻塞解除,患者呼吸困难缓解。

(五)国产镍钛记忆合金支架

1. 国产镍钛记忆合金支架的置入 国产镍钛记忆合金支

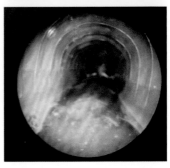

图 13-21 置入 Dynamic 支架封堵气管食管瘘

架是自膨胀式支架，模仿Wallstent支架的设计，采用具有形状记忆功能的镍钛合金丝编织而成，亦有不覆膜和覆膜两种（图13-25）。该支架具有良好的形状记忆功能，当支架置于0℃环境时，具有良好的可塑性；一旦温度恢复至37℃或接近体温时，支架立刻恢复设计形

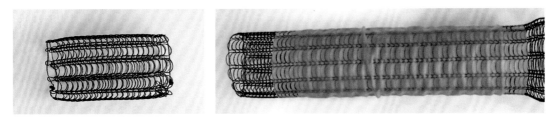

图13-22 Ultraflex支架（无覆膜和覆膜）

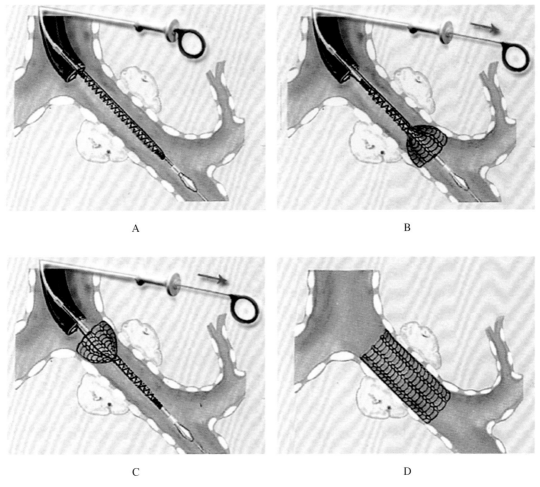

A

B

C

D

图13-23 Ultraflex支架的置入过程

A. 在支气管镜直视下沿导丝将支架送至病变段支气管处；B. 通过拉扯支架推送器末端上的尼龙线使支架逐步释放开（远端释放型）；C. 显示近端释放型支架的释放过程，此型较适合于支气管镜直视下定位释放；D. 支架释放完毕后，撤出导丝和推送器，支架即留置在病变部位

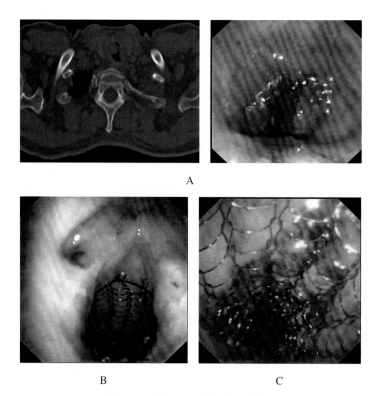

图 13-24　Ultraflex 支架的临床应用
A. 声门下低分化鳞癌阻塞及压迫气管；B. Ultraflex 支架上端；C. Ultraflex 支架中段及下端

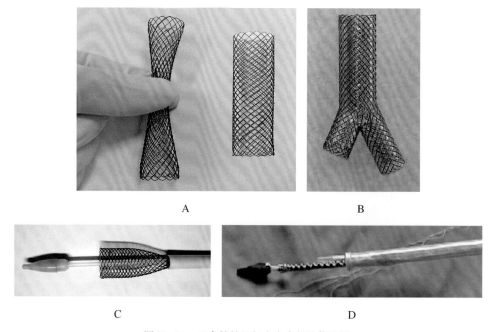

图 13-25　国产镍钛记忆合金支架及推送器
A. 国产镍钛记忆合金支架, 受压易变形；B. Y 型国产镍钛记忆合金支架；C. 国产镍钛记忆合金支架推送器；
D. Y 型国产镍钛记忆合金支架推送器

状，并具有良好的柔韧性和可压缩性。该支架的主要不足是，当支架受到环周或侧向压力时，虽仍保持圆筒状，但支架长度会变长。

国产镍钛记忆合金支架的置入主要分为四步，具体操作见图13-26。

2. 国产镍钛记忆合金支架的临床应用

【病例一】腺样囊性癌侵犯气管全程，经氩气刀切除部分病变，放入国产镍钛记忆合金支架。支架上端达声门下，下端至隆突，占据气管全程（图13-27）。

【病例二】鳞癌侵犯隆突放置Y型国产镍钛记忆合金支架进行治疗（图13-28）。

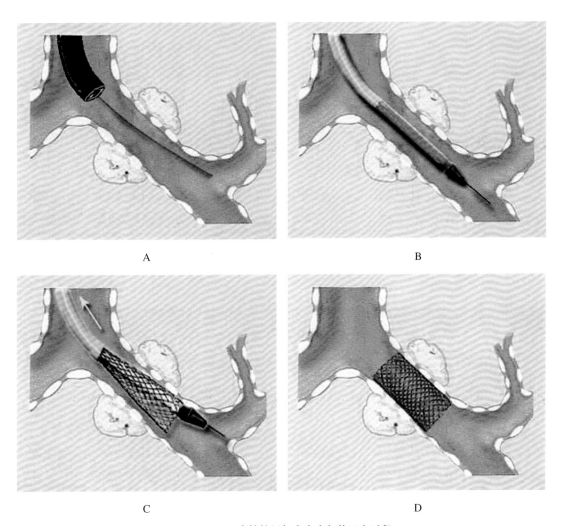

A

B

C

D

图13-26　国产镍钛记忆合金支架的置入过程

A. 沿支气管镜的工作孔道将引导钢丝导入病变段支气管腔内；B. 撤出支气管镜，沿导丝将携有支架的推送器送至病变段；C. 调整推送器至最佳位置后，将推送器的内套管位置固定，后撤外套管释放支架；D. 待支架完全释放并充分膨胀后，撤出推送器，支架即留置在病变段支气管内

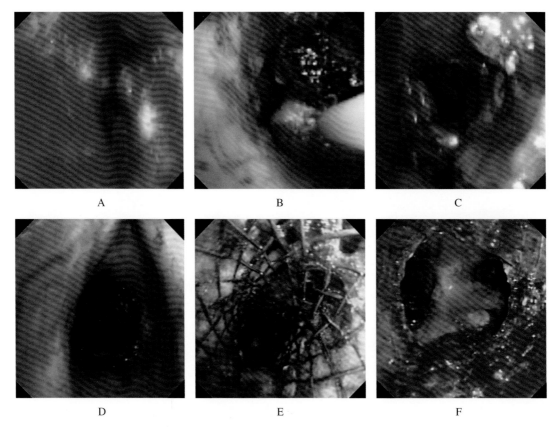

图13-27 气管全程腺样囊性癌置入国产镍钛记忆合金支架的治疗过程
A.气管（术前）；B、C.氩气刀切除部分病变（术中）；D.支架上端（术后）；E.支架中段（术后）；F.支架下端（术后）

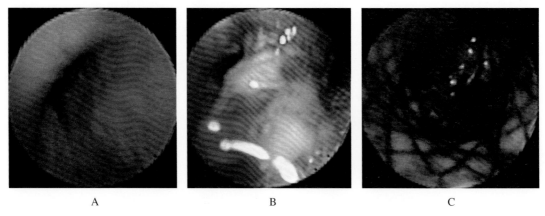

图13-28 鳞癌侵犯隆突放置Y型国产镍钛记忆合金支架的治疗
A.置放前气管下段；B.置放前隆突；C.置放后隆突

（六）国产覆膜Z型不锈钢丝支架

1.国产覆膜Z型不锈钢丝支架的置入　国产覆膜Z型不锈钢丝支架是模仿Gianturco支架结构覆膜而成，但该支架有其自己的特点，一是支架外壁有钩刺可以防止支架移位，二是支架有拉线系统便于取出。该支架由于有覆膜，并可制成各种形状，如Y型、L型等，因此被广泛用于各种气管和支气管瘘的治疗，该支架的缺点是支撑力稍差（图13-29）。

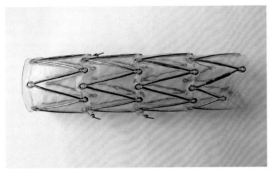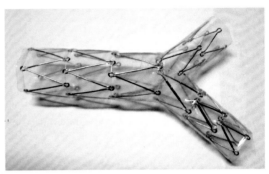

图13-29　国产覆膜Z型不锈钢丝支架（右侧为Y型）

国产覆膜Z型不锈钢丝支架的推送器见图13-30，从下向上依次为外套管管芯、外套管、内套管及内套管管芯。置入的方法分为以下四步：① 将外套管管芯插入外套管，由外套管管芯引导经口插入气管或支气管，穿过狭窄段后拔出管芯，将外套管留在狭窄的气管或支气管内；② 将内套管（远端内含支架）插入外套管，并将内套管管芯插入内套管；

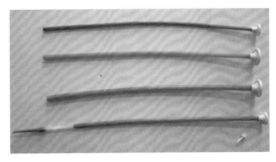

图13-30　国产覆膜Z型不锈钢丝支架的推送器

③ 固定住内套管管芯，同时回撤内套管与外套管，将支架释放到狭窄的气管或支气管内；④ 拔出内套管管芯与内套管，将支气管镜经外套管插入观察支架释放位置，并通过支架拉线调整支架位置，确定好支架位置后，拔出外套管，支架置入过程结束。

2. 国产覆膜Z型不锈钢丝支架的临床应用　图13-31是食管癌所致巨大左主支气管食管瘘后，置入国产覆膜Z型不锈钢丝支架将瘘封堵。

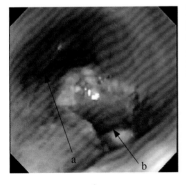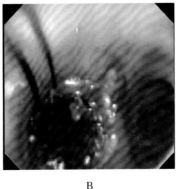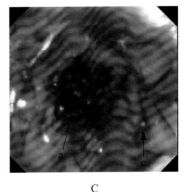

A　　　　　　　　　　B　　　　　　　　　　C

图13-31　置入国产覆膜Z型不锈钢丝支架封堵左主支气管食管瘘

A. a为左主支气管远端,b为瘘；B. 放置支架后；C. c为瘘已封堵

五、气道支架的临床应用价值及发展趋势

自从第一个气道内支架在临床上应用至今,支架本身及置入技术已经有了很大的进步与发展,但到目前为止,还没有一种十全十美的支架。

尽管支架置入后仍存在着这样或那样的并发症,但毋庸置疑的是,气道内支架的应用已经使成千上万的良、恶性气道疾病患者从中获益。

目前国外更多应用易取出的非金属支架,一些放置和移出更为方便、硬度和柔韧性更加适当的支架已越来越受到临床的欢迎。相信随着材料科学的进一步发展,人们将会设计出更多适合于不同用途的新型支架,包括药物涂层支架、生物降解支架等,从而使气道支架置入治疗的远期疗效更好,且并发症的发生率更低。

◇ 参 ◇ 考 ◇ 文 ◇ 献 ◇

[1] Bolliger CT, Mathur PN. Interventional Bronchoscopy(Progress in Respiratory Research, Vol. 30)[M]. Switzerland:
    S.Karger, 2000.
[2] Beamis JF, Mathur PN, Mehta AC. Interventional Pulmonary Medicine[M]. USA: Marcel Dekker, 2004.
[3] Ernst A, Silvestri GA, Johnstone D. Interventional pulmonary procedures: Guidelines from the American College of Chest
    Physicians[J]. Chest, 2003, 123: 1693−1717.
[4] Bolliger CT, Mathur PN, Beamis JF, et al. ERS/ATS statement on interventional pulmonology[J]. Eur Respir J, 2002,
    19(2): 356−373.
[5] 张杰, 王娟, 党斌温, 等, 重度气道狭窄置放国产镍钛记忆合金支架的方法学研究[J]. 中华结核和呼吸杂志, 2010,
    33(1): 25−28.

第十四章
中央型气道阻塞快速再通的策略选择

王洪武

中央型气道阻塞（CAO）是指发生于气管、主支气管和右中间段支气管的病变引起的气道阻塞。CAO的标准治疗是手术切除和气道重建，但由于患者体质较差和肿瘤性质等原因，大多数伴有CAO的肺癌患者没有手术指征，因此，支气管镜介入治疗（IB）提供了一种快速畅通气道和有效的姑息性治疗方法，由此改善患者的生存质量和延长生存时间。IB包括肿瘤的机械切除、热消融（包括激光气化、微波、射频、高频电刀、氩等离子体凝固）、光动力治疗、近距离放疗（包括腔内后装放疗、间质放疗）、冷冻、气管插管和气道支架等。根据肿瘤部位不同和阻塞程度不同，采取的治疗策略也不尽相同。

一、中央型气道病变的分类

根据病变部位和性质，中央型气道病变可分为功能性和结构性病变两大类。功能性病变包括气管软化、复发性多发性软骨炎；结构性病变包括管内型、管壁型、管外型和混合型病变。根据病因，又可分为良性和恶性。

（一）气道狭窄程度

根据管腔最窄处的狭窄程度，气道狭窄可分为五级（表14-1）。一般认为，Ⅰ级为轻度狭窄，可有轻度咳嗽等症状；Ⅱ、Ⅲ级为中度狭窄，可有咳嗽、气短等症状；Ⅳ、Ⅴ级为重度狭窄，伴有严重的胸闷、气短、呼吸困难等。

表14-1　气道狭窄程度的判断标准

分　　　级	管径的狭窄程度（%）
Ⅰ	≤25
Ⅱ	26~50
Ⅲ	51~75
Ⅳ	76~90
Ⅴ	91~100

（二）病变类型

根据病变位于管壁上的位置，可分为四种类型：管内型、管壁型、管外型和混合型（图

14-1）。① 管内型：为广基底结节或有蒂肿块型，肿物呈息肉或结节状突向腔内，基底贴附于管壁，瘤体与气管壁分界不清，伴管壁局限性增厚，管腔变窄。② 管壁型：沿管壁浸润状增厚型，肿瘤起源于气管黏膜上皮及腺体组织，并沿管壁长轴浸润生长，使管壁全层、全周或近全周增厚，致管腔重度狭窄。③ 混合型：为肿瘤穿破管壁向腔外生长，轮廓不规则或分叶。肿瘤以向腔内生长为主者管腔狭窄明显，若向腔外生长，常累及纵隔及颈部结构。④ 管外型：肿瘤源于管壁或管壁外组织，在管腔外生长，压迫气管致管腔变窄。

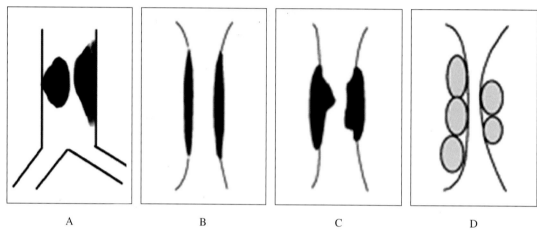

图14-1　气道狭窄病变的模式图
A. 管内型；B. 管壁型；C. 混合型；D. 管外型

1. 气道恶性病变的CT及支气管镜表现

【病例一】管内型肿瘤（腺样囊性癌，图14-2）。

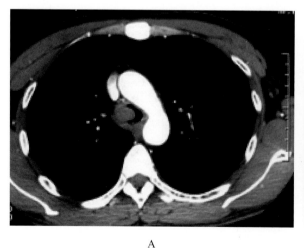
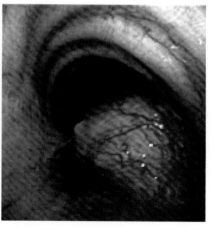

图14-2　管内型肿瘤（腺样囊性癌）
A. CT所见气管腔内占位性肿瘤，堵塞管腔约1/2；
B. 支气管镜可见气管腔内占位性肿瘤，堵塞管腔约1/2，瘤体光滑，表面血管丰富

【病例二】管壁浸润型肿瘤（鳞癌，图14-3）。

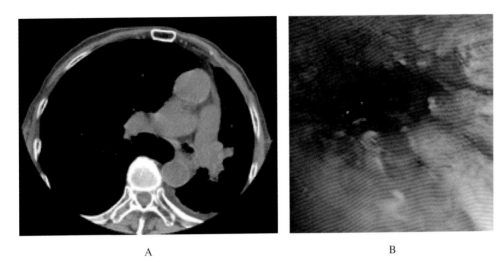

A

B

图14-3　管壁浸润型肿瘤（鳞癌）

A. CT所见左主支气管管壁粗糙不平，管腔狭窄；

B. 支气管镜可见左主支气管黏膜粗糙不平，表面有颗粒状结节，管腔呈鼠尾状狭窄

【病例三】混合型肿瘤（鳞癌，图14-4）。

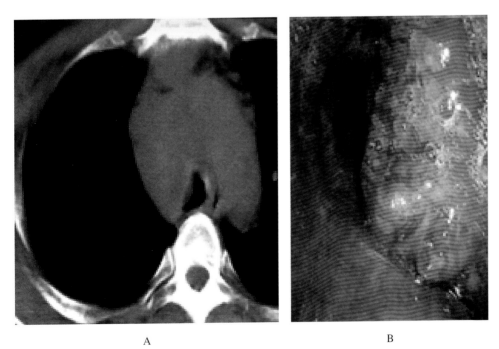

A

B

图14-4　混合型肿瘤（鳞癌）

A. CT所见右上纵隔肿瘤，将主气管压扁，管腔狭窄，管壁不规则增厚；

B. 支气管镜可见主气管内巨大肿瘤，将管腔堵塞约2/3

【病例四】管外型肿瘤（鳞癌，图14-5）。

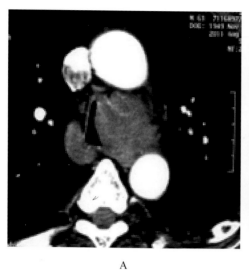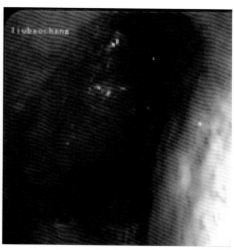

A B

图14-5 管外型肿瘤（鳞癌）

A. CT所见主肺动脉窗内纵隔型肿瘤，将主气管左侧壁压扁，管腔狭窄约70%；

B. 支气管镜可见气管左侧壁外压性隆起，管腔近留一缝隙，管壁光滑

2. 气道良性病变的CT及支气管镜表现　良性中央型气道狭窄（BCAS）病变越来越多，但由于认识不一，治疗方法也大不相同。目前尚未对分型、部位和程度制订统一的分类方法。笔者参考国外文献，通过影像学和支气管镜检查，提出一种快速、统一的诊断BCAS新的分类方法。

【病例五】管内型。包括腔内良性肿瘤（图14-6）或肉芽肿、异物（图14-7）、坏死物。

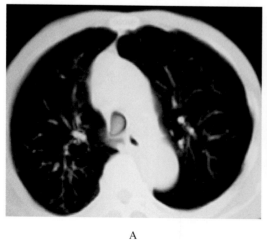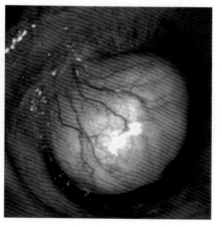

A B

图14-6 管腔内脂肪瘤

A. CT可见气管内有一新生物，将管腔大部分堵塞；

B. 支气管镜可见气管内类圆形肿物，表面光滑，管腔狭窄

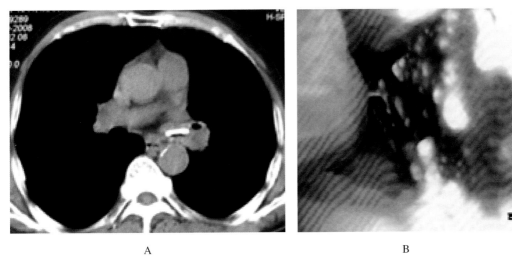

A　　　　　　　　　　　　　　B

图14-7　左主支气管异物（猪排骨）
A.CT可见左主支气管内有高密度影；B.支气管镜可见左主支气管内褐色坚硬物质

【病例六】管壁型。包括：① 扭曲或弯折，多由外伤引起（图14-8）；② 瘢痕性狭窄，多由创伤、炎症或放射治疗引起（图14-9）；③ 锥形（沙漏样）狭窄，多由烧伤或结核引起（图14-10、图14-11）；④ 蹼样狭窄，多由烧伤或气管插管引起（图14-12）；⑤ 剑鞘样狭窄，多为老年性改变或放射治疗所致（图14-13）；⑥ 膜塌陷，为气管软化所致（图14-14）；⑦ 左主支气管塌陷，为结核后软化所致（图14-15）。

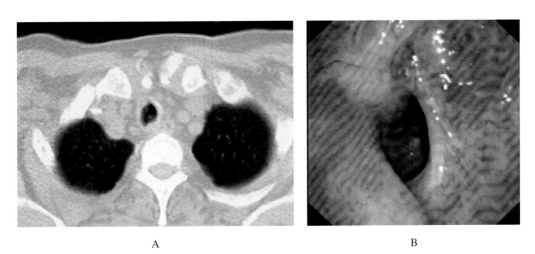

A　　　　　　　　　　　　　　B

图14-8　扭曲或弯折（气管外伤后）
A.CT可见气管中段管壁不规则狭窄；B.支气管镜可见气管扭曲、变形

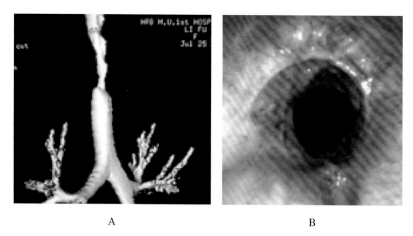

A　　　　　　　　　B

图14-9　瘢痕性狭窄（气管插管后）
A. CT可见气管中上段狭窄；B. 支气管镜可见气管管壁肥厚，管腔狭窄

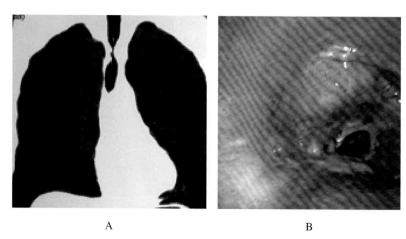

A　　　　　　　　　B

图14-10　沙漏样狭窄（气管切开后）
A. CT可见气管中段锥形狭窄；B. 支气管镜可见气管管壁肥厚，管腔漏斗形狭窄

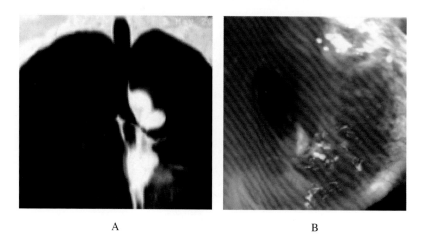

A　　　　　　　　　B

图14-11　左主支气管沙漏样狭窄（结核）
A. CT可见左主支气管锥形狭窄；B. 支气管镜可见左主支气管锥形狭窄

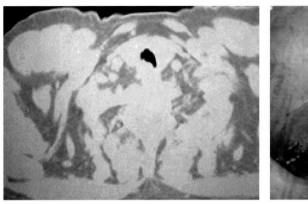
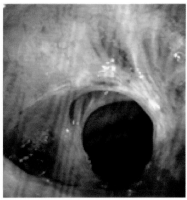

A

B

图14-12　蹼样狭窄（气管插管后）
A. CT可见气管不规则狭窄；B. 支气管镜可见气管管壁有蹼样隆起

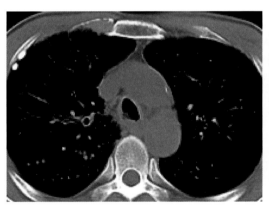
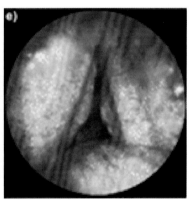

A

B

图14-13　剑鞘样狭窄（放射治疗后）
A. CT可见气管下段管腔呈三角形；B. 支气管镜可见气管下段管腔呈三角形改变

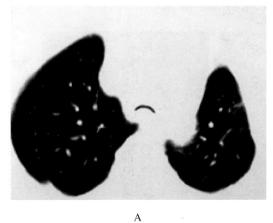
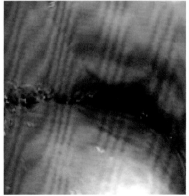

A

B

图14-14　膜塌陷（气管软化）
A. CT可见气管中段新月形狭窄；B. 支气管镜可见气管中段膜部隆起，新月形狭窄

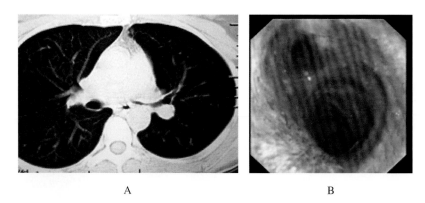

A   B

图14-15 左主支气管塌陷（结核后软化）

A. CT可见左主支气管管腔狭窄；B. 支气管镜可见左主支气管管腔狭窄，管腔随呼吸变动

【**病例七**】外压性狭窄。常由管外肿大淋巴结或肿瘤压迫所致，管壁本身无肿瘤浸润（图14-16）。

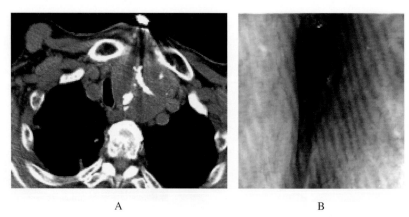

A   B

图14-16 气管外压性狭窄（左甲状腺肿大压迫）

A. CT可见左甲状腺肿大，将气管上段管壁压扁；B. 支气管镜可见气管上段管壁呈外压性狭窄

【**病例八**】管内外混合型。即肉芽肿＋瘢痕性（或沙漏样），肿瘤侵蚀管壁内外（图14-17）。

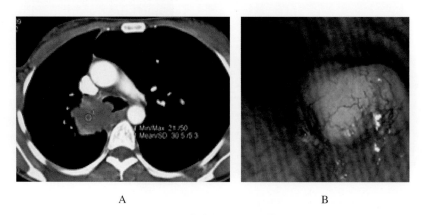

A   B

图14-17 管内外混合型涎腺瘤

A. CT可见右肺门肿块影，突入主气管下端；B. 支气管镜可见右主支气管突入管腔的肿物，表面血管充盈

3. 气道病变的部位　参照参考文献［4］，将中央型气道分为8个区（图14-18），根据气道病变部位的不同，采取不同的治疗手段。如Ⅰ、Ⅷ区的病变，难以放置任何形状的支架，Ⅲ、Ⅳ、Ⅴ、Ⅶ区的病变难以放置直支架，应放置分叉形支架。

据笔者观察732例源于呼吸系统肿瘤的中央型气道恶性肿瘤1 148个病灶，位于Ⅲ、Ⅴ、Ⅶ、Ⅵ区最多见。从Ⅰ区到Ⅷ区分别占：3.0%、10.8%、23.3%、3.4%、19.7%、13.6%、16.8%、9.3%。可见病变位于Ⅲ、Ⅴ、Ⅶ区最多，表明恶性病变主要位于气道分叉部位。主气管中下段（Ⅱ+Ⅲ区）和右侧支气管（Ⅴ+Ⅵ区）各占37.4%和36.5%。双上叶支气管发生率是双下叶支气管的1.5倍。各区均以鳞癌最常见，腺样囊性癌以主气管（Ⅱ+Ⅲ区）最为常见，而腺癌、SCLC和黏液表皮样癌均以支气管内（Ⅴ、Ⅵ、Ⅶ、Ⅷ区）较多见。各区大多数以混合型病变为主。

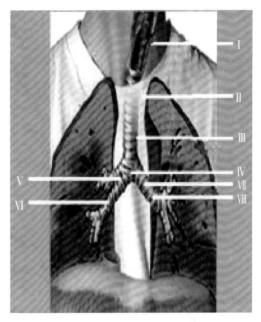

图14-18　中央型气道的八分区方法
Ⅰ：主气管上1/3段；Ⅱ：主气管中1/3段；Ⅲ：主气管下1/3段；Ⅳ：隆突；Ⅴ：右主支气管；Ⅵ：右中间段支气管；Ⅶ：左主支气管近1/2段；Ⅷ：左主支气管远1/2段

149例源于肺外肿瘤转移的中央型恶性气道肿瘤233个，以Ⅲ、Ⅴ、Ⅶ和Ⅱ区最常见。各区均以混合型最常见，其次为管壁型。163个食管癌病灶（占70%）最常转移的部位是Ⅲ、Ⅶ、Ⅱ、Ⅴ区，分别占26.4%、18.4%、22.7%、13.5%。28个甲状腺癌（占12.0%）最常转移的部位是Ⅰ、Ⅱ、Ⅲ区，分别占53.6%、21.4%、17.8%。其他转移的来源还有鼻咽癌、肾癌、大肠癌、子宫颈癌等。

日本学者报告引起中央型气道阻塞需紧急进行支气管镜介入治疗的疾病，居首位的是肺癌（占31%），继之是甲状腺癌（占27%）和食管癌（占7%），与我国的病情略有不同，我国以食管癌相对较多。

二、治疗

欧洲呼吸学会（ERS）与美国胸科学会（ATS）在*ERS/ATS Statement on interventional pulmonology*中曾概括了支气管镜介入治疗的主要技术，包括硬质支气管镜技术、经支气管针吸活检术、荧光支气管镜技术、支气管内超声，支气管镜介导下的激光、高频电灼、APC、冷冻，以及气道内支架置入、支气管内近距离后装放疗、光动力治疗、气道内高压球囊扩张、支气管镜引导气管插管和氧气导管置入术等。在临床实际应用中，可能需要将几种方法联合起来应用，因此，必须熟悉各种方法的优、缺点。其中，硬质支气管镜铲切、活检钳夹取、冻取、热消融、球囊导管扩张、内支架置入能快速畅通气道,具有立竿见影的效果。而近距离后装放疗、光动力治疗、药物注射、热消融和冻融,则有缓慢治疗效果,两种方法结合起来,可能会收到更好的效果,既能快速畅通气道,又能延缓或阻止复发。

(一) 冷冻治疗

冷冻可分为冻取和冻融两种方法。

1. 冻取　将冰冻探头的金属头部放在组织表面或推进到组织内,使其能在周围产生最大体积的冰球,在冷冻状态下将探头及其黏附的组织取出,此谓冻取,可以反复插入探头,直至将腔内的异常组织全部取出。

冻取主要用于气道内良、恶性病变组织,异物,坏死物质等,可在硬质支气管镜或可弯曲支气管镜(纤维支气管镜或电子支气管镜)下进行。如采用硬质支气管镜来实施冷冻治疗,操作在直视下进行,简便、快捷、安全。经冷冻治疗后,患者的支气管阻塞症状可以很快减轻,生活质量得以改善。冻取后可有不同程度的出血,应结合氩等离子体凝固(APC)或止血药止血。

2. 冻融　如将冰冻探头的金属头部放在组织表面或推进到组织内,使其能在周围产生最大体积的冰球,持续冷冻1~3 min,复温后再进行另外2个冷冻—复温周期,移动探头,直至将所有能看到的组织全部冷冻,组织原位灭活,不必将冷冻组织取出,此谓冻融。

近年来,冻融在良性气道狭窄的治疗中发挥越来越重要的作用,常用于创伤性气道狭窄、肉芽肿、气道结核等的治疗。气道瘢痕性狭窄病变首先应采取电切,再结合球囊导管扩张,将管腔扩大,残留部位再采用冻融。

(二) 热消融治疗

主要包括激光、高频电刀(或APC)、微波、射频等,能迅速减小肿瘤,畅通气道,缓解梗阻症状。对肿瘤较大、呼吸困难较明显者,应首选热消融或冻切,先减轻管腔阻塞程度,然后配合放疗、光动力治疗和局部化疗等。必要时可配合气管内支架治疗。

各种热消融治疗的适应证相似,主要用于气道狭窄和出血的处理,但各种方法又有其优、缺点。对于窄蒂的肿瘤或肉芽用电圈套器勒取,简单易行,耗时短,且不易出血,勒下的肿瘤或组织需迅速用活检钳或CO_2冻取,以免堵塞气道。对瘤体较大的气管内肿瘤套取时最好在全麻条件下,在硬质支气管镜或气管插管下操作,以免切下的肿瘤引起窒息。对基底较宽的肿瘤,也可先用电圈套器的前端(不要将套圈全部伸出,只露出前段2~3 mm即可)将肿瘤切割分开(相当于高频电刀的作用),然后再套取或冻取。

对于基底较宽的主支气管内肿瘤,可直接采用硬质支气管镜将肿瘤铲除,然后用光学活检钳或冷冻将铲下的肿瘤取出。如有出血,则用APC止血。

对于瘤体表面较脆、易出血的肿瘤则适宜先用APC封闭血管,再结合冷冻将肿瘤冻取;对瘤体较弥漫、不易出血的肿瘤,亦可直接用冻取的方法,必要时结合APC。几种技术结合应用,大大提高了效率,同时减少了许多并发症。否则如果仅单纯使用APC切除肿瘤,则速度慢,术后坏死多;或直接冻取肿瘤,则术中出血较多。

对于管壁型或混合型肿瘤,削瘤后管腔狭窄仍在50%以上或管外型狭窄在75%以上,则需配合气管支架置入。置入支架后1个月左右,可能会在支架两端形成肉芽肿或肿瘤复发,则需APC配合CO_2冷冻来处理。置入支架后可再进行放疗或化疗,肿瘤缩小后可将支架取出。

所以,气道内的恶性肿瘤应采取综合治疗方法,笔者总结一组208例患者共进行支气管镜下电圈套器治疗286例次,其中硬质支气管镜结合电子支气管镜操作205例次(占71.7%),单纯电子支气管镜操作81例次(占28.3%)。电圈套器结合APC 88.8%,结合冷冻82.5%,联合气管支架置入8.7%,结合硬质支气管镜下铲取7.0%。单用电圈套器治疗仅占1.4%,联合两种方法占14.7%,而联合三种以上方法则占83.4%。

(三)近距离放射治疗

腔内近距离放疗通常有两种方法,一种为腔内后装放疗,还有一种为放射性粒子植入。

1. 腔内后装放疗 就是先将盛有放射性核素的施源器或导源管送到合适的病变部位,经X线核实位置,再经治疗计划系统计算及优化剂量分布,获得满意结果后进行治疗。治疗结束后,放射源可自动回到储源器内。近距离后装放射治疗的优点是患者可得到精确的治疗,且医务人员隔室遥控操作,非常安全。腔内近距离放疗一般与外放疗或与腔内消融治疗结合应用。

2. 放射性粒子植入 通常是将放射性粒子捆绑在内支架上,既对狭窄的气管起支撑作用,又对肿瘤进行近距离放疗,控制肿瘤进一步生长。亦可在支气管镜直视下将^{125}I粒子直接植入到无法手术切除的大气管肿瘤、气道周围转移的淋巴结或肿瘤,以解除大气管内肿瘤所致的气道堵塞和阻塞性肺炎等临床症状,肿瘤局部控制率可达85%。

(四)局部药物治疗

气管腔内局部药物注射:对明确为恶性气管内肿瘤者,可配合冷冻、热疗,在瘤体内注射化疗药物,可起到协同治疗作用。

腔内注射常用的药物包括:化疗药(顺铂、丝裂霉素、盐酸表柔比星)、无水乙醇、白介素-2(IL-2)、基因药物(目前用于临床的药物有重组人p53腺病毒注射液)等。近年来,重组人p53腺病毒注射液对中晚期头颈部鳞癌、肺癌采用瘤内注射方式给药,取得了非常好的疗效。

(五)光动力治疗(PDT)

PDT是先将光敏剂注入人体,光敏剂在进入机体后,会特异性地聚集于肿瘤部位并与肿瘤细胞结合,当用特定波长的激光照射后,会产生光化学反应(称为光敏反应),由此产生的光毒性物质会破坏肿瘤细胞和血管,从而抑制肿瘤生长。

PDT疗法对早期气管和支气管癌可达根治效果,对晚期肿瘤则发挥姑息治疗作用。对于气管腔内较大的肿瘤,在进行光动力治疗前,可先采用消融技术清除病灶,减少病灶厚度,再行PDT,常可提高疗效。

(六)气道内支架置入

气道支架的绝对适应证是管外型气道狭窄、气管瘘和功能性气道狭窄(如气管软化、复发性多发性软骨炎）。而对于管内型及管壁型气道狭窄则应以消融治疗为主,慎放支架。从气道狭窄的形态来看,腔内肿瘤或肉芽肿、瘢痕性狭窄、蹼样狭窄等均不适合直接放置支架。不稳定的气道结核严禁放置任何支架,良性气道狭窄严禁放置永久性金属支架（无论是裸支架还是被膜支架）,必要时可放置暂时性被膜金属支架或硅酮支架。隆突附近的病变如需放置支架应首选分叉形支架,特别是气管瘘,应首选分叉形被膜金属支架封堵瘘口,必要时再同时放置食管支架。

（七）球囊导管扩张

无论是良性还是恶性近端气道狭窄均可造成患者活动后胸闷、气急、呼吸困难以及反复发生肺部感染。采用支气管镜导入球囊导管,对狭窄的近端气道实施球囊扩张,可使狭窄部位的气道全周产生多处纵向小裂伤,裂伤处被纤维组织充填,从而达到狭窄部位扩张的目的。

球囊扩张术方法简单、安全、见效快,不需全麻,不需要特殊设备和复杂技术,可以避免激光治疗等所致的支气管穿孔,相对于外科手术和支架置入等其他方法更加经济、安全、创伤小,因此,可作为各种病变所致的良性瘢痕性气管和支气管狭窄的首选治疗方法。其不足之处在于为达到满意效果,时常需反复进行。在置入支架前先对狭窄气道进行球囊扩张,可避免支架置入时支架置入器卡在狭窄处导致窒息,并且扩张后可选用较大的支架,可避免支架移位。单纯进行球囊扩张而不置入支架,气道容易再狭窄,如与冷冻结合应用,则可大大降低复发率。

笔者曾回顾性分析48例经硬质支气管镜治疗的中央型气道内良性狭窄,病因为瘢痕性狭窄、良性肿瘤、原发性肉芽组织增生、异物、气管软化和复发性多发性软骨炎。在全麻下插入硬质支气管镜,连接高频喷射呼吸机,结合电子支气管镜,应用光学活检钳、APC、CO_2冷冻、放置支架等方法进行治疗。结果可见,48例患者最常见病变部位为主气管（占2/3）,其次为右主支气管和左主支气管。共进行硬质支气管镜下操作75人次,44%的患者仅进行了一次硬质支气管镜治疗,平均每例（1.6±0.2）次。气道阻塞程度由硬质支气管镜治疗前的68.7%±2.4%降到19.0%±1.7%（$P < 0.001$）,气促指数也由2.8±0.1降到1.0±0.1（$P < 0.001$）,患者的病情得到明显缓解。硬质支气管镜下取出支架20个,放置支架7个。治疗过程中75%出现一过性低氧血症,经短暂处理后好转;术中大出血2人次（占2.7%）,经APC及药物治疗等好转。无1例围手术期死亡。所以,硬质支气管镜下能快速、安全地清除中央型良性气道狭窄病变组织,解除气道梗阻,提高患者生存质量,是一种理想的治疗方法。

笔者曾报道194例大气道狭窄患者共接受了334次硬质支气管镜检查,平均每例患者接受1.6次操作。气管内及支气管内狭窄分别采用电圈套器、冷冻、APC等综合治疗措施。气道内肿瘤包括原发肿瘤76例,转移性肿瘤69例。硬质支气管镜首次治疗后气道狭窄程度均明显下降,其中支气管的下降程度要大于主气管。首次治疗后KPS评分明显提高,气促评分明显下降。

实际上,无论良性气道狭窄还是恶性气道狭窄,单一治疗方法很难达到理想的治疗效果,需多种方法联合应用。对于瘢痕性气道狭窄,可首选球囊导管扩张联合冷冻治疗,如气道狭窄严重,可先选用热消融治疗将管腔扩大,再结合球囊导管扩张或冷冻治疗。对于难治性瘢痕性狭窄,可放置硅酮支架。

对于肉芽肿性或恶性肿瘤病变,应先选择冻取、电圈套器或其他消融治疗,将阻塞的病变清除,再结合冻融、药物注射等治疗,必要时选用支架置入。

对于轻度气道狭窄,可在局麻下应用可弯曲支气管镜进行介入治疗,而严重气道狭窄或病情较重的患者,宜在全麻下插入硬质支气管镜、气管插管或喉罩等进行治疗,以减轻患者痛苦,减少支气管镜介入治疗过程中的风险。

◇ 参 ◇ 考 ◇ 文 ◇ 献 ◇

[1] 王洪武. 支气管镜在中央型气道狭窄病变介入治疗中的应用[J]. 国际呼吸杂志, 2012, 32(4): 275-279.

[2] Freitag L, Ernst A, Unger M, et al. A proposed classification system of central airway stenosis[J]. Eur Respir J, 2007, 30(1): 7-12.

[3] 王洪武, 张楠, 李冬妹, 等. 881例中央型气道恶性肿瘤分析[J]. 中华结核和呼吸杂志, 2014, 36(9): 26-27.

[4] Hetzel M, Hetzel J, Schumann C, et al. Cryorecanalization: A new approach for the immediate management of acute airway obstruction[J]. J Thorac Cardiovasc Surg, 2004, 127: 1427-1431.

[5] 王洪武, 周云芝, 李冬妹, 等. 电视硬质气管镜下治疗中央型气道内恶性肿瘤[J]. 中华结核和呼吸杂志, 2011, 34（3）: 230-232.

[6] 王洪武, 李冬妹, 张楠, 等. 电视硬质镜下治疗中央型良性气道狭窄48例临床分析[J]. 中华内科杂志, 2011, 50(6): 520-521.

[7] Moghissi K, Dixon K. Is bronchoscopic photodynamic therapy a therapeutic option in lung cancer? [J]. Eur Respir J, 2003, 22(3): 535-541.

[8] 周云芝, 王洪武. 氩气刀联合光动力学疗法治疗恶性气道18例[J]. 中国肿瘤, 2008, 17(11): 973-975.

[9] Lund ME, Garland R, Ernst A. Airway stenting. Applications and practice management considerations[J]. Chest, 2007, 131(1): 579-587.

[10] Kim JH, Shin JH, Song HY, et al. Benign tracheobronchial strictures: long-term results and factors affecting airway patency after temporary stent placement[J]. Am J Roentgenol, 2007, 188(4): 1033-1038.

[11] 王洪武, 马洪明, 李晶, 等. 氩等离子体凝固技术配合气道被膜金属支架置入治疗气管隆突处狭窄[J]. 中华内科杂志, 2007, 46（7）: 573-574.

[12] 王洪武, 罗凌飞, 李晶, 等. 国产Sigma分叉被膜支架治疗气管食管瘘[J]. 中华医学杂志, 2009, 89（38）: 3257-3260.

[13] Shitrit D, Kuchuk M, Zismanov V, et al. Bronchoscopic balloon dilatation of tracheobronchial stenosis: long-term follow-up[J]. Eur J Cardiothorac Surg, 2010, 38: 198-202.

[14] Tsakiridis K, Darwiche K, Visouli AN, Management of complex benign post-tracheostomy tracheal stenosis with bronchoscopic insertion of silicon tracheal stents, in patients with failed or contraindicated surgical reconstruction of trachea[J]. J Thorac Dis, 2012, 4(Suppl 1): 32-40.

[15] Ryu YJ, Yu CM, Choi JC, et al. Clinical experience of silicone airway stent in the management of benign tracheobronchial stenosis[J]. Tuberculosis Respir Dis, 2005, 59: 62-68.

第十五章

气管和支气管瘘封堵术

曾奕明

第一节 支 气 管 瘘

一、概述

气管和支气管瘘系指气管、支气管与胸膜腔、纵隔、胸腔、胃、食管，甚至胆道等脏器或其他腔隙之间存在异常通道(瘘管或瘘口)的一种病理状态(以下简称"支气管瘘")，其中以支气管胸膜瘘最为常见。从广义上讲，气胸也是一种支气管胸膜瘘。支气管瘘的发生延长了住院时间，增加了医疗费用及病死率，一项研究表明非小细胞肺癌术后支气管瘘的病死率为27.2%。以往支气管瘘的处理方法主要是保守治疗及外科手术，近年来，随着支气管镜介入技术与器械的快速发展，支气管镜介入技术已成为支气管瘘治疗的方法之一。随着胸部肿瘤发病率的升高、外科手术和放射治疗等医疗技术的广泛开展，或因疾病本身或因手术、放疗等因素所引起的支气管瘘的发病率较以往有明显的升高，但在临床上多数支气管瘘病情较复杂，治疗方案个体化程度高，本篇就一些基本原则及方法进行介绍，以供相关医师在临床实践中参考。

二、支气管瘘的分类

支气管瘘的分类是制订治疗方案的重要基础。

各种支气管瘘中以支气管胸膜瘘(bronchopleural fistulas，BPFs)最为常见。而肺切除术又是BPFs最常见的原因，术后发生率为1.5%~28%，这种发病率上的差异主要取决于病因、外科医师的手术经验、术后并发症等。其他危险因素或病因依次是坏死性肺部感染，放、化疗，难治性自发性气胸，结核病。

临床上可根据不同的标准将支气管瘘按手术与非手术原因、部位、瘘口大小、与何器官形成瘘等进行分类。

1. 按病因分类　可分为手术相关性与非手术相关性支气管瘘两类，两者的预后及治疗方案有所不同，国外报道外科因素占支气管瘘的70%，主要见于恶性肿瘤及肺结核手术；其他30%的支气管瘘继发于肺结核、肺部感染、肺脓肿、脓胸等。

1) 手术相关性

（1）肺叶切除术相关：恶性肿瘤、创伤、感染（如肺膨出症、结核、脓肿、曲霉球等）。

（2）胸膜器质性病变手术后：脓胸、胸部外伤、其他感染（如卡氏肺孢子菌、肝脓肿破入胸腔等）。

（3）其他疾病手术后：气管或食管穿孔、胃食管反流、特发性食管破裂综合征。

2) 非手术相关性：有创操作后（如胸膜或肺活检、支气管镜操作等）、特发性、感染、难治性自发性气胸、胸部创伤、化疗或放疗相关性肺部坏死性疾病、ARDS等。

2. 按部位分类　将瘘口位于段或段以上支气管者称为中央型支气管瘘，位于段以下支气管者称为外周型支气管瘘。

3. 按瘘口大小分类

1) 大瘘口：指瘘口在0.5 cm或以上者，也有将瘘口≥0.3 cm者定义为大瘘口。大瘘口常为中央型，愈合较为困难，常需外科治疗。支气管介入治疗技术可能使小部分病例治愈，但更多的是姑息性治疗（尤其当瘘口＞0.5 cm时），因此治疗上应优先考虑外科方法。

2) 小瘘口：指瘘口＜0.5 cm者。小瘘口可为中央型或外周型。

4. 按与邻近或腔隙的关系分类

1) 支气管胸膜瘘：指支气管与胸膜腔之间存在瘘，多数是术后支气管残端瘘（中央型）、术后肺组织缝合处瘘（外周型）等；难治性气胸、肺脓肿、肺结核等所造成的瘘也在此列，常为外周型瘘。

2) 支气管纵隔瘘：主要是从中央气道直接瘘入纵隔。

3) 支气管胸胃瘘：是一种常见的瘘，常发生于胸胃吻合口附近，主要为中央型大瘘口，瘘偶可在残胃与肺组织之间形成（外周型）。处理上存在较大难度，预后不良。

4) 支气管食管瘘：常见于食管癌放疗后、支架放置后，也可由于肿瘤直接侵蚀，主要为中央型大瘘口，预后较差。

5) 其他：少见的瘘还包括支气管胆道瘘等。

5. 按起病缓急分类

1) 急性起病：瘘口突然破裂，可以突发性张力性气胸或大量脓液突然涌入气道的方式起病而危及生命。临床上表现为突发呼吸困难、低血压、皮下气肿、咳大量脓痰，甚至窒息，也可在胸片上表现为胸腔积液"突然明显减少或消失"等。

2) 亚急性起病：起病隐袭，临床上表现为消耗、无力、发热、咳嗽、脓痰等。

3) 慢性起病：常与慢性感染性疾病相关，多存在慢性脓胸、胸膜腔纤维化。当存在纵隔纤维化时可使纵隔摆动减弱。

三、支气管瘘的支气管腔内介入治疗

目前支气管腔内介入治疗支气管瘘的基本原理主要包括以下两种：其一是通过机械封堵瘘口，其二是通过理化刺激使瘘口产生炎症反应、肉芽组织增生，最终闭合瘘口。前者包括各种支架、支气管塞、封堵剂、球囊填塞等，后者则采用热损伤（如氩等离子体凝固、激光凝固等）、化学刺激、局部机械损伤等，主要适用于中央型小瘘口。

支气管瘘的治疗应根据不同的情况进行个性化治疗，总的来说，外科治疗在技术上较为成熟，但创伤较大，手术前应充分评估效益风险比，精心制订手术方案。支气管镜介入治疗是一种新的微创治疗技术，外周型瘘以及中央型小瘘口是支气管镜介入治疗的最佳适应证，常能最终封闭瘘口。但对于中央型大瘘口支气管镜介入治疗常为姑息性的，能否最终封闭瘘口在大多数情况下难以确定。对于大瘘口而言，当因各种原因无法实施外科治疗时，支气管镜介入治疗经常是其唯一的选择。

（一）治疗材料及技术

封堵材料包括封堵器和封堵剂两大类（表15-1）。

表15-1　常用封堵材料及主要用途

封堵器（主要用途）	封堵剂（主要用途）
封堵支架（中央型瘘）	自体血+凝血酶（外周型瘘）
单向活瓣（外周型瘘可用）	纤维蛋白原+凝血酶（外周型瘘）
支气管塞（外周型瘘）	组织胶等（主要用于中央型小瘘）
球囊（可用于机械通气并外周型瘘）	纤维素（外周型瘘）
房间隔封堵器（中央型瘘，少用）	硝酸银等（化学刺激，中央型小瘘）
哑铃型封堵器（中央型瘘）	

各种封堵器中封堵支架在临床上应用最为广泛，根据原理又可分为侧壁封堵及前端封堵。前者主要通过使封堵支架紧密贴壁而封闭瘘口，后者则主要采用盲端支架等填塞于支气管残干瘘口。封堵支架的种类有直筒型（或称柱状）、L型（支气管臂为盲端或开放）、Y型等。

支气管塞可为医用硅胶假体、全覆膜镍钛记忆合金封堵器，也可为其他医用材料制成的封堵器。

除了封堵剂及封堵器两类主要的堵瘘方法外，近期也有人报道采用氩等离子体凝固对下消化道小瘘口进行烧灼，最终使瘘口闭合。此后有报道成功采用该方法对小于3 mm的支气管袖状吻合附近小瘘口进行治疗的个案。

（二）治疗的基本流程

支气管腔内介入治疗支气管瘘主要包括以下基本流程。

1）瘘口定位与评估：这对选择合适的治疗技术及制订治疗方案有重要意义，具体方法如前所述。

2）多学科讨论：建议在制订治疗方案前进行多学科讨论，主要决定是采取外科治疗还是介入治疗，参与的学科视情况可包括呼吸内科、胸外科、麻醉科、消化科等。一般来说，中央型支气管瘘的治疗应优先考虑外科措施的可行性，而外周型支气管瘘的治疗则可优先考虑支气管腔内介入治疗。

3）介入治疗方案的制订及具体技术的选择：具体技术及材料见前述；常见支气管瘘的介入治疗建议见下述。

4）疗效随访及并发症等：支气管瘘采用介入治疗后，部分患者可即时见效，而另一部分患者可能会不同程度减轻瘘的程度，并在一段时间后因瘘口进一步修复，最终闭全。还有一部分患者经多种介入技术治疗仍然无效。因此，疗效的随访及进一步调整治疗方案、观察可能的并发症有重要的临床意义。

（三）常见支气管瘘的治疗原则及建议

由于支气管瘘的复杂性，其治疗方案的制订及治疗技术的选择基本上均为个体化的，但总的来说还是有一些共同的规律可循。

1. 支气管消化道瘘

1）支气管食管瘘：原则上从食管放置堵瘘支架，一般情况下不建议同时放置食管支架及气管支架。当单独食管支架无法见效或同时存在肿瘤压迫气管致中重度狭窄时，在充分评估的前提下也可考虑同时放置食管与气管支架，或尝试采取房间隔封堵器进行封堵。

2）支气管胸胃瘘：通常瘘口位于吻合口附近的残胃腔，可与左主支气管或右主支气管形成中央型瘘，也可与肺组织形成外周型瘘。由于残胃腔形态不固定，且难以固定支架，所以建议从气道一侧进行封堵支架侧壁封堵。

2. 支气管胸膜瘘

1）右主支气管残端中央型瘘：右主支气管残端瘘主要见于右肺全切后的右主支气管残干，通常为大瘘口，其特点是多数情况下残干较短，难以放置和固定盲端支架；另一方面，由于右肺已全切，所以除非有可靠的固定方法否则不宜在瘘口处放置支气管塞及其他封堵器，因为如果支气管塞或其他固定不佳的封堵器移位就很可能阻塞左主支气管，这种情况可能使患者处于危险的境地。较合适的方案是选择从气管到左主支气管的开口向左主支气管的 L 型封堵支架，对右主支气管开口进行侧壁封堵。当然如果固定可靠，也可在右主瘘口放置特殊的封堵器，如房间隔封堵器、哑铃型封堵器等。

2）左主支气管残端瘘：通常为大瘘口，发生于左肺全切后的左主支气管残干，但与右主支气管残干不同的是左主支气管残干在多数情况下较长，所以建议首选向左主支气管残干放置从气管到左主支气管残干的 L 型覆膜左主盲端支架，这种支架在隆突水平向右开口以保障右肺正常通气。另外，由于左主支气管残干较长，封堵器的固定较右主支气管残干容易、可靠，也可选择支气管塞或其他封堵器。

3）中央型支气管胸膜小瘘口：可尝试氩等离子体凝固等理化刺激促进瘘口修复，也可尝试支气管封堵剂，但包括支架在内的各种封堵器可能是更有效的方法。

4）外周型支气管胸膜瘘：外周型支气管胸膜瘘可采用封堵剂或封堵器进行封堵。由于可对整个叶段支气管树，甚至肺泡进行填塞，因此封堵剂对于存在侧支通气的肺叶的胸膜瘘较封堵器合理且有效；对于无侧支通气的胸膜瘘封堵剂及封堵器均可选用；而对于已形成慢性瘘管的外周型支气管胸膜瘘,因瘘口愈合需要较长时间,则宜选择封堵器。

（四）特殊类型的支气管瘘

1. 隆突周围瘘   指距离隆突0.5~1 cm以内的气管及左、右主支气管瘘（这里所指不包括左、右主支气管残端瘘），常为支气管消化道瘘,少数为支气管纵隔瘘或胸膜瘘。如病情需要从气道内放置支架时建议选择Y型支架以达到良好固定及紧密贴壁的要求。根据病情,有时也可选用L型支架。

2. 支气管消化道瘘并发气道中重度狭窄   不同于一般的支气管消化道瘘,应首选经消化道放置封堵支架的策略,支气管消化道瘘并发气道中重度狭窄应先经气道预防性或治疗性放置支架后,再从消化道放置封堵支架,这样可以避免已中或重度狭窄的气道被扩张后的消化道封堵支架挤压而进一步狭窄导致严重呼吸困难或窒息。

3. 机械通气并发气胸   机械通气合并支气管胸膜瘘（持续的气胸）在急性呼吸衰竭提示预后不良,其病死率为50%~67%。胸腔引流是机械通气合并支气管瘘的基本治疗措施之一,其主要作用是将漏入胸腔的气体及时引流以防止张力性气胸等严重状况的发生。但胸腔引流也会对机械通气产生不利的影响,包括潮气量丢失、呼气末正压丢失、氧合及换气障碍、吸气触发及呼吸周期紊乱等。胸腔引流管的直径直接影响引流的效率,对于最大漏气量为15 L/min的胸膜瘘来说,如果采用10 cmH$_2$O负压吸引则胸腔引流管的内径最小应为6 mm。胸腔引流管太小会导致气体引流不足,将引起张力性气胸及纵隔摆动。

1982年,James H. Ellis报道了1例采用球囊导管填塞治疗机械通气并发难治性气胸取得成功的病例,该方法值得借鉴。球囊导管填塞治疗机械通气并发支气管胸膜瘘常需要在机械通气过程中完成操作,术后还需留置并固定导管。采用造影剂充盈球囊有利于通过床边X线摄片观察球囊位置。

四、支气管瘘的预后

支气管瘘是一种预后不良的并发症。总的来说,外周瘘预后好于中央型瘘;小瘘口好于大瘘口;支气管胸膜瘘好于支气管消化道瘘,因为后者常常合并感染而较难以控制,且因消化液的侵蚀最后常合并大出血;而支气管残胃瘘则因难以从消化道一侧进行封堵,瘘口长期受消化液侵蚀,其预后最差。在机械通气过程中发生支气管瘘预后也较差,机械通气合并BPFs的病死率各家报道不一,有关报道为67%~94%,晚发性BPFs（机械通气24 h后发生的）比早发性预后差,两者病死率之比为94% : 45%。

第二节   难治性气胸的选择性支气管封堵术

难治性气胸本质上属于外周型支气管胸膜瘘。近十年来,选择性支气管封堵术（select bronchial occlusion, SBO）作为治疗难治性气胸的一种新的支气管镜介入技术越来越普遍地应用于临床。曾奕明、Watanabe、Travalin分别报道了采用自体血、支气管塞、单向活瓣等方法治疗难治性气胸的成功经验。

SBO治疗难治性气胸的基本原理是将引流支气管临时性封堵，使所属肺叶肺段的胸膜瘘口停止漏气并自行愈合，因此封堵应该是临时性的（可恢复性的），以免导致永久性肺不张。这一技术包括两个关键步骤：① 引流支气管的定位或探查；② 支气管封堵。

一、SBO的适应证和禁忌证

1. 适应证　SBO主要适用于自发性气胸经肋间引流7~14日以上仍持续漏气，并有以下情况者。

（1）存在外科手术反指征者。

（2）心、肺功能不良以及存在其他预后不良的基础疾病者。

（3）患者由于各种原因不愿意接受电视辅助胸腔镜（VATS）及其他外科手术。

（4）对于未成年人而言，由于胸膜硬化术可能导致广泛胸膜肥厚，少数患者最终会引起胸廓畸形，故选择性支气管封堵术应作为一种可选的治疗方案。

2. 禁忌证　选择性支气管封堵术没有绝对禁忌证，但对于一般情况极差的患者、心肺功能严重受损者应慎重评估。

二、SBO的关键技术步骤

（一）引流支气管探查

引流支气管探查（球囊探查）是SBO的两个关键技术步骤之一，与其他探查技术相比，球囊探查因其简便、有效、经济、安全等优点而更具实用性，曾奕明、Yoichi Watanabe、John M. Travalin等三项病例数较大的临床报告均采用本方法进行引流支气管探查。

球囊探查方法：常规支气管镜检查，经支气管镜工作通道送入探查球囊导管，将球囊导管送达不同叶段支气管开口，充盈球囊使之紧密堵塞支气管口，观察水封瓶中气泡是否明显减少或完全停止，若明显减少或完全停止说明该支气管为胸膜瘘口所属肺叶肺段的引流支气管。

球囊探查的阳性率为85%，多叶段瘘口是球囊探查失败的主要原因，其他原因可能包括技术细节上的掌握，如球囊的充盈程度（贴壁性）是否足以阻断该支气管的气流。

（二）支气管封堵

支气管封堵是该技术的第二个关键步骤，可采用封堵剂或封堵器。

1. 封堵剂　理想的封堵剂应在7~14日自溶吸收（此时胸膜瘘口已愈合），自体血（或纤维蛋白原）+凝血酶所形成的封堵凝块符合这一要求。自体血是一种较方便、经济、有效的封堵剂，但也可将临床上使用的纤维蛋白原配制成溶液后与凝血酶配合使用作为封堵剂。

（1）封堵剂的配制（以下任选一种均可）：① 每个肺段按自体血20~30 ml（待引流支气管确定后即刻抽取静脉血）+凝血酶1 000 IU+生理盐水5 ml配制备用。② 纤维蛋白原可配制成10 mg/ml的溶液,凝血酶配制成50 IU/ ml的溶液备用。每个肺段可注入20~30 ml纤维蛋白原溶液及2~3 ml凝血酶溶液。

（2）封堵范围:封堵范围为段或叶,偶尔可封堵亚段。但总的来说亚段及其以下的肺组织之间常存在交通支,因此封堵范围不宜过小,否则效果不佳。封堵采用"先难后易、由远及近"的顺序。

（3）封堵剂注入顺序:① 首先推荐采用前端开口的三腔球囊导管将两种封堵成分进行"同步推进"灌注,这样可使两种成分通过导管不同的管腔注入并在引流支气管中迅速混合,向远端推进并凝固而形成栓子。这种封堵效果较好。② 如不具备上述导管,而仅有常用的双腔球囊导管则建议采用"夹心法"灌注,顺序如下:凝血酶→自体血(纤维蛋白原)→凝血酶。"同步推进"灌注法的效果优于"夹心法"灌注法。

（4）注入封堵剂后,继续保持球囊充盈2~3 min,然后球囊放气,退镜。

（5）有时封堵可使气泡量明显减少,但无法完全停止。提示在另一叶段可能存在另一较小的胸膜瘘口,这时继续胸腔引流。经过数小时或数日后小的瘘口可能自行愈合。

（6）嘱患者平静卧床休息(体位视封堵叶段而定)。

2. 封堵器封堵

（1）单向活瓣:目前用于难治性气胸的活瓣均为肺减容活瓣支架,如Zephyr EBV、IBV™ Valve等,有的已进入中国市场。活瓣支架治疗难治性气胸的基本过程如下:① 通过探查确定目标支气管。② 目标支气管的直径测量:可采用专用测量器测量。如果没有专用测量器也可以采用球囊粗略估测,即将球囊缓慢充气至恰好贴于目标支气管的管壁上,记录注入的气体量,取出球囊导管,将所记录的气体量再次注入球囊,最后测量球囊的直径,所得数据即为目标支气管直径的近似值。③ 活瓣大小的选择:根据测得的目标支气管的直径选择适当大小的活瓣。活瓣的直径过小易移位,甚至被咳出;相反,直径过大则有可能使活瓣口折叠、贴壁不佳,影响封堵效果。④ 通过支气管镜及各自专用的输送系统将活瓣送达目标支气管后释放。⑤ 疗效观察:观察活瓣开闭情况、引流瓶气泡是否停止或明显减少。没有完全停止的病例可以继续引流或负压吸引,不少患者在几日后瘘口闭合。⑥ 活瓣的取出:胸膜瘘口愈合后可经支气管镜将活瓣取出。一般情况下采用鼠咬钳或鳄鱼钳均可容易地取出活瓣。有些COPD患者活瓣的放置可能带有肺减容的目的,对于这类病例活瓣可继续留置观察。

（2）支气管塞:商品化的支气管塞只有日本Watanabe 支气管塞,但未进入中国市场。支气管塞放置的基本过程如下:① 通过探查确定目标支气管。② 估测目标支气管的直径。③ 选择恰当大小的支气管塞。由于支气管均有较好的弹性和扩张性,因此选择较大直径的支气管塞有利于牢固地将其嵌入支气管开口。④ 用活检钳夹住支气管塞,将其送达目标支气管,塞入,固定好,有时可加用纤维蛋白胶以较好地封闭。有时对上叶尖段支气管进行支气管塞放置时可能较为困难。⑤ 瘘口愈合后可经支气管镜将活瓣取出。一般情况下采用鳄鱼钳可容易地取出活瓣。对于带有肺减容目的的病例,活瓣可继续留置观察。

（3）球囊导管填塞：球囊导管填塞主要用于机械通气并发难治性气胸，可起到保证有效通气量及促进破裂口愈合的作用。主要技术流程如下：① 确定目标支气管，经鼻送入支气管镜。如患者正在进行机械通气，则可将气管导管球囊稍放气以便支气管镜从旁边通过。将球囊导管经支气管镜工作通道送入，按前述步骤探查目标支气管。② 放置导丝：确定目标支气管后，退出球囊导管，经支气管镜工作通道将导丝送入目标支气管，接着退出支气管镜。③ 留置球囊导管进行填塞：再次进镜，并沿导丝将球囊导管送入目标支气管，并向球囊中注入水溶性碘造影剂充盈球囊，使之填塞目标支气管。观察引流瓶中气体引流情况。④ 注意事项：球囊导管填塞成功后可行床旁胸片，确定球囊位置以备治疗过程中复查时对照。在球囊导管填塞目标支气管后应当继续留置导丝，并使导丝从导管先端部向目标支气管远端伸出3~4 cm，以防止在咳嗽时球囊导管被弹出移位。

拔除胸腔引流管的时机：由于是难治性气胸，建议封堵术后水封瓶未见气泡溢出3~5日后夹管，复查胸片后决定是否拔管。

曾奕明用自体血作为封堵剂治疗难治性气胸治愈率为70%。该方法对血气影响与常规支气管镜相近，主要并发症为部分患者在封堵术后出现中低热（14.7%）。对于术前已有肺部感染者应在感染控制后再行支气管封堵术。部分患者可在封堵术后预防性使用抗感染药物。个别肺功能较差或气道反应性较高的患者行支气管镜检查时可出现气道痉挛，术前给予支气管舒张剂雾化吸入有助于避免发生气道痉挛。心肺功能较差者可采用高频喷射呼吸机进行通气支持。

John M. Travalin 等采用肺减容支架治疗难治性气胸40例，结果47.5% 患者漏气完全停止，45.0% 患者漏气减少。少数患者并发咳痰、中度缺氧、支架移位、肺炎、MRSA 定植等。

Watanabe 于2003年报道了一组使用EWS治疗支气管胸膜瘘的患者，其中难治性气胸40例。其结果显示，平均每位患者需使用4个EWS，39.7%患者漏气完全停止，37.9%患者漏气减少，57.1%患者成功拔除胸管。主要并发症包括：肺炎3.4%、气促3.4%、发热1.7%。

◇ 参 ◇ 考 ◇ 文 ◇ 献 ◇

[1] Sirbu H, Busch T, Aleksic I, et al. Bronchopleural fistula in the surgery of non-small cell lung cancer: incidence, risk factors, and management[J]. Ann Thorac Cardiovasc Surg, 2001, 7 (6): 330−336.

[2] McManigle JE, Fletcher GL, Tenholder MF. Bronchoscopy in the management of bronchopleural fistula[J]. Chest, 1990, 97: 1235−1238.

[3] Cerfolio RJ. The incidence, etiology and prevention of postresectional bronchopleural fistula[J]. Semin Thorac Cardiovasc Surg, 2001, 13: 3−7.

[4] Sirbu H, Busch T, Aleksic I, et al. Bronchopleural fistula in the surgery of non-small cell lung cancer: incidence, risk factors and management[J]. Ann Thorac Cardiovasc Surg, 2001, 7: 330−336.

[5] Turk AE, Karanas YL, Cannon W, et al. Stage closure of complicated bronchopleural fistulas[J]. Ann Plastic Surg, 2000, 45: 560−564.

[6] Barker WL, Faber LP, Ostermiller WE Jr, et al. Management of persistent bronchopleural fistulas[J]. J Thorac Cardiovasc Surg, 1971, 62: 393−401.

[7] Hankins JR, Miller JE, Attar S, et al. Bronchopleural fistula: Thirteen-year experience with 77 cases[J]. J Thorac

Cardiovasc Surg, 1978, 76: 755−760.

[8] Malave G, Foster ED, Wilson JA, et al. Bronchopleural fistula-present-day study of an old problem: A review of 52 cases[J]. Ann Thorac Surg, 1971, 11: 1−10.

[9] Pierson DJ, Horton CA, Bates PW. Persistent bronchopleural fistula air leak during mechanical ventilation: A review of 39 cases[J]. Chest, 1986, 90: 321−323.

[10] Hameed H, Kalim S, Khan YI. Closure of a nonhealing gastrocutaneous fistula using argon plasma coagulation and endoscopic hemoclips[J]. Can J Gastroenterol, 2009, 23(3): 217−219.

[11] Aynaci E, Kocatürk CI, Yildiz P, et al. Argon plasma coagulation as an alternative treatment for bronchopleural fistulas developed after sleeve pneumonectomy[J]. Interact Cardiovasc Thorac Surg, 2012, 14 (6): 912−914.

[12] Ellis JH, Sequeira FW, Weber TR, et al. Balloon catheter occlusion of bronchopleural fistulae[J]. AJR Am J Roentgenol, 1982, 138(1): 157−159.

[13] 曾奕明. 规范选择性支气管封堵术在难治疗性气胸的应用[J]. 中华结核和呼吸杂志, 2011, 34: 332−333.

第十六章

气 管 异 物

张国良 谈 敏

外来异物吸入（foreign body aspiration，FBA）可导致气道严重的损伤，是临床较常见的意外伤害和危重急症。1987年G. Killian用食管镜从一个德国农民的气管中取出一块猪骨头，从而开辟了支气管镜的新纪元，自那时起，支气管镜便成为FBA诊治的重要手段，近年可弯曲支气管镜检查得到迅速发展，在FBA的诊治中发挥着重要的作用。本文将对FBA的发生、临床表现及支气管镜在FBA的应用等内容进行阐述。

一、流行病学

大约80%的FBA发生于15岁以下儿童，尤其常见于小于3岁者，其中发生的高峰年龄为1~2岁，因为这个年龄的孩子大多数都已能站立，通过一些初级语言与世界交流，并能通过他们不断提高的运动技能把小物件放进嘴里。男性发生率高于女性，大约是女性的1.8倍，可能与男性的动手能力更强有关，也有研究指出，可能与男性和女性咽喉部发育成熟的速度不同有关。Francesca Foltran等人最近对有关FBA的文献进行了荟萃分析，一项针对FBA的调查发现，在流行病学及临床防治方面高收入国家有75%，而中低收入国家有60%发生于0~3岁的儿童。

FBA病死率高，全世界范围内每小时就有8人死于FBA，尤其是小于1岁的儿童和大于75岁的成人，死亡风险更大。在导致小于3岁儿童死亡的疾病中，FBA所致的占7%，与这一年龄段的小儿后牙列尚未发育完全、吞咽反射机制和气道保护功能未成熟以及其普遍存在的无意识地把物品塞入口中的倾向有关，也与其在吃东西时哭闹或说话，或监护人看管失职，让小孩容易接触到小物件等因素有关。据报道，美国FBA导致的死亡在所有意外死亡中排第五位，是小于1岁的儿童意外致死的首要原因，美国2001年因FBA而致死的儿童已多达4 100例。而在中国，因FBA导致的病死率可达1.8%。

二、FBA的常见吸入物及好发部位

根据现有的对FBA常见物的报道，在儿童中，花生（占FBA的36%~55%）、其他坚果或种子、食物块和硬件的小碎片以及玩具占FBA的绝大多数（图16-1、图16-2）。总的来说，食物导致的FBA在婴幼儿和学步儿童中更加普遍，在稍大的儿童中，吸入无机物（硬币、别针、玩具碎片）更

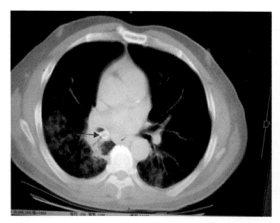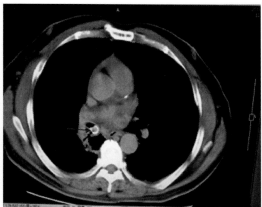

图16-1 误吸果核的患者胸部CT表现

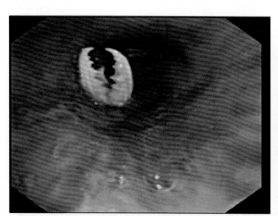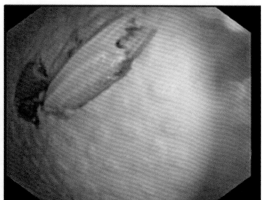

图16-2 误吸鱼刺者的支气管镜表现

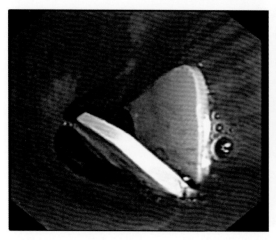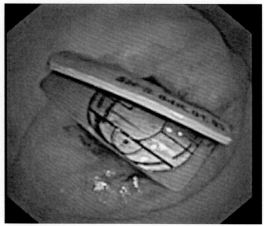

图16-3 误吸手机SIM卡者的支气管镜表现

加普遍,而在成年人中,异物的性质则更多样,如手机SIM卡等(图16-3)。指甲或别针吸入主要发生在年轻人或中年人的手动活动中,牙齿碎片、器具、假牙的吸入可以发生在脸部外伤或牙科治疗过程中。此外,要避免儿童接触一些尖锐器物,如针、钉子、螺丝、镊子等。食物中的坚果和种子是导致儿童FBA从而引起窒息的主要原因,尤其是那些根本不会咀嚼食物或牙齿未发育成熟只有部分咀嚼功能的儿童。坚果类在高收入国家及中低收入国家占FBA的40%;种子在高收入国家占20%,而在中低收入国家则占29%。其他无机物所致的FBA,在高收入国家最常见的为磁铁(34%),其次为玩具和电池,均分别占12%;而在中低收入国家,最常见的无机物为海绵(33%),其次为电池(26%)和肥皂(16%)。在中国导致FBA最常见的是花生(54.1%),其次是瓜子仁(19.6%,包括葵花子、西瓜子和南瓜子),第三位是动物骨头(11.1%,包括猪骨头、鱼骨头、鸡骨头等)。当然,食物吸入的类型也常取决于当地的习惯,例如在中国深圳小于1岁小儿最常见的异物吸入是动物骨头,因为这里的人们常喜欢喂食小儿骨汤和骨粥。此外,FBA的发生还与季节有关,在中国,元旦和春节是FBA高发期,因为这两个节日是中国最为重视的传统佳节,是花生、瓜子仁以及动物肉类等食品消费的旺季,同时节日期间家庭人员比较聚集,小孩们容易因为热闹的环境和家长看护的疏忽而接触这些食物,从而导致FBA的发生率升高。

异物停留的部位取决于支气管树的解剖结构和发生FBA时患者的体位。长期以来,人们一直认为FBA主要发生在右主支气管,因为右主支气管陡直,且管径更粗,但最近一些作者发现左主支气管也是主要的受累部位。Van Looij等人发现,FBA在小于3岁的儿童中发生在左、右主支气管的机会是相当的;但其他研究发现,对于大于3岁的儿童及成人而言,FBA更多见于右主支气管。Gang W等人对在1997年1月至2011年12月间因可疑FBA而入住重庆医科大学附属儿童医院的1 024例儿童进行了回顾性分析,指出有98例其异物嵌顿在主支气管中,506例在右主支气管,349例在左主支气管内。

三、临床表现

据报道,约83%的患者在FBA初期表现为突发的呛咳,突发呛咳伴或不伴有呼吸困难是FBA最常见的症状。就医晚的患者常仅表现为持续性咳嗽,部分伴有发热。最常见的体征是异物阻塞处的肺呼吸音减低。典型的FBA三联征包括喘息、咳嗽和听诊时单侧肺呼吸音减弱,约57%的患者可出现,特异性可高达96%。胸片检查在绝大多数FBA中都是正常的,不能用于排除诊断,因为胸片只能看到不透辐射的异物(图16-4),但致FBA的常见异物,如坚果、有机物等,常常是能透过射线的,在X线上不能显示。下呼吸道FBA最常见的影像学表现是单侧的肺气肿、肺不张、

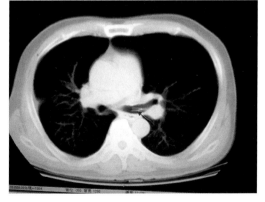

图16-4　误吸手机SIM卡者,胸部CT示左主支气管异物

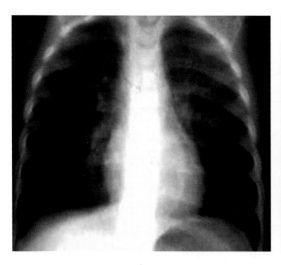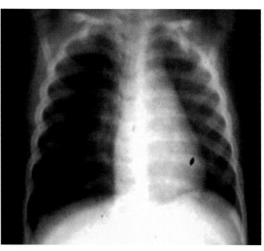

A   B

图16-5 FBA发生于右主支气管

A.吸气过程中由于异物是可透辐射的,胸片显示正常肺野;B.呼气相结束时,可见右肺过度通气

纵隔移位和肺炎(图16-5),若出现上述症状,同时影像学表现为单侧的肺气肿、肺不张,则异物阻塞在下呼吸道的可能性大于95%。FBA若发生在气管,由于中央气道受阻,导致气流明显中断,会引起明显的症状,如呼吸困难、喘息等,而发生在支气管的FBA症状常不明显,因此常被忽视而漏诊。需要指出的是,异物可能在就诊前即被咳出或咽下,但也有可能多年都未发现,如Jackson等报道有患者异物停留支气管内达40年才被发现。

儿童与成人的气道解剖结构在许多方面存在差异,FBA在儿童中通常表现得更紧急,因为异物往往阻塞儿童气管或喉部,引起急性呼吸困难,而成人则常阻塞在远端气道,因此表现更加隐匿。在儿童,FBA的临床表现取决于多种因素,包括年龄、异物类型、阻塞部位、异物吸入的时间以及发生时是否有旁人看到等。在大于50%的情况下,儿童会在FBA发生的24 h内出现症状。在发生FBA的初期,儿童常常通过剧烈咳嗽来排出异物,这会使异物随着气管和支气管上下移动,若其阻塞中央气道时,甚至会导致呼吸窘迫。如此一来,异物一方面可能会被排出气道,被咽下或吐出;另一方面,也可能被挤入主支气管内。在这种情况下,咳嗽中断,症状会更加隐匿。在非急性发作的病例中,FBA更加隐匿,常没有特异性发现,确诊者80%~90%有呛咳史,但常需要仔细询问病史才能找到线索。儿童FBA的诊断标准主要有:① 有明确或可疑异物吸入史;② 阵发性咳嗽、喘鸣,听诊时单侧或双侧肺呼吸音减弱,严重时出现呼吸困难,甚至出现吸气三凹征或发绀;③ 胸片上表现为纵隔和心影异常、肺不张或肺气肿;④ 肺部多层螺旋CT能直接显示异物的形态和位置。

成人FBA的临床表现与儿童无明显区别,急性发作症状比较少见,因为异物常常阻塞在下叶支气管或中间支气管的远端,最常见的是突然发作的窒息或顽固性呛咳,伴或不伴有呕吐的发生(约占49%),其次是咳嗽(37%)、发热(31%)、呼吸困难(26%)和喘息(26%)。因此对于成人突然出现的顽固性呛咳,临床要高度警惕FBA的可能性。不过成人FBA发病率较儿童明显减低，约占所有FBA的20%，但病死率高，是较严重的医学问题。据西方国家报道，成人发生FBA常见的重要因素是神经功能损害，如酒精中毒、成瘾药物或镇静剂的使用、创伤后等，或各种神经系统疾病等导致的气道反射功能受损，以及牙科手术等。而以上因素在我国成人FBA中并不是重要的，有报道指出，饮食习惯和饮食文明，如喜食辛辣、饮食时大声说话等因素可能是我国成人FBA发生的重要原因。此外，年龄是成人FBA的危险因素之一，60岁以上成人FBA的发病率随年龄的增长而不断增加。许多药物如抗胆碱药、抗精神病药物或抗焦虑药，能影响咳嗽和吞咽反射，因此也常常导致FBA的发生。此外，各种疾病引起的呼吸急促会影响呼吸与吞咽动作的协调性，也是造成成人FBA发生的因素。成人FBA表现相对隐匿，漏诊率高，特别是老年人，本身存在的疾病如COPD、心脏病、肺炎等，其临床症状与FBA相似，加大了FBA诊断的难度，常被误诊为哮喘、支气管炎或慢性肺炎等。

四、诊断

FBA的误诊率高达20%以上，常被误诊为上呼吸道感染、肺炎、咽喉炎、支气管哮喘等。主要原因如下：首先，由于FBA多见于小于3岁的儿童，他们往往不能恰当表达吸入史，因此在无旁观者看到的情况下，FBA极容易被忽视；其次，部分医生因缺乏临床经验未能做出正确的判断，也有部分家长误以为异物被咽入食管不是吸入气道；再次，部分FBA的症状不典型。

FBA的早期并发症包括急性呼吸困难、窒息、心脏骤停、喉头水肿和气胸。晚期并发症包括阻塞性肺炎、肺不张、肺脓肿、脓胸、支气管扩张、咯血、支气管狭窄、异物嵌顿部位炎性息肉形成，以及嵌顿部位肺组织血液灌注减少等，也有纵隔气肿或气胸的罕见病例报告。近期的荟萃分析指出，在高收入国家气管撕裂伤是最常见的并发症，而在低收入国家则是肺炎和支气管炎。若吸入物为花草，尤其是上面有倒刺的情况下，通过咳嗽反应不能排出，长期以来形成慢性炎症反应，导致炎性息肉或肉芽组织形成，最终包绕异物，这种情况下必须用支气管镜切除才能摘除异物。

异物被卡在气管内时会发出喘鸣的声音，导致急性的呼吸窘迫，然而当异物进入某一主支气管中时，急性呼吸窘迫可能会平息，这可能使家长或医生误以为异物被吐出或咽下，从而延误诊治。FBA的延迟诊治值得每一位临床医生和家长关注，据报道大于40%的患者在FBA发生24 h后才被诊断，7%在FBA发生1个月后被诊断，15%在1周至1个月后才被送至医院就诊，这导致近15%的患者发生严重的急性和慢性并发症。近83%的患儿父母看到儿童FBA时的发作性呛咳却未予足够重视，没有及时送至医院，从而延误了治疗，也有家长将呛咳事件告知了医生，但医生忽视了FBA的可能性。

一般情况下，儿童由于临床表现比较典型，常在门诊予以诊断，而成人FBA的诊断较复杂。正侧位胸片是首选的影像学检查，若怀疑FBA发生在上气道，检查时需包括颈部外侧软组织影。由于不透射线的异物存在，影像学表现正常的FBA在儿童占5%~30%，成人占8%~80%。对于持续存在气道症状和反复发作的肺炎高度怀疑FBA者，可首选胸部CT检查,更能发现微小的异物。目前多层螺旋CT仿真支气管镜作为一种新型非创伤性的检查可用于部分FBA的诊断,但不能用于治疗,不能对组织进行活检,也不能直接观察管腔病变,且患者呼吸、移动伪影可造成假象,因此支气管镜检查仍然是目前FBA诊治的主要手段。对于有明确呛咳事件发生者,直接选择支气管镜检查能节约时间,使患者及时得到治疗,减少并发症并降低病死率。有时异物还可能因其他疾病做支气管镜时被无意发现。

五、支气管镜在FBA诊治中的应用

目前临床上常用的支气管镜分为可弯曲支气管镜和硬质支气管镜两种,这两种支气管镜各有其优、缺点。可弯曲支气管镜使用方便,不需要全身麻醉,不良反应少,更容易被患者接受,儿童也可以在静脉注射镇静剂(如咪达唑仑0.1~0.3 mg/kg)下进行。可弯曲支气管镜能准确识别和定位异物,观察远端细支气管病变,且有利于操作中选择合适的硬质支气管镜和钳子,缩短硬质支气管镜操作所需的时间。除了提取异物外,还可以抽吸分泌物,进行支气管肺泡灌洗,有利于炎症的控制。相比可弯曲支气管镜,硬质支气管镜检查操作简单,可视化好,允许操作者在可视化下使用各种钳子操作,可以更好地控制气道,更迅速地控制黏膜出血,使患者在术中能维持更好的通气和氧合,气道安全性更可靠,且具有较高的成本效益。但硬质支气管镜在操作过程中易损伤牙齿、声带或支气管壁,严重时甚至可能导致气胸或心搏骤停,对相应设备和技能的要求更高。近年来,可弯曲支气管镜技术得到极大发展,许多研究均表明可弯曲支气管镜的异物提取成功率高达90%以上,可以作为FBA诊治的首选,特别是对于那些头颈部疾病患者、机械通气者以及异物阻塞在远端气道者。笔者综合了目前已有的文献研究,总结如下:对于大于12岁的儿童及成人,无明显窒息表现,且在意识清醒、精神状态良好的情况下,可弯曲支气管镜检查可作为诊断FBA和提取异物的首选。而对于12岁以下的儿童,或有窒息表现者,则需要选择硬质支气管镜。此外,不能伸展头颈部的患者,也应首选可弯曲支气管镜检查。若可弯曲支气管镜提取失败,可考虑换用硬质支气管镜。

多种类型的仪器可通过支气管镜来提取异物,包括钳子、圈套、吸引导管等。大于12岁者,常选用外径4.9 mm、内径2.2 mm的支气管镜,一方面,该年龄段的患者气道内径允许这种尺寸的支气管镜通过;另一方面,若为老年患者,这种尺寸的支气管镜能让患者呼吸更平稳,使操作者有更多的时间来提取异物。小于12岁者,常选用外径3.5 mm甚至2.7 mm、内径1.2 mm的支气管镜。必要时,需要在提取异物前对气道进行球囊扩张或对局部组织行电切、激光或冷冻等处理,例如,在慢性FBA局部形成肉芽组织时,可先通过电刀或激光手段使该包裹异物的肉芽组织与气道松弛,从而使异物方便提取,减少对邻近气道组织的损伤。支气管镜冷冻探头可以与硬质支气管镜或可弯曲支气管镜联合使用,并可用于提取含水的有机异物,操作时先将探头放置在异物上,然后激活探头以使异物冻结,接下来异物便黏附在探头上,这时就能很好地提取出来了。操作者需要注意,在诊断性支气管镜检查的过程中遇到异物时必须非常小心,不要把异物推向更远端的气道,因为这可能使原本呼吸平稳的

患者发生心肺功能失代偿,严重时可能导致异物不能通过内镜手段来取出,而最终得通过开胸手术才行。此外,在使用可弯曲支气管镜诊断FBA时必须具备能立即转换为使用硬质支气管镜提取异物的能力,尤其在中央气道完全阻塞的情况下。异物提取不应该在行诊断性支气管镜检查的过程中进行,除非操作者对这一技术相当熟练,并且配备有合适的仪器和人员。因此,在怀疑FBA的任何情况下,可弯曲支气管镜检查均应在一个配备有心肺复苏和机械通气装备,具备完善的气道管理设施,准备有硬质支气管镜的条件下进行。

(一) 硬质支气管镜

硬质支气管镜为至声门下气道提供了极好的途径,允许正常的气体交换,并为多种仪器包括活检钳和抽吸导管提供同轴通道。在这种情况下,使用短效药物如异丙酚来进行全麻是安全的,因为手术时间很少超过10 min。光学钳可在光学引导下操作,使异物在直接可视化下被提取,此外,也可通过硬质支气管镜同时使用硬性望远镜和钳子来操作。操作中要注意不得将异物推向远端支气管,若异物周围有血或分泌物,要小心抽吸干净,对于成人大出血,可注射0.25 mg肾上腺素来止血,收缩周围肿胀的黏膜,从而包裹异物,然后可以选用光学钳通过支气管镜,到达近异物几毫米处将异物切除。对光滑圆形的异物,关键是要夹住其体积最大的部位,此时光滑的钳子是首选的工具,钳子可最大限度地打开,在可视化下使用,确保不把异物推向远端。接着,可以轻柔而牢固地抓住异物,将钳子和异物同时拉出至支气管镜远端几毫米的位置,然后连同支气管镜一起拉出气管(图16-6)。鳄鱼钳常用于抓取尖锐或不规则的异物。若为大而硬的异物,如开心果壳,可将其分为两个或三个片段以利于取出。相比之下,对于花生等易碎的异物,要避免用力去抓,因为这可能会导致异物碎裂,容易嵌入

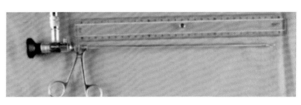

A

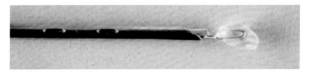

B

图16-6　硬质支气管镜提取异物
A.通过硬质支气管镜来夹持花生的钳子;B.先将异物拉至支气管镜的前端,然后将支气管镜和钳子一起移出气道

远端支气管,造成提取更加困难。重的异物,如金属类异物,往往会由于重力作用向支气管远侧移动,此时让患者保持头低脚高位可能会有所帮助。

在异物提取的最后阶段,异物可能会意外丢失,或被卡在狭窄的声门区,还可能由于支气管镜和钳子之间的不协同作用,使支气管镜前端将异物推出钳环。这种情况一旦发生,操作人员应在再次插入支气管镜之前,仔细用喉镜检查口腔和喉部,如果可能的话,可用马吉尔钳夹出异物。

异物取出后,应重新插管用硬质支气管镜仔细检查气道,最好使用可弯曲支气管镜和硬质支气管镜结合,以排除是否有其他异物或残留的碎片。当遇到由肉类等食物导致的窒息时,通常约有三分之一的可能性会影响到声门或声门下水平,卡在近端的肉块可用马吉

尔钳或用中指和示指压迫喉咙的方式来去除。

(二)可弯曲支气管镜

目前,多种辅助设备(包括钳子、抓爪、套圈、球囊导管和磁铁等)的发明使得使用可弯曲支气管镜来进行异物提取变得可行(图16-7)。以往用于胃肠道及泌尿道内镜的器械,现在范围已扩大到呼吸道,大大方便了可弯曲支气管镜提取异物。目前在许多情况下,可弯曲支气管镜可以替代硬质支气管镜来提取异物。一些学者的研究表明,即使异物体积很大,也可以小儿可弯曲支气管镜来取出。但可弯曲支气管镜配合专门的器械取出异物很烦琐,最终可能仍然需要硬质支气管镜。使用可弯曲支气管镜来提取异物还需要注意到的一点是要选择经口途径,因为异物从气管和支气管树提取出来时,可能最后无法通过鼻腔。当然,使用可弯曲支气管镜提取异物有一定风险:首先,若异物阻塞在主支气管,由于可弯曲支气管镜钳子提取力度不够,导致异物移到对侧肺,这时可能有致命的危险,而如果使用硬质支气管镜,因其使用的是刚性钳,则相对安全。此外,炎性病变包裹的异物易碎,接触时可能会出血,由于抓持器连接的部位是可弯曲支气管镜的吸入口,因此使用时不可能在抓持异物的同时还能用于抽吸血液。最后,不成功的尝试也可能将异物推向更远端的位置。一旦异物被取出,就需要立即检查整个气管和支气管树有无另外的异物或残留的碎片。如果仍然存在疑虑,应考虑几日后再次行支气管镜检查。

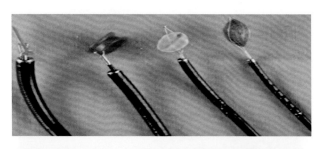
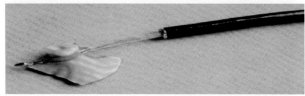

图16-7　可弯曲支气管镜中用于提取异物的不同类型的仪器

六、治疗

在FBA发生的初期,最重要的治疗是呼吸支持,具体应依据临床表现而定。当中央气道阻塞导致急性窒息发作时,需要紧急予以气囊面罩或口对口通气,若异物不能及时被取出时,需紧急进行气管插管,甚至气管切开。因此,发生FBA时最关键的是要维持患者的自主呼吸和清醒的意识,保证正常的呼吸功能和通气量。随后,再考虑行影像学检查或支气管镜来定位异物。

一旦FBA诊断成立,应立即将异物取出,异物引起的支气管阻塞可能会导致潜在的严重并发症,如咯血、窒息、感染、支气管扩张等,均可导致发病率和病死率增加。有机异物,特别是含油量高的(如坚果),能在数小时内引起严重的黏膜炎症和肉芽组织累积,随着时间推移,这些肉芽组织会逐渐覆盖并包裹整个异物,造成支气管阻塞,易被误以为支气管肿瘤。许多因素均可对提取异物的时机和具体方法产生影响,除了危及生命的紧急情况,异物的取出应该由熟练的操作人员来执行。异物或其部分碎片移位至对侧肺或者气管造成呼吸道完全梗阻是一种潜在的致命并发症。此外,在异物提取的过程中还可能并发黏膜出血及异物移位进入远端气道。有时可能需要通过外科手术才能取出。

当异物完全被活动性出血的大块肉芽组织包裹时,取出非常困难。在这种情况下,若患者病情平稳,则可推迟取出,可先短期(12~24 h)予静脉注射糖皮质激素(1~2 mg/kg泼尼松龙或等价药物)治疗,有研究报道提取异物前使用抗生素和糖皮质激素治疗,预后更好,因为这种做法可促使炎症反应恢复,将有利于异物的取出。然而,部分糖皮质激素治疗的患者,可能在咳痰或吞咽后导致异物移位,因此对这类患者需要密切观察直至异物取出。如果FBA未能得到及时诊断和取出时,需再次进行局麻下支气管镜检查确认异物是否存在。

通常情况下,无论是可弯曲支气管镜还是硬质支气管镜,对于去除气道异物都是必需的。然而,对于健康成人而言,若异物较小且可移动(如果核或串珠等),在行支气管镜检查前可尝试改变一下体位(如卧位、头低脚高),这可能会使异物排出,或使异物移到近端气道更加便于操作的位置。

七、支气管镜检查可能的并发症

支气管镜检查引起的并发症并不多见,文献报道为0.9%~25.9%。检查过程中最常见的并发症是支气管痉挛、氧饱和度下降和二氧化碳升高,术后少量出血也较常见,以上并发症并不严重,通过对症治疗即可控制。此外,由于支气管镜反复通过咽喉部及气道,可引起术后声门组织或气管、支气管黏膜水肿,然而大部分患者是轻微的,予抗生素及糖皮质激素治疗后可缓解。少数可见术后气胸,但多与支气管操作过程本身无明显关系,可能由于患者过分紧张,试图通过剧烈咳嗽排出异物,造成肺内压瞬间升高,从而导致肺泡壁破裂,最终形成气胸。除此之外,一些较严重的并发症,如支气管穿孔、纵隔及皮下气肿、心搏骤停和大出血等极为少见,有些极为严重者可能甚至需要气管切开或呼吸机辅助通气来维持生命。

八、结语

综上所述,FBA是临床较常见的急危重症,尤其多见于儿童,特别是1~2岁的小儿。FBA病死率高,同时误诊率、漏诊率及延诊率高,一旦发生在中央气道,若未得到及时处理,将严重威胁生命。因此临床需要高度重视,广大临床医师需要保持高度警惕,掌握FBA的临床症状及处理思路,对于可能发生FBA者,及时做出正确的诊断,从而使患者得到及时的治疗,病情严重者能挽救其生命,病情轻微者可以减少其并发症的发生。除了需要临床医师重视外,家长或看护人员也发挥着相当重要的作用。对于小儿及老年人,尤其是患有神经系统疾病、气道及咽喉部反射功能减退者,看护人员在加强监督和看管的同时,还要初步了解FBA可能的临床表现,学会判别可能发生的FBA,一旦判断可能发生了FBA,学会初步的处理,如使患者保持合适的体位、稳定患者的情绪、给氧、紧急呼救并及时护送患者至医院就诊等。这些前期处理是至关重要的，能为抢救提供更好的机会，为争取患者生命赢得更长的时间。此外，对于高危患者，需要做好防范工作，如对于1~2岁的小儿加强看管和教育，避免其接触易致FBA的物品，在玩耍小物件时，教育小儿不要吮食。对于易致FBA的食品，如鱼肉、动物骨头等，需要小心喂食。对于老年人及神经系统疾病、气道及咽喉部反射功能减退者，必要时可行胃管鼻饲来预防FBA的发生。而在提取异物时，需要选择合理的支气管镜检查，对于成人和大于12岁的儿童，可弯曲支气管镜通常作为首选，而对于小于12岁的儿童，更倾向于使用硬质支气管镜。要注意异物钳取应由受过专门训练的医生操作，在一个配备有心肺复苏和机械通气装备，具备完善的气道管理设施，准备有硬质支气管镜的条件下进行。

总之，FBA的临床表现多样，症状可典型或隐匿，紧急时可危及生命，但更常见的是不典型者，只有细微的迹象和症状，尤其是在成人和年长儿童，甚至有数十年不被发现者，因此需要临床工作者保持相当高的警惕性。做好FBA的预防工作是降低其发生率和病死率的重要因素。

第十七章
内镜下肺减容术

王昌惠　谢栓栓

一、发展历史

慢性阻塞性肺疾病（chronic obstructive pulmonary disease，COPD）是一种以气流受限为特征的疾病状态，这种气流受限通常呈进行性进展，不完全可逆，多与肺部对有害颗粒物或有害气体的异常炎症有关。因此，COPD是一个致残和致死率很高的疾病，由于气道的慢性炎症，导致小气道的狭窄和提早闭陷，肺泡残气量增加，肺泡内潴留的残气压迫小气道，加剧了小气道的陷闭和阻塞，使吸入的气体进一步在肺内潴留，过度充盈的肺组织导致呼吸肌运动受限，患者所做的呼吸功增加，最终引起呼吸衰竭。因此该病严重影响患者的劳动能力和生活质量。

目前大部分患者采取的是药物治疗，通过抑制迷走神经，兴奋交感神经而达到扩张气道的作用，但是这些治疗都无法改变小气道的不可逆阻塞以及肺通气功能的下降，因此传统的内科治疗手段包括支气管扩张剂和抗炎治疗效果非常有限。

能不能通过减少过度充盈的肺组织，使受压的小气道恢复通气，使受限的呼吸肌恢复其功能，以真正解决肺气肿通气障碍的问题？ 1954年，Brantigan提出了这个设想，但是碍于当时的各种条件所限，一直无法解决手术上的问题。直到1996年，Cooper报道了150例外科肺减容手术（lung volume reduction surgery，LVRS）的病例，通过切除双肺过度充气的肺组织，使患者的通气和呼吸肌的运动得以改善，这一划时代的手术使得40年前的假设得以成为现实，LVRS成为严重肺气肿患者的福音。但令人遗憾的是，LVRS并没有如火如荼地开展起来。相反，在2004年该手术被美国的很多保险公司列为非报销手术，问题出在什么地方呢？ 2003年，北美一项随机、对照研究多中心（17个中心）的NETT（national emphysema treatment trial）显示，尽管LVRS受到了限制，但是在从该手术获益的患者中我们发现，该手术通过使胸廓和膈肌更加有效地运作来提高弹性回缩力，减少剩下肺组织的继续扩张，对肺气肿的治疗是非常有益的；但风险很高，手术总死亡率达到19.1%，医院获得性肺炎（HAP）发生率达到46%，均质性肺气肿，以及FEV_1小于20%预计值，一氧化碳弥散量（DL_{CO}）低于20%的患者没有得到手术获益，相反增加了病死率。超过50%的患者LVRS后30日会发生心肺并发症，NETT得出结论：不管是VATS还是开胸LVRS花费昂贵，伴有较高致死率和发病率，可见LVRS并不是严重肺气肿的最佳选择。

　　肺移植术同样可以改善肺气肿患者的症状、肺功能、活动能力和生活质量,但有限的供体数量、移植后排斥反应和感染是肺移植的主要问题,此外,还有与LVRS同样的手术创伤和术后并发症问题,这些因素使得肺移植治疗COPD合并重度肺气肿的价值有限。

　　进入21世纪,随着内镜技术的不断完善,人们开始尝试在支气管镜下完成减容操作。与外科肺减容术和肺移植相比(表17-1),创伤更小的内镜下肺减容术(endoscopic lung volume reduction,ELVR)近年来迅速发展,并逐渐成熟,广泛应用,开始了ELVR的新时代。

表17-1　内镜下肺减容术、外科肺减容手术和肺移植三种方法治疗肺气肿比较

特　　点	内镜下肺减容术(ELVR)	外科肺减容手术(LVRS)	肺移植
接受治疗的限制	限制较少	限制较多	可接受的患者有限
治疗效果	可改善肺功能患者生活质量	还可降低长期死亡风险	可改善肺功能患者生活质量
操作难度	较低	较高	复杂
手术创伤	较少	较大	较大
治疗费用	较低	相对较高	较LVRS更高
手术死亡风险	较少	较多	较多,特别是移植术后排斥反应和感染

二、技术及原理

　　目前已知的ELVR技术至少有5种,包括支气管内单向活瓣技术、肺减容弹簧圈(lung volume reduction coil,LVRC)、经支气管镜热蒸汽消融术(bronchoscopic thermal vapor ablation,BTVA)、聚合肺减容术(polymeric lung volume reduction,PLVR)和气道旁路系统(airway bypass tracts surgery,ABTS)。

(一)支气管内单向活瓣技术

　　支气管内单向活瓣技术是目前研究最多的ELVR技术。其原理是通过支气管镜将单向活瓣植入到肺气肿严重区域的段支气管内,被活瓣隔离的肺气肿组织内气体可呼出而吸入气体被阻止,造成局部肺不张和肺容积减少。同时单向活瓣还能使被隔离肺组织内的分泌物排出,减少了感染和阻塞性肺炎的发生。如果出现损坏、移位或其他副作用,活瓣还可以从支气管内收回。目前支气管内活瓣主要有两种:单向活瓣支架(endobronchial valve,EBV)和伞状支架(intra-bronchial valve,IBV)。

　　1. EBV　EBV是由美国Emphasys公司研制的一种支气管内活瓣支架。第一代EBV活瓣:外面为镍钛记忆合金,中间是不锈钢圆筒内装置一个鸭舌形单向活瓣,气体只能单向通过,两者之间填充硅脂,可做成直径不同的活瓣(图17-1)。第二代EBV活瓣:继承了第一代的单向通气、可排分泌物的优点,最主要的特点是超强的镍钛记忆合金可以准确地保持最后一次塑形的样子,不易被咳出,此外由于整体硅薄膜的应用使其植入支气管后与管壁间的密封性大大提高,很好地防止了活塞周围漏气,改进的活塞内径使单向通气更加确切,

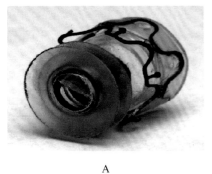
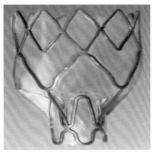
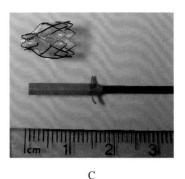

A   B   C

图17-1　EBV单向活瓣
A.第一代活瓣；B、C.第二代活瓣

现在该活瓣已被用于临床前瞻性评估。此装置的主体由硅制成，外边为一个镍钛合金的支架，用以维持其形态，其近端有一个硅制的带4个鳍片的密封圈，内部有一个硅制的鸭嘴状单向活瓣。此活瓣在吸气时关闭，使气体无法继续进入过度膨胀的靶区肺组织，呼气时开放，使得气体和远端分泌物能够排出（图17-1）。

从2002年3月第一个EBV活瓣被植入肺气肿患者至今，EBV已在多个临床研究中取得了较好的疗效。前瞻性的多中心随机对照的VENT（endobronchial valve for emphysema palliation trial）研究比较了EBV与最佳内科治疗（包括肺康复治疗）在疗效和安全性方面的差异，研究主要终点是治疗后6个月的第1秒用力呼气量（FEV_1）和6分钟步行试验（6 MWT）的改善。研究结果于2010年发表在《新英格兰医学杂志》。VENT研究了在全美34个中心入组的321例患者，2：1随机后220例分入EBV治疗组，101例分入内科治疗组。6个月时，EBV组FEV_1较基线水平的平均改善率比内科治疗组高6.8%（$P=0.002$），6MWT较基线水平的中位改善率比内科治疗组高5.8%（$P = 0.019$）。亚组分析发现更高异质性程度、叶间裂完整的肺气肿患者肺功能改善显著。4个次要疗效终点［圣乔治呼吸问卷（SGRQ）、mMRC呼吸困难评分、每日需氧量、最大做功负荷］和BODE评分（BMI、气流阻塞程度、呼吸困难、运动能力）也均获得明显改善。安全性方面，治疗后3个月和12个月包括死亡在内的主要并发症发生率在EBV组分别为4.2%和10.3%，对照组分别为0和4.6%，均无统计学差异（$P=0.17$），没有EBV直接相关的死亡发生。治疗后12个月EBV组最主要的并发症为EBV远端出现肺炎（4.2%）。与对照组相比，EBV组治疗后3个月COPD急性加重（7.9% vs 1.1%，$P = 0.03$）和咯血（6.1% vs 0%，$P = 0.01$）的发生率明显增高。到治疗后12个月时，COPD急性加重的发生率在两组间没有显著差异，而咯血发生率在EBV治疗组仍然显著增高，主要是因为肉芽组织局部渗血，但没有大咯血发生。EBV治疗后早期气胸的发生率为4.2%，气胸持续超过7日的发生率为1.4%，与对照组相比均无统计学意义。

通过不断改进更新，EBV已经有多种产品和不同大小型号可供选择。具体活瓣尺寸可以通过专用的支气管镜下测量装置丈量目标支气管内径来做决定，目前已被Pulmonx公司收购。

2. IBV IBV是Spiration公司研制的螺旋伞状活瓣,它是由镍钛合金构成基本框架,远端有5个固定锚,近端有呈放射状张开的支架,支架被聚氨酯材料覆盖形成伞状结构(图17-2),目前已被Olympus公司收购。

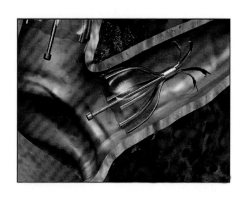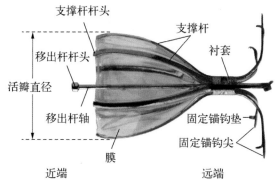

图17-2 IBV伞状活瓣支架模式图

两个较大样本量的前瞻性多中心队列研究结果表明:接受双侧支气管内活瓣的91例肺气肿患者中,1例患者死于张力性气胸,1例是非致死性心肌梗死,8例形成气胸,7例为支气管痉挛,虽然没有出现支架移位或被腐蚀,没有IBV治疗操作相关的死亡,研究预设的30日主要并发症发生率为5.2%,死亡率是1.1%,最常见的严重并发症是气胸。随后研究者发现左侧气胸的发生与左舌叶放置IBV有关,于是决定在左肺上叶放置IBV时不包括舌叶。

虽然研究显示IBV治疗后,肺功能、6MWT和mMRC呼吸困难评分没有明显改善,但是计算机CT断层扫描显示病变肺部容积减少,并且患者生活质量评分有改善。

(二)LVRC

LVRC是一种镍钛记忆合金制成的弹簧圈(图17-3)。在支气管镜和X线透视辅助下,弹簧圈通过专用的输送系统被送入治疗区域,然后被释放并按照预定的方式折叠收拢,相应的肺组织也随之折叠、压缩,达到减少肺气肿组织容积,促进邻近相对正常的肺组织膨胀和通气,改变膈肌过度平直的状态,改善膈肌的收缩力。

通过可弯曲支气管镜输送系统来进行置入。常用线圈大约长100 mm和125 mm,借助X线透视检查确定目标瓣膜的气道及导丝,测定气道的长度并选定合适的线圈,导管通过导丝和线圈来运用,制定线圈形状,牵拉气道和黏附的实质,从而机械性压缩肺段,忽略侧支通气的影响,但是并不像凝胶或者蒸汽,肺会出现不可逆的裂痕,这

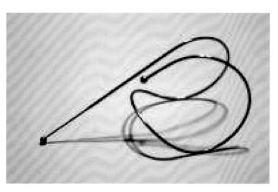

图17-3 体外折叠的LVRC(镍钛记忆合金制成的弹簧圈)

些线圈可以被清除或重新定位。

LVRC的第一个临床试验入组了11例患者,其中10例接受了二次治疗。每次治疗均需全麻+气管插管,持续时间平均为(45±15)min,平均放置(4.9±0.6)个弹簧圈。所有治疗过程患者均耐受良好。总体随访时间7~11个月,期间总计报告不良事件33次,没有严重不良事件。不良事件中42%与治疗装置或操作过程无直接相关,58%可能具有相关性,没有不良事件被完全确认与治疗装置或操作过程直接相关。可能相关的不良事件中,主要为呼吸困难(10次),咳嗽(5次),COPD急性加重(3次)和胸痛(1次),没有气胸发生。疗效虽然不是该研究的目的之一,但研究者还是观察到非均质性肺气肿患者似乎更可能从LVRC治疗中获益,并有待进一步研究来确认。2010年LVRC获得了CE Mark认证,这将有助LVRC的研究和推广。

（三）BTVA

BTVA由一个可重复应用的水蒸气生成器和一次性的水蒸气导管组成。

该技术的工作原理是控制蒸汽热能,从而引起急性组织损伤、瘢痕、收缩肺,类似于LVRC的目标。治疗时,先将患者全麻插管,通过支气管镜将水蒸气导管送入肺气肿目标治疗区域的段支气管。膨胀导管头的球囊以封闭治疗区域,然后释放预定剂量的热水蒸气,利用蒸汽的热能造成治疗区域内肺组织急性损伤,诱导组织修复及随后的纤维化,达到减低肺容量的目的,改善侧支通气的影响,改善机械呼吸做功。蒸汽导管进入节段性气道,气囊充气形成密封,按预定的蒸汽剂量实施(图17-4)。具体步骤:第一步:确定肺气肿目标治疗区域的段支气管。第二步:支气管镜送入肺气肿目标治疗区域的段支气管。第三步:通过支气管镜将水蒸气导管送入肺气肿目标治疗区域的段支气管。第四步:膨胀导管头的球囊以封闭治疗区域,然后释放预定剂量的热水蒸气。

BTVA的第一个临床研究报道于2009年欧洲呼吸学会年会上。研究入组了20例患者,治疗后所有病例的X线检查均立刻表现出治疗靶区模糊,提示热损伤和局部炎症反应。主要副作用(4例)是COPD急性加重和咯血。2例COPD急性加重的患者因肺炎致住院时间延长。术后30日所有患者都有改善,FEV_1、VC和RV改善分别为13.4%、6.3%和7.9%。另一个纳入了11例患者的小样本研究报道,在随访了6个月后,FEV_1和RV改善虽不明显,但气体弥散、mMRC呼吸困难评分、SGRQ评分均明显改善。美国胸科学会2010年年会上有学者报道,通告回顾性分析发现非均质性程度越高的肺气肿患者,接受BTVA治疗后FEV_1、6MWT和SGRQ评分改善越多。上述研究表明BTVA技术是安全可行的,并有潜在的疗效,值得进一步研究。

（四）PLVR

PLVR也被称为生物肺减容术(biological lung volume reduction,BLVR),是一种创伤非常小的肺减容方法。通过与生物相适的“组织封闭剂”封堵目的支气管,使其灶性肺部不张并纤维化,形成瘢痕组织,从而达到肺减容目的。目前报道的封堵液有纤维蛋白凝胶、医用生物蛋白胶、无水乙醇碘酒、四环素等(图17-5)。

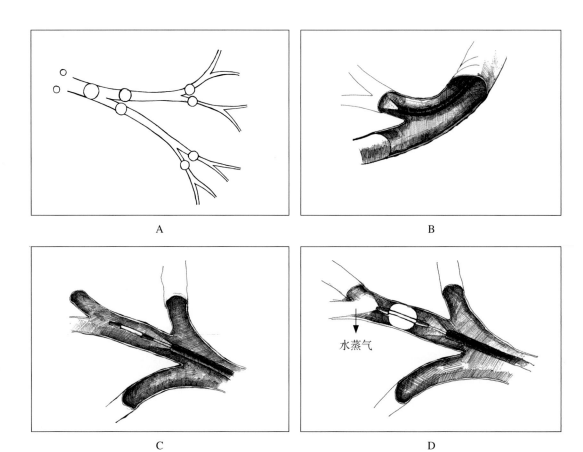

图17-4　经支气管镜热蒸汽消融术（BTVA）操作步骤

A.确定肺气肿目标治疗区域的段支气管；B.将支气管镜送入肺气肿目标治疗区域的段支气管；C.通过支气管镜将水蒸气导管送入肺气肿目标治疗区域的段支气管；D.膨胀导管头的球囊以封闭治疗区域，然后释放预定剂量的热水蒸气

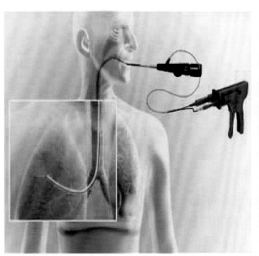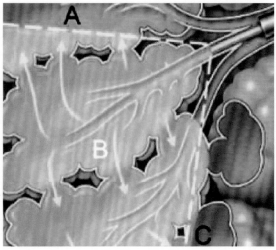

图17-5　生物凝胶支气管封堵诱发肺不张

两个小样本的前瞻性多中心Ⅱ期临床研究综合报道,研究者给入组患者在两肺上叶不同亚段的8个位点注射10 ml/点或20 ml/点两个剂量的生物凝胶。结果显示:相比10 ml/点,高剂量(20 ml/点)注射组明显改善了肺功能,生活质量等指标的改善更明显,持续时间更长。但是大多数患者术后会出现发热和白细胞增多,有些患者慢性阻塞性肺疾病急性发作,但不会致死。因此聚合物肺减容术概念尚在评估中,Ⅱ期临床试验结果尚在进行中。

(五) ABTS

ABTS的原理是在肺气肿组织和邻近的大气道间建立一个人工旁路,使陷闭的气体绕开塌陷的小气道,从人工旁路直接排出来,以减少肺气肿组织容积,即利用支气管镜下的多普勒超声技术和穿刺技术,在较大气道和肺实质间建立新的通道,以加强靶肺组织的通气和萎陷,以利于肺内气体的排出,减少肺内残气,改善呼吸功能,提高生活质量。

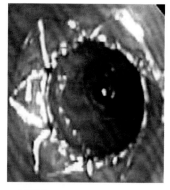

具体操作时,先给予患者全麻和气管插管,以支气管镜引导一个超声探头至准备建立人工旁路的大气道,通过超声检测避开大气道和肺组织间的血管,并在安全区域定位,然后利用支气管穿刺针在气道定位处穿孔,收回穿刺针并送入球囊导管,利用球囊将穿刺孔扩大。再次通过超声探头确认穿刺孔周围没有血管后,利用球囊导管将支架送至穿刺孔,并利用球囊将支架打开,人工旁路建好。总之,ABTS对均质性肺气肿患者有益,这项技术涉及目标气道附近血管的识别,穿刺和球囊导管扩张支气管-肺旁路前使用多普勒。额外的解剖旁路由紫杉醇洗脱支架(图17-6)维持。

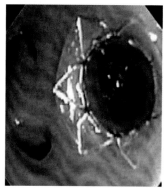

图17-6　紫杉醇洗脱支架

2007年,Cardoso等学者报道在肺气肿患者双侧上、下叶放置最少2个支架,35例完成治疗,每个患者植入2~12个(中位数8个)。另有3例因术中严重的不良反应未能完成手术,1例因大出血死亡,2例出现纵隔气肿。完成治疗的35例患者,术后第一个月随访,RV、TLC、FVL、FEV$_1$、mMRC呼吸困难评分、6MWT和SGRQ评分均明显改善。术后第六个月随访,RV减少400 ml,mMRC呼吸困难评分改善0.5分,均有统计学意义。回顾性分析发现术前过度充气状态(RV/TLC＞0.67)是患者获得最佳疗效的预测指标。术后常见的并发症有COPD急性加重和肺炎,但多数在手术1个月后才出现。

ABTS的第一个多中心随机对照Ⅲ期临床研究(exhale airway stents for emphysema,EASE)目前正在进行。Broncus公司在网络上发布的先期结果,与对照的假手术组相比,ABTS治疗组术后6个月mMRC呼吸困难评分明显改善,但FVC改善不明显,EASE研究没有达到预设的共同首要目标。深入分析发现,术后1个月RV减少超过500 ml是ABTS治疗成功的预测指标,而超过40%的ABTS治疗患者达到了这一指标。

综观这五种技术,气道内活瓣技术最成熟,PLVR操作最简单,LVRC和BTVA较复杂但可用于均质性和非均质性两类肺气肿,ABTS操作复杂,术中风险相对较高(表17-2)。国内有许多学者也曾开展过相关技术的研究,包括气道内放置硅胶制成的单向活瓣,肺气肿组织内注入碘化油、四环素、生物胶、骨水泥等。总体比较来说,以经支气管镜注射为基础的PLVR类似技术最适合中国国情,因为该法简单易行,副作用少,关键是寻找到可实现肺减容的注射药物。笔者所在的同济大学附属第十人民医院在国内较早地开展了ELVR操作,下面就以支气管内单向活瓣技术为例,讲述其具体的操作步骤及适应证、并发症等。

表17-2　ELVR五种技术在治疗肺气肿方面的比较

ELVR技术	适应证	现状	并发症
支气管内单向活瓣	严重的非质性肺气肿	临床	阀迁移、阻塞性肺炎、气胸
PLVR	严重非均质性肺气肿	Ⅲ期临床试验	发热、白细胞增多、慢性阻塞性肺病急性发作
BTVA	严重非均质性肺气肿	Ⅱ期临床试验	慢性阻塞性肺病急性发作、细菌性肺炎
LVRC	均质性肺气肿	实验	呼吸困难、咳嗽、胸痛、慢性阻塞性肺疾病急性发作
ABTS	严重的均质性肺气肿	随机试验	慢性阻塞性肺疾病急性发作、肺炎

三、适应证和禁忌证

1.适应证

1)绝对指征(图17-7)

(1)根据临床呼吸功能检查明确诊断为重度COPD(6~8周内科治疗,肺功能检查:FEV_1为15%~45%,RV > 150%,TLC > 100%)。如图17-8所示BLVR治疗后有显著效果。

(2)尽管经过充分的内科治疗,仍有持续气急,病情进行性发展。

(3)肺部CT和肺核素血流扫描显示病变区呈不均质分布。

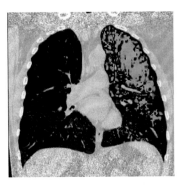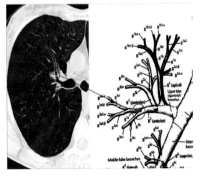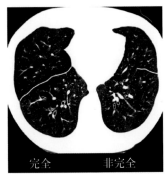

A　　　　　　　　　　B　　　　　　　　　　C

图17-7　肺减容患者的选择
A.上叶明显非均质肺气肿;B.肺叶的完全闭塞;C.完全叶间裂和(或)无旁路通气的患者

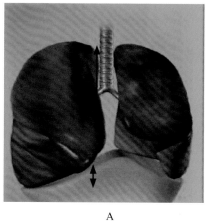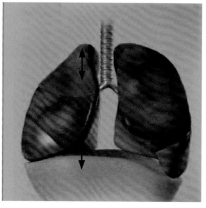

A   B

图17-8　ELVR治疗后效果显著

A. 右肺上叶过度通气，肺气肿（右肺上叶渐进性过度充气状态，右肺叶潮气量降低，膈肌活动度下降，右中下肺叶正常组织膨胀受限）；B. 支气管镜下肺减容术治疗后肺部容量减少，健康肺叶复张并恢复正常肺功能（如箭头所示）

2）相对指征

（1）无并发症，比如感染（支气管扩张、肺炎等）。

（2）严格戒烟＞6个月。

（3）年龄≤75岁。

（4）无严重心功能不全。

（5）无继发于前次开胸术的广泛胸腔粘连。

（6）胸片显示胸廓明显扩大、膈肌低平。

2. 禁忌证

（1）病变过轻、过重或病变均一，肺核素血流扫描显示病变区呈均质分布。

（2）$FEV_1 ＞50\%$预计值。

（3）RV＜150%预计值。

（4）TLC＜100预计值。

（5）$PaCO_2 ＞55$ mmHg。

（6）呼吸道有急性化脓性炎症伴高热，急性哮喘发作和正在咯血者，可在病情缓解后进行。

（7）一般情况差、体质衰弱不能耐受支气管镜检查者。

（8）精神异常不能配合检查者。

（9）有慢性心血管疾病，如不稳定型心绞痛、心肌梗死、严重心律失常、严重心功能不全、高血压、检查前血压仍高于160/100 mmHg、动脉瘤等。

（10）有慢性呼吸系统疾病伴严重呼吸功能不全，若需要检查时，可在供氧和机械通气下进行。

（11）麻醉药物过敏，不能用其他药物代替者。

（12）有严重出血倾向及凝血机制障碍者。

四、技术操作及注意事项

1. 患者的准备

（1）患者签署知情同意书：将支气管镜检查过程中可能出现的问题向患者提供口头或书面指导，可以提高其对操作的耐受性。所有患者在接受检查前须书面告知相关风险，并签署知情同意书。检查过程须有家属陪同，以便于在不良事件发生时能及时进行医患间的沟通。

（2）患者治疗前需要拍胸部X线片、胸部CT，进行心、肺功能检查，血压、心电图检查，常规检查包括血常规、血电解质、肝功能、肾功能、乙肝、血气、凝血等。

（3）行支气管镜检查前4 h禁食禁水。

（4）治疗前30 min肌内注射阿托品0.5 mg、苯巴比妥钠0.1 g。用超声雾化器进行雾化吸入麻醉：取2%利多卡因10 ml注入超声雾化器中，打开超声雾化器开关，嘱患者深吸气，将药液吸入咽部及气管，雾化吸入时间10~15 min。

（5）需要静脉应用镇静剂者应在给药前建立静脉通道，并保留至术后恢复期结束。

（6）对于拟行经支气管镜活检的患者，应在检查前检测血小板计数、凝血酶原时间和部分凝血活酶时间。

（7）有异齿者术前摘下。

2. 治疗人员的准备　治疗人员需仔细询问患者病史，进行心、肺功能检查，并穿防护服，戴好口罩、帽子，防止交叉感染。

3. 物品的准备　选用如下肺减容术相关仪器，准备心电监护仪、吸引器、供氧设备及必需的抢救药，检查各项仪器设备使之处于完好备用状态。

（1）可弯曲支气管镜（1T260）：可弯曲支气管镜应按照《内镜清洗消毒技术操作规范（2004年版）》进行合格的清洗和消毒，整个操作过程中都应注意做好防水和防震工作。

（2）内镜主机及光源（EU-C60 / EU-C2000）。

（3）Chartis评估系统（图17-9）：① 打开主机上3个红色接口，主机正面红色接口处连接导管系统短端。② 开机，录入患者一般信息。③ 选择待检肺叶（RUL-右肺上叶）。④ 导管主通路接三通开关并接10 ml注射器，导管侧通路接两通开关并接3 ml注射器。⑤ 注射器与三通开关配合加压10 ml气体，反复冲刷中空导管2次，以确保存气囊端导管开口畅通。⑥ 导管涂抹润滑剂，经2.8 mm工作孔道进入可视支气管镜，达待检支

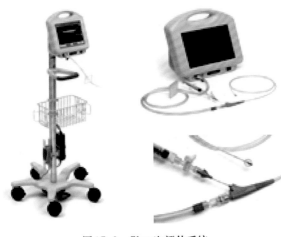

图17-9　Chartis评估系统

气管。⑦ 侧路3 ml注射器注入1~3 ml气体,确保气囊充盈完全封闭阻断该肺叶气体吸入。
⑧ 调整导管位置至气流信号明显后,触按主机显示屏上的Start键开始记录数据,使用充气
球囊完全堵塞受检肺叶的叶支气管3 min,检测相应的气流和压力变化,并通过专门的计算
软件计算气道阻力,评估是否存在叶间的旁路通气。

（4）适用型号的一次性支气管内活瓣和配套的
支气管内活瓣装载系统。支气管内活瓣的装载过
程:① 拔出固定锁夹。② 拉开套管并剪断拉线将活
瓣提至漏斗狭窄端。③ 输送导管末端卡入装载器,
将其与漏斗装有活瓣的一端对接。④ 用改锥的粗端
使上述对接的两部分压紧。⑤ 用改锥的细端将活瓣
推入输送导管,完成准备工作。

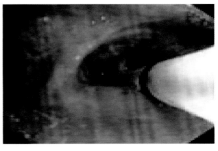

A

（5）术前和术中麻醉:① 术前2%利多卡因鼻
黏膜滴入麻醉（1 ml/次,共5次）。② 术前建立静脉
通路,给予咪达唑仑2~3 mg静脉注入用以镇静,并
进行心率、血压、血氧饱和度的实时监测。③ 术中
可给予50~100 μg芬太尼静脉注入用以镇痛。④ 术
中2%利多卡因1~2 ml经支气管镜快速注入,可按需
多次注入,检查全程2%利多卡因的注入总量控制在
15~29 ml范围内。

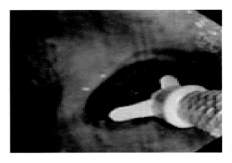

B

4.技术操作

1）患者的体位:帮助患者取仰卧位,头稍后
仰,嘱其全身放松,平静呼吸。

2）操作过程:一般采取经口和经鼻两种方法,
经鼻痛苦较小,较安全,术者立于检测者头侧,左手
持高放大倍数可弯曲支气管镜目镜操作部,旋转角度
按钮,使镜体插入管的先端部略向上翘起,用右手将
镜徐徐插入鼻腔入口腔,然后将调节按钮旋回原位,
沿咽后壁进入喉部,辨认会厌和声门,观察声带活动,
在声带张开时将镜体送入气管,在直视下缓缓推进同
时观察气管内腔,具体操作步骤如下（图17-10）。

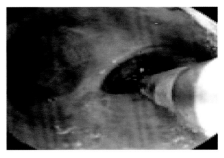

C

（1）可弯曲支气管镜经鼻穿过声门进入气管到
达靶支气管。

（2）使用Chartis系统评估确定肺叶间有无旁路
通气。

（3）经内镜工作孔道将活瓣装载系统引至靶支

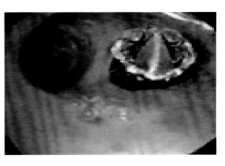

D

图17-10 EBV肺减容手术操作步骤

气管。

（4）用活瓣装载系统先端部的长径和短径测量靶支气管的直径，再次确定所选用的活瓣阀型号是否适用。

（5）确定活瓣装载系统正对靶支气管分支的嵴处（图17-10A）。

（6）确定活瓣装载系统前端到达标置线距离为靶支气管最小深度，活瓣的隆突部位需齐平或稍低于靶支气管开口水平（图17-10B）。

（7）确定适当深度后，保证支气管镜及活瓣装载系统位置不动，直接滑动活瓣装载系统上的按钮，释放支气管活瓣（图17-10C）。

（8）观察活瓣阀开合状况，将可弯曲支气管镜退出气道（图17-10D）。

3）操作中及操作后：操作过程中认真观察患者的面色及生命体征的变化，监测血氧饱和度。治疗结束后患者必须在恢复区监测2~4 h，患者离院前必须进行生命体征检查，观察痰的颜色、量及性质。痰多时给予胸部叩击，体位引流，通过雾化吸入给药以及静脉应用抗生素。

5. 技术要点　　关于ELVR预后的影响因素，VENT研究美国亚组的数据显示主要为解剖因素，包括叶间裂的完整性和肺气肿异质性，叶间裂完整和肺气肿高异质性的患者预后更好。而VENT研究欧洲亚组的数据则显示包括解剖因素和技术因素，即叶间裂的完整性（CT 冠状、矢状、横断中至少一个层面可显示 90% 叶间裂）和目标肺叶完全阻塞（活瓣放置良好且与支气管壁贴合紧密，无漏气），部分肺气肿异质性低的患者如同时符合以上两点也可从ELVR中获益。根据笔者的经验和相关研究，目标肺叶的低灌注和Chartis系统确定目标肺叶无旁路通气也可以预测患者更好的获益。技术注意要点如下。

（1）应用Chartis系统检测旁路通气，异质性肺气肿患者出现旁路通气是ELVR失败的重要预测因子（图17-11）。

（2）测量并判定EBV尺寸。

（3）装载EBV，将输送导管置入靶支气管。

（4）释放EBV。

（5）在治疗肺气肿时活瓣用于永久性留置。如果发生下列情况活瓣可以被移出：为了获得最佳治疗，活瓣需要被替代，如果有持续漏气、气胸发生，3日之后移出。一个活瓣如果再过4日还是有持续漏气的话，所有的活瓣都要移出。将合适的钳子插入支气管镜的仪器通道，把钳子伸至活瓣位置，用合适的钳子抓住移出杆杆轴或移出杆杆头，轻柔地将活瓣从气道壁完全拉出。使用2.0 mm工作通道的支气管镜移出，移出时推荐使用抓取钳（杯形：能看到移出杆杆头且钳子能够接近的时候；鼠齿嘴钳：抓住移出杆杆轴时；儿童：使用标准尺寸的钳子，支气管镜的操作性受限时使用，但是需要能够看见移出杆杆头）。

6. 注意事项

（1）术中、术后密切观察呼吸道出血情况。注意观察患者有无发热、声嘶或咽喉疼痛、胸痛等不适症状。

（2）当视野出现完全红色而模糊时，有两种可能：一是镜面抵在组织上，退一下镜即

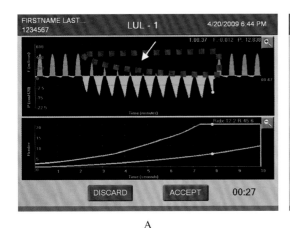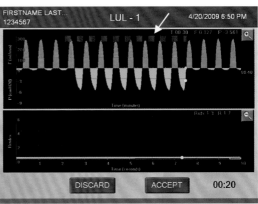

图 17-11　应用Chartis旁路通气评估系统检测旁路通气

A. 低旁路通气（箭头处）; B. 高旁路通气（箭头处）

可，另一种是血迹污染了镜面，可经操作孔注入生理盐水1~2 ml冲洗后吸引，或在气管、支气管上下来回擦拭镜头，若仍无效，拔除镜体擦拭干净重新插入。

（3）镜子末端未抵达咽喉部时，首先要找到会厌，调整镜子的角度，把镜端从会厌后方绕过，即可看清声门，可嘱患者做深呼吸，在声带外展时，迅速插入气管，此步要轻巧敏捷，避免暴力撞击声带。

（4）吸引痰液或分泌物时不宜过久，以免引起缺氧。

（5）检查过程中如患者咳嗽剧烈，可先退镜1~2 cm后注入麻醉药物。

（6）撤镜时，将调节杆旋钮恢复到自然位置，一边观察一边缓慢退镜。

（7）术后禁食禁饮2 h。2 h后试饮水无呛咳，方可进食温凉流质或半流质。

（8）鼓励患者轻轻咳出痰液和血液，如有声嘶或咽喉疼痛，可给予雾化吸入。

五、并发症及其预防和处理

支气管镜检查是诊断和治疗呼吸道疾病的先进方法之一。本项检查或治疗经多年的临床实践及广泛应用已证实有较高的安全性，但因患者健康情况、个体差异及某些不可预测的因素，在接受检查、治疗时，可能出现意外并发症。在做此项检查和治疗时医护人员应按医疗操作规则认真准备，仔细观察和操作，最大限度地避免并发症的发生。

（一）并发症预防

（1）术前向患者讲明此项检查的目的、意义、安全性，并简要介绍检查方法的程序和要点以及配合检查的有关事项，消除顾虑，取得患者的合作。

（2）要详细了解患者的病史、体格检查、血气分析、肺功能的情况。

（3）要了解患者有无精神异常。对精神异常不能合作者，最好不进行检查。若十分必要时须考虑全身麻醉。

（4）每个患者做此项检查和治疗时都要给予氧气吸入和心电监护。在操作过程中严密观察患者生命体征的变化。

（5）准备好抢救用物品，包括简易呼吸器、气管插管、负压吸引器、氧气装置以及抢救药物肾上腺素、阿托品、地塞米松、利多卡因等。

（6）本科医生每次行支气管镜操作必须有操作经验丰富的主治医师以上人员指导。

（7）如发生危及生命的并发症，医护人员应立即采取相应的抢救措施，如心外按压、气管插管、电除颤、紧急输血等。待病情稳定后转入呼吸监护病房。

（二）并发症处理

支气管内单向活瓣技术是一个相对安全的微创手术，引发严重并发症的危险性极小，其常见并发症主要有：阻塞性肺炎、咯血、气胸、肉芽肿、活瓣移位、放置位置不当等导致活瓣取出。此外，还偶然会出现支气管镜检查的并发症：麻醉过敏；局部出血；喉头水肿；喉、气管、支气管痉挛；呼吸困难、咳嗽及感染；气胸、纵隔气肿及纵隔炎；心脑血管意外等。一旦出现以上症状，应及时给予对症处理。

1. 麻醉药过敏　行支气管镜前使用黏膜浸润麻醉药，目前一般选用1%丁卡因或2%利多卡因溶液做喷雾吸入黏膜表面麻醉。这些药物毒性小。在行麻醉前，应先询问患者有无药物过敏史，特别是手术麻醉用药史。麻醉用药过敏的情况是极其少见的，特别是利多卡因溶液。选择和使用黏膜浸润麻醉药的目的是减轻受检者的咳嗽和喉、支气管的痉挛。为减轻受检者的恐惧心理，应做好相应解释。麻醉过程中，应密切观察受检者。若出现麻醉药过敏反应，应按药物过敏处理，如给氧，静脉注射肾上腺素、地塞米松，并观察病情决定是否取消支气管镜检查。

2. 出血　出血是最常见的并发症。一般出血量少的，大多都能自行停止。若出血量多，是活动性出血时，应警惕有引起窒息的可能。出血多见于支气管镜下进行病灶组织活检时，特别是肿瘤组织表面有较丰富的血管或伴有炎症时较为明显。此外，支气管镜在检查操作过程中，因操作者动作粗暴，患者不合作等导致鼻腔、咽喉、气管、支气管等部位的黏膜损伤。出血的防治措施如下。

（1）进行支气管镜检查前，患者应做血小板计数和凝血机制等检查，特别是有出血性疾病病史者。

（2）若是咯血需行支气管镜检查者，应在咯血控制后7日进行。要求支气管镜操作者动作应轻巧。

（3）对病灶进行病理组织活检前应先通过支气管镜注入1∶10 000肾上腺素溶液，使局部病灶血管收缩，取标本时应避开血管。活检时一旦支气管镜下有明显出血，应利用支气管镜的抽吸孔向内注入4℃的冷生理盐水做局部灌洗与抽吸，最后再次注入肾上腺素溶液，一般多能控制。若在支气管镜下观察到出血量多，则让患者向出血侧卧位，以防血液流向对侧支气管引起出血性窒息。此时应反复抽吸渗出的积血，同时配合注入4℃的冷生理盐水灌洗，绝大多数患者均能达到止血的目的。对出血量较多的患者，应予以静脉注入止血药如垂体后叶素等并暂留观察。病情平稳后,返回病房。

3. 喉头痉挛　常出现在支气管镜局部麻醉不满意、操作粗暴或患者过度恐惧紧张等情况下,为时短暂。患者表现为明显呼吸困难、缺氧。若情况不严重,可通过支气管镜抽吸孔加注浸润麻醉药2%利多卡因;若喉头痉挛,症状明显,应立即将支气管镜拔除让患者休息,并加大给氧量,以改善缺氧状态。同时根据情况,酌情给予地塞米松,患者均能顺利缓解。

4. 低氧血症　经过气管时,由于支气管镜占据气道一部分空间,加之气道的反应性增高,甚至可引起气管特别是支气管的痉挛,造成动脉血氧气分压下降,出现低氧血症。因此,在静息条件下受检者动脉血氧分压 ≤ 9.33 kPa（70 mmHg）时,在行支气管镜检查前,应予以吸氧,并持续到检查结束,以防缺氧状态下有可能诱发心律失常。支气管镜检查时,若遇患者缺氧发绀明显,应立即终止检查并给氧至缺氧状态改善。

5. 喘息　支气管镜检查过程中对气道的刺激有可能诱发广泛性的细支气管痉挛。有哮喘病史者,无论有无症状,在行支气管镜前,均宜给予氨茶碱药物预防。在检查过程中,若出现哮喘症状应立即停止检查。根据病情给予吸氧、静注地塞米松治疗,直至症状消失。

6. 窒息　患有肺功能不全伴有因肿瘤或出血导致肺叶完全性不张者,在支气管镜检查时易发生窒息。为此,对于这类患者,支气管镜检查时,麻醉应充分,操作应轻巧,操作时间不宜过长,并密切观察病情变化,操作应在给氧的条件下进行。若系因喉头痉挛所致,参照喉头痉挛处理。若系出血所致,参照出血处理。

7. 心律失常　心律失常可表现为窦性心动过速、房性期前收缩、室性期前收缩等,特别严重时可出现心搏骤停。其原因可能与支气管镜检查时麻醉不充分、患者精神过度紧张、缺氧、支气管镜检查操作刺激过于强烈等因素有关,特别是曾有心律失常病史者。为预防心律失常在支气管镜检查过程中出现或加重,术前应对受检者做好思想工作,使其情绪稳定,同时要求操作者动作应轻巧,检查时间不宜持续过长。既往有心律失常病史者,最好给予预防心律失常的药物并在给氧的条件下进行。对于年龄较大的患者,应在支气管镜检查前做心电图检查,并在支气管镜检查过程中持续给氧,且操作时间亦不宜过长。

8. 气胸　气胸可见于支气管镜下行肺组织活检时或活检后发生,主要是活检时损伤脏胸膜所致。患者出现胸痛或呼吸困难、缺氧等。预防的方法除了严格掌握操作规程、适应证和禁忌证外,在具体钳取肺组织时,若患者诉该部位胸痛时,应立即松开钳子,另行选择部位活检。术者应对患者出现的胸痛高度重视。术后即应常规进行胸片检查,了解有无气胸。隔4 h再透视一次。若出现气胸,应按气胸对症处理。

六、展望

在我国,支气管镜应用于临床至今已有40余年的历史。支气管镜检查作为气管及肺部疾病的辅助检查已深为人们熟知,但对于慢性阻塞性气道疾病的研究则刚刚起步,与欧美国家还有很大差距。由于很多原因,其中很多技术在国内尚未开展,如肺减容术,即使已开展但也很少得到系统开展,为了使支气管镜介入治疗慢性呼吸道疾病在我国迅速发展及推广，笔者总结了各种治疗慢性阻塞性气道疾病介入方法的比较以及常见并发症，希望我国尽快成立相应的医疗学术机构以及支气管镜介入培训基地，培训支气管镜介入人员，学习先进支气管镜介入技术，积极开展学术讨论和临床操作交流，减少与西方同行的差距，相信在共同的努力下，慢性呼吸道疾病的诊断和治疗将更系统，更明确，为人类造福。

◇ 参 ◇ 考 ◇ 文 ◇ 献 ◇

[1] Rabe KF, Hurd S, Anzueto A, et al, Global strategy for the diagnosis, management, and prevention of chronic obstructive pulmonary disease: GOLD executive summary [J]. An J Respir crit care med, 2007, 176(6): 532−555.

[2] Zahid I, Sharif S, Routlege T, et al. Is lung volume reduction surgery effective in the treatment of advanced emphysema? [J]. Interact cardiovase thorac surg, 2011, 12(3): 480−486.

[3] Brantigan OC. The surgical treatment of pulmonary emphysema[J]. W V Med J, 1954 , 50(10): 283−285.

[4] Fishman A, Martinez F, Naunheim K, et al. A randomized trial comparing lung-volume-reduction surgery with medical therapy for severe emphysema[J]. N Engl J Med, 2003, 348: 2059−2073.

[5] Meyers B, Patterson G. Chronic obstructive pulmonary disease. 10: Bullectomy, lung volume reduction surgery, and transplantation for patients with chronic obstructive pulmonary disease[J]. Thorax, 2003, 58: 634−638.

[6] Sciurba FC, Ernst A, Herth FJ, et al. A randomized study of endobronchial valves for advanced emphysema[J]. N Engl J Med, 2010, 363(13): 1233−1244.

[7] Springmeyer SC, Bolliger CT, Waddell TK, et al. Treatment of heterogeneous emphysema using the spiration IBV valves[J]. Thorac Surg Clin, 2009, 19(2): 247−253.

[8] Sterman DH, Mehta AC, Wood DE, et al. A multicenter pilot study of a bronchial valve for the treatment of severe emphysema[J]. Respiration, 2010, 79(3): 222−233.

[9] Herth FJ, Eberhard R, Gompelmann D, et al. Bronchoscopic lung volume reduction with a dedicated coil: a clinical pilot study[J]. Ther Adv Respir Dis, 2010, 4(4): 225−231.

[10] Herth FJF, Schmitt B, Ficker F, et al. Germany pilot safety and feasibility study of bronchoscopic thermal vapor ablation (BTVA) for lung volume reduction in patients with heterogeneous emphysema with upper lobe predominance[J]. Eur Respir J, 2009, 35: A1827.

[11] Snell GI, Hopkins P, Westall G, et al. A feasibility and safety study of bronchoscopic thermal vapor ablation: a novel emphysema therapy[J]. Ann Thorac Surg, 2009, 88(6): 1993−1998.

[12] Herth FJ, Eberhard R, Ernst A, et al. The efficacy of bronchoscopic thermal vapor ablation (BTVA) in patients with upper lobe emphysema: the impact of hetergeneity of disease[J]. Am J Respir Crit Care Med, 2010, 181: A5167.

[13] Refaely Y, Dransfield M, Kramer MR, et al. Biologic lung volume reduction therapy for advanced homogeneous emphysema[J]. Eur Respir J, 2010, 36(1): 20−27.

[14] Cardoso PF, Snell GI, Hopkins P, et al. Clinical application of airway bypass with paclitaxel-eluting stents: Early results[J]. J Thorac Cardiovasc Surg, 2007, 134(4): 974−981.

第十八章

难治性哮喘的治疗新策略
——支气管热成形术

宋小莲　卢　坤

目前，尽管哮喘的药物治疗已取得长足进步，新型药物不断研发，使得多数哮喘患者能获得有效治疗，但仍有部分难治性、重症患者，由于药物的反应性差、不良反应多等，导致症状控制不佳。因此许多学者开始寻找新型治疗方法。支气管热成形术（bronchial thermoplasty，BT）是用于治疗难治性哮喘的一种创新技术。多项临床研究已证明，对于吸入糖皮质激素和长效支气管扩张剂不能很好控制的重症哮喘成人患者，BT是一种安全有效、作用持久的最佳选择。同济大学附属第十人民医院呼吸科为国内首批启用支气管热成形术治疗难治性哮喘的单位，首批患者收获了满意的疗效，生活质量显著改善。

一、支气管哮喘概述

（一）流行病学特点

支气管哮喘（asthma，简称哮喘）是一组与气道高反应相关的慢性炎症性疾病，通常出现广泛多变的可逆性气流受限，症状持久，对药物的需求量逐渐增大，反复出现症状恶化等。在全世界范围内，约有3亿人患哮喘。据估计至2025年，将新增加1亿哮喘患者，其中重度哮喘占到10%左右。这类患者频繁发病，不仅生活质量下降，也消耗了大量医疗资源。据2010年美国统计，每年约1 360万哮喘病例不定期去门诊就诊，180万病例急诊就诊，50万哮喘患者需住院治疗；据估计，每年的哮喘相关费用约207亿元，其中约156亿元为直接费用，如哮喘药物、门诊、急诊和医院治疗。

目前，对于多数的哮喘患者，以吸入型糖皮质激素（ICS）或联合长效β₂受体激动剂（LABA）治疗可达到良好控制。但仍有5%~8%的患者尽管经过规范化的治疗，症状仍难以控制，这些患者属于难治性哮喘。该类患者疾病恶化风险更高，住院率及病死率增加，医疗费用提高，生活质量严重受损。

（二）难治性哮喘定义

目前，国际上对难治性哮喘（severe asthma）尚无统一定义，美国胸科学会（ATS）和欧洲呼吸学会（ERS）共识意见认为，难治性哮喘是指大剂量吸入糖皮质激素，甚至口服激素仍不能获得较好控制的哮喘。ERS指出,需排除依从性不良并去除导致哮喘恶化的因素后,经6个月规范治疗和严密随访仍不能达到较好控制的患者,应归属于难治性哮喘。2000年,ATS将难治性哮喘定义为:患者治疗依从性好并且导致哮喘加重的因素已得到控制后,仍具有至少1个主要特点,同时具有2个次要特点者,称为难治性哮喘(表18-1)。2006年,全球哮喘防治创议(GINA)对于难治性哮喘进行了描述:难治性哮喘患者通常对激素的作用不敏感,并且经常不能达到与其他哮喘患者相同的控制水平。具体来讲,这类患者经GINA推荐的第四级治疗方案,即2种或2种以上的控制药物加缓解药物治疗仍不能达到哮喘控制。

表18-1 ATS难治性哮喘定义

1. 主要特点:达到轻至中度哮喘控制水平 (1)需要持续应用或接近持续应用(1年内超过50%的时间)口服激素治疗 (2)需要应用大剂量吸入激素治疗。大剂量吸入激素的标准为: 　　二丙酸倍氯米松(BDP)>1 260 μg/d 　　布地奈德(BUD)>1 200 μg/d 　　氟尼缩松(FLU)和曲安奈德(TAA)>2 000 μg/d 　　丙酸氟替卡松(FP)>880 μg/d
2. 次要特点 (1)除每日需要应用激素治疗外,还需要使用长效的β₂受体激动剂、茶碱或白三烯调节剂治疗 (2)每日或接近每日需要使用短效β₂受体激动剂缓解症状 (3)持续的气流受限,FEV_1占预计值百分比<80%;最大呼气流量(PEF)日内变异率>20% (4)每年急诊就医次数超过1次 (5)每年需要使用>3次口服激素治疗 (6)口服激素或ICS减量≤25%即导致哮喘恶化 (7)过去有过濒死的哮喘发作

(三)支气管哮喘的致病机制

哮喘患者的症状往往反复迁延,持续存在;气道反应性高,容易被激惹,甚至导致哮喘症状急性加重,乃至死亡;慢性哮喘患者气道的特点是广泛的气道重塑、黏液腺增生、血管增多及气道壁平滑肌细胞增生和肥大。哮喘患者的气道病变具有以下三个特征:气流可逆性阻塞、气道慢性炎症、气道高反应性(airway hyper responsiveness,AHR)。这三个特征的发生都是和气道平滑肌(ASM)的结构与功能异常分不开的。其中平滑肌收缩是哮喘发作时导致气道收缩、呼吸困难的主要原因。因此,减少与哮喘发作相关的平滑肌增生肥大有助于缓解气道收缩引起的气道狭窄。

近年来,哮喘治疗主要着眼于降低气道炎症。临床上常用的治疗哮喘的药物有糖皮质激素、长效和短效β₂受体激动剂、茶碱类药物及白三烯拮抗剂等,这些药物虽然能通过松弛气道平滑肌减少气道痉挛,但不能阻止哮喘继发的气道平滑肌慢性结构改变,即气道重塑,因而这些药物治疗不能逆转某些难治性患者病情的迁延恶化,所以医务人员一直在寻找更有效的治疗哮喘的方法。

二、支气管热成形术

近年来,一项新的治疗哮喘的方法——BT正逐渐被人们所认识。作为治疗难治性哮喘的一种创新技术,BT尝试用非药物方式来治疗哮喘。BT通过射频消融的方法,消减哮喘患者气道增殖和积聚的ASM,促使其发生凝固坏死及凋亡,最终逆转气道结构重塑,降低气道痉挛。这种方法作用持久,能长效缓解患者气道阻塞症状,适用于难治性哮喘患者。

(一)BT工作原理

BT是使用热消融原理改变气道结构,消减增殖和积聚的气道平滑肌,达到缓解和控制哮喘发作时平滑肌的痉挛状态。BT能在指定的部位精确地控制能量释放量、作用时间和所需温度,达到有效去除增生的ASM、恢复气道通畅的目的。经由BT的治疗电极,将高频交流电磁波(350~500 kHz)导入组织,通过电磁转换使组织中带电离子发生振荡后产热,当局部温度达到预设值时,就能使正常的细胞膜溶解,细胞内蛋白变性,细胞内外水分丧失,导致组织凝固性坏死。治疗后,支气管镜下可见患者气道壁组织出现短暂的黏膜苍白和水肿现象,组织学上可观察到ASM凝固性变性坏死、上皮细胞脱落、黏液腺管和(或)腺体损伤、黏液蓄积以及气道管径变小,偶可见软骨局灶性损伤。除ASM的改变外,其他病理改变均为短暂性的,黏膜上皮、黏液腺及软骨组织很快再生并完全修复,ASM最终被一薄层的胶原组织所代替。目前所有研究均未发现ASM的再生和瘢痕现象。

(二)BT相关设备和操作过程

Alair系统是唯一FDA认证的用于进行BT操作的系统,该系统有射频能量控制器(图18-1A)、带4个电极的可加热篮状导管,导管顶端有4个可张开的电极臂和温度感受装置(图18-1B)。射频能量控制器经由导管发送低功率射频能量至气道壁,预先设置温度为65℃,产热时间为10 s,脚闸控制开关可以便于操作者精确控制射频能量释放,导管是一次性使用的无菌导管,可以适用于直径5 mm的标准可弯曲支气管镜(工作通道直径2 mm),而4个电极内有对热能和温度敏感的探测元件,可以将探测到的数据反馈给控制系统。温

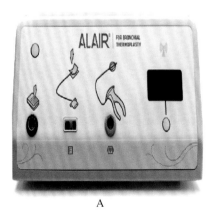
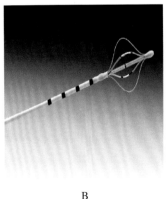
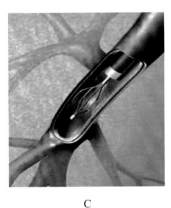

A　　　　　　　　　　B　　　　　　　　　　C

图18-1　Alair系统

A. Alair系统射频能量控制器;B. 带4个电极的可加热篮状导管,导管顶端有4个可张开的电极臂和温度感受装置;

C. 射频导管通过支气管镜工作通道进入气道,张开电极臂

度感受装置可通过反馈控制系统来控制射频热能的传输及作用时间,直接监测并控制电极-组织界面温度。此外,射频发生器上还装有众多专门设计的特定相关程序,以保证能量的传输精确无误。

在进行BT操作前,需对患者进行局部或全身麻醉。医生首先对患者施行常规支气管镜操作,通过支气管镜的工作通道将射频导管送入需要治疗的相应气道(通常指直径为3 mm及以上的气道),选定部位后,轻握导管手柄以张开电极臂,使导管末端金属丝扩张形成篮状(图18-1C),当4个电极臂张开接触到气道壁黏膜层时,踩踏脚闸控制开关一次,射频发生器即被激活,输出可控的射频能量,直接作用于气道壁组织。成功操作后松开手柄,电极臂复位,再到达另一治疗部位准备再次激活射频发生器。通过导管的进退和电极臂的反复张开,能够在所有可以到达的支气管内由远端向近端进行连续操作,最大限度地实现对整个支气管树(直径≥3 mm)的治疗。为确保热能治疗部位气道的愈合及保持有效的气道通气,整个疗程分为三个阶段,第一阶段治疗右肺下叶,第二阶段治疗左肺下叶,第三阶段治疗两肺上叶。每次手术间隔大约3周,每阶段的一次手术大约耗时1 h。建议所有患者围手术期口服40~50 mg/d的泼尼松龙5日,以减少由于热成形术引起的气道炎症。之所以将整个治疗分为三个步骤基于以下原理:① 一次将所有需要治疗的可视气道全部治疗所需要的时间太长;② 预防广泛气道内刺激引发呼吸道不良事件,如哮喘急性加重。右肺中叶不列入治疗范围,主要缘于一直以来认为狭长的中叶支气管容易形成狭窄、阻塞并继发肺不张(中叶综合征)。

三、回顾支气管热成形术相关试验研究

(一)BT临床前试验研究

早期,加拿大的Danek研究小组于2004年首先在11只健康犬身上验证了这一方法在消减气道平滑肌方面的功效,同时对其安全性进行了初步评估。结果证实有效控制射频热量温度变化可降低平滑肌增生(图18-2A);治疗后气道对局部应用乙酰胆碱的反应性和气道病理学改变,与对照组气道比较,治疗组气道对乙酰胆碱激发反应性明显下降(图18-2B);病理显示接受热能治疗的气道组平滑肌退化,甚至完全消失或被成纤维细胞取代(图18-2C)。犬的临床前期研究表明:这一方法不仅能够有效地消减气道平滑肌层,而且也具有良好的安全性。统计数据显示,气道高反应性与气道周壁平滑肌含量呈显著性负相关。BT术后减少了平滑肌细胞数量,并降低气道高反应性,而且试验犬也显示了对该操作的良好耐受性,动态观察治疗后的气道管腔也没有发生收缩或变形,BT引起的热损伤能完全恢复。2005年,Brown等研究接受过BT治疗后的犬气道扩张性,观测期为治疗后5周,他们发现治疗后气道管径较前明显增加,而气道的顺应性并没有改变。Brown等继续对上述犬的气道应用不同剂量乙酰胆碱刺激,并运用CT检查来评估气道的扩张度,结果显示在治疗后2周及4周乙酰胆碱剂量曲线明显上升,提示治疗后气道对刺激的敏感性明显下降。

2005年,Miller等人对9名因肺癌即将行肺叶切除的患者,于手术前3周对即将被切除的肺叶内支气管实施热成形术治疗,术后严密观察患者的不良反应。并在手术切除后对经

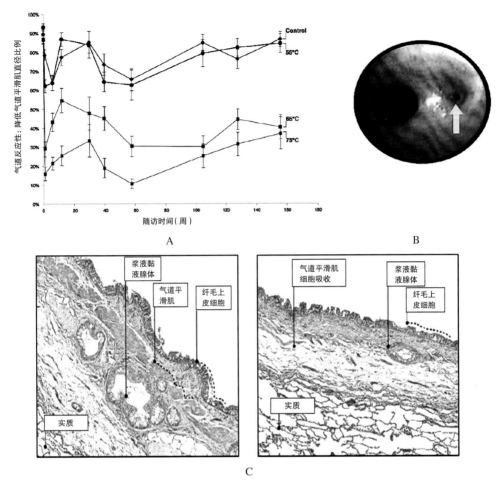

图18-2 加拿大的Danek试验研究结果

A.在术后6个月至3年,气道对乙酰胆碱的反应性变化(即支气管激发试验气道反应性)与手术温度相关:手术温度为65℃和75℃的区域,使用乙酰胆碱后气道内径的缩小程度明显低于手术温度为55℃的区域和对照组;B.乙酰胆碱刺激气道后不同反应:左侧支气管BT后,局部乙酰胆碱刺激无收缩反应;右侧支气管未治疗,乙酰胆碱引起明显收缩反应;C.气道组织病理表现:左侧对照组未处理气道,在任何时间点均未发现异常ASM(变性、缺失或被纤维细胞代替);右侧治疗组同一气道65℃射频处理后,存在异常ASM,并伴有未成熟的血管结缔组织轻度增生

过热成形术处理过的支气管壁内平滑肌层进行病理组织学观察。研究结果:与未处理过的支气管壁相比,经过热成形术处理的支气管壁的平滑肌层厚度明显变薄。而患者除了在热成形术后的1~2周内有轻度咳嗽外,未发现有其他的严重不良反应。对肺癌患者进行手术是人类第一次涉及BT的研究,并证实了BT对人类气道平滑肌有类似犬的相似效果。

（二）BT近期临床试验研究

自2006年起,对哮喘患者的临床研究接踵而来。诸多学者进行了非常系统的方法来加深大家对BT的临床认识。迄今为止,在哮喘患者人群中进行了总共4项(可行性研究、AIR、AIR2、RISA)临床试验,对BT进行了安全评价。相关试验的研究对象、研究方法、并发症、目的等见表18-2。其中三项临床试验(AIR、AIR2、RISA)也包括一年之后的扩展试

表18-2 支气管热成形术近期临床试验研究

相关出版物	研究名称（哮喘的严重性）	研究方法	患者人数	结　果	并发症（持续BT治疗至少6个月）	目的
Cox et al. (2006)	可行性研究	多中心、单组、非随机化	16例BT	无症状天数，症状评分，最大呼气流量，FEV_1改善	咳嗽，呼吸困难，胸痛	1. 轻度至重度支气管哮喘患者安全性研究 2. 患者满意度调查
Cox et al. (2007)	AIR临床试验	随机化、对照组试验	56例BT 56例对照组	每年减少10次恶化，哮喘控制措施改善，提高生活质量，无症状天数和抢救药物的使用减少	呼吸困难，喘息，咳嗽，胸痛，夜间惊醒	与标准治疗对照试验，评价中度至重度哮喘患者的疗效和安全性
Pavord et al. (2008)	RISA临床试验	随机化、对照组试验	15例BT 17例对照组	1. 哮喘控制措施整体改善（加重，AQLQ、ACQ，无症状天数，症状评分，PEF，抢救药物使用） 2. 稳定的长期安全性（1年随访），但FEV_1没有变化 3. 强烈建议在小样本人群中减少ICS的使用	喘息，咳嗽，胸痛和无色痰，住院率增高	与标准治疗对照试验，评价重度、难治性哮喘症状的减少和安全性
Castro et al. (2010)	AIR2临床试验	随机、双盲、假对照试验	196例BT 101例假手术组	1. 呼吸道症状严重恶化，急诊就医和住院时间，因哮喘症状导致不能工作/学校/其他进行其他日常活动时间减少 2. 改善哮喘生活质量	围手术期呼吸事件增加，住院率增高（肺不张，下呼吸道感染，咯血，FEV_1下降）	评价重症哮喘患者的有效性和安全性（稳定的长期安全性）
Castro et al. (2011)	AIR2临床试验扩展研究	随机、双盲、假对照试验	166例BT	2年内严重恶化的比例与经BT治疗一年内的比例相似，证实了永久的有效性	稳定的长期安全性（2年随访）	长期的耐用性，有效性（BT-AIR2试验中的经BT治疗的患者）
Pavord et al. (2011)	RISA临床试验	随机化、对照组试验	14例BT	FEV_1没有恶化	5年稳定的长期安全性	支气管热成形术的长期（5年）安全性（RISA试验中经BT治疗）

AIR: 哮喘干预研究; RISA: 重度哮喘研究; AQLQ: 哮喘生活质量问卷; ACQ: 哮喘控制问卷; PEF: 呼气峰流速值; FEV_1: 第一秒用力呼气量; ICS: 吸入型糖皮质激素

验已证明：BT是安全和有效的，包括5年长期安全性和2年耐久性的效果。在这长期随访内，没有出现与手术相关的患者死亡。多项临床研究显示支气管热成形术操作过程总体比较安全，部分患者在接受治疗后的几日之内可有一过性的咳嗽、喘息、呼吸困难、咯血等不适，然而1年随访未发现支气管狭窄或扩张。该治疗可改善气道高反应性、PEF和FEV$_1$，另外患者的无症状天数百分比、症状的严重性和哮喘控制的生活质量问卷调查均有改善。随着研究的深入，支气管热成形术可能很快成为难治性哮喘新的治疗选择。

（三）BT中国临床治疗进展

目前，BT技术在我国上海、北京、广州三地进行了针对哮喘患者的临床治疗的试验研究，参与患者收获了满意的疗效，生活质量显著改善。同济大学附属第十人民医院呼吸科在国内较早启用支气管热成形术治疗难治性哮喘，该患者今年56岁，有多年哮喘病史，为控制病情一直使用多种药物以及激素。尽管如此，病情仍时有反复，每隔几个月就要住院治疗一次，生活质量极差。对于此类难治性哮喘，代表国际前沿技术的支气管热成形术经我们治疗后验证能够有效改善症状，提高患者生活质量。鉴于BT是一种物理性的治疗方法——利用可弯曲支气管镜搭载加热探头，通过60~65℃的高温加热，消融气道黏膜下因长期反复炎症而增生的平滑肌，使气道变宽，从而改善呼吸困难的症状。通过物理性的治疗能够减少严重哮喘的发作，减少因呼吸症状引起的急诊就诊以及住院治疗的次数。由于采用局部麻醉，患者痛苦小，术后仅需短暂观察即可出院，该患者目前术后病情改善，治疗效果较好。

四、BT选择和前景

Asthmatx作为Alair系统的生产商，也配合FDA发布了关于BT治疗中患者的选择、操作程序和管理指南。因此为了达到BT的最佳结果，仔细选择合适的患者，适当地培训操作人员和制订一个最佳的患者管理方案很重要。例如：① 患者选择：临床医师应仔细询问病史，并进行适当医疗评估，以确定该患者是否适合接受这种手术。哮喘患者在使用常规ICS和长效β$_2$受体激动剂治疗后症状控制不理想，FEV$_1$大于预计值的65%，BT治疗适应证、禁忌证及注意事项（表18-3）。② 医师要求：虽然目前已进行的研究中没有发现BT的严重不良反应，但是作为一种有创性治疗技术，严格掌握适应证和各种治疗参数至关重要。BT是一项复杂的且耗时长的操作，需要经验丰富的支气管镜检查师和其团队接受专门的培训并取得资质。操作者需要具备柔性支气管镜的专业知识，医护人员需接受培训以便处理任何可能的支气管镜、呼吸或麻醉有关的紧急情况。③ BT操作前患者的管理和治疗后管理：检查前一周需要重新评估患者全身情况，检查前3日、检查当日及检查后的第一日，每日口服泼尼松50 mg，检查当日还要再次评估患者病情是否稳定；操作过程中需要进行生命体征的监测；治疗师必须在接下来的一周内密切随访患者，以便及时处理急性呼吸道事件。大约2周后患者需要到门诊来评估病情及是否可以按期接受下一阶段治疗。如果患者在完成三个周期治疗后并未达到预期治疗效果，不允许重复接受BT治疗。

虽然目前出现很多治疗哮喘新方法,但是患者仍持续遭受痛苦,生活质量下降。BT是新型的治疗方法,可以降低气道平滑肌增生,但这种方法是哮喘抗感染治疗的辅助治疗,并不是代替抗感染治疗。虽然BT作用不能明确,但是四种临床试验已证明BT对于抗感染和β受体激动剂无法控制的难治性哮喘有明显疗效。对于那些规律性使用ICS和LABA但仍不能稳定控制哮喘症状的患者可以考虑BT治疗,因为BT治疗是一项经过系列研究证实为安全有效的新的治疗哮喘的手段,可以减轻严重持续哮喘患者的发作并改善其生活质量。但BT也存在治疗费用高、治疗后短期病情可能会加重等缺点。

表18-3　BT治疗适应证、禁忌证及注意事项

适应证
患者哮喘症状在使用常规ICS和LABA治疗后仍控制不理想；年龄在18岁以上
禁忌证
（1）已知对支气管镜操作过程中需要使用的药物过敏 （2）体内有埋入式起搏器和其他植入装置 （3）患者相同部位之前曾接受过Alair系统治疗 （4）急性呼吸道感染 （5）近2周内有过哮喘急性发作或需要调整（上调或下调）全身激素用量者 （6）进行操作前不能停止应用抗凝药物或抗血小板药物
注意事项
（1）吸入支气管舒张剂前FEV_1小于预计值的65% （2）合并肺气肿、声带功能紊乱、机械性上气道阻塞、囊性纤维化或未控制的阻塞性睡眠呼吸暂停等呼吸道疾病者 （3）支气管镜检查48 h内每日需要应用短效支气管舒张剂超过12喷（除外检查预防用药）；每日需要口服超过10 mg泼尼松来控制哮喘的 （4）可能会增加支气管镜检查或麻醉风险 （5）妊娠、冠心病、急性或慢性肾衰竭、未控制的高血压 （6）过去2年内有过因哮喘发作进行气管插管或收住ICU的 （7）过去1年内有过4次以上的下呼吸道感染,因为呼吸道症状住院3次以上,因为哮喘加重需要调整口服激素用量4次以上的

五、结论

迄今为止已进行的一系列临床前与临床研究表明,BT是治疗难治性哮喘的一项全新非药物技术,安全有效,作用持久。全球范围长达5年的随访资料显示,BT长久有效且无较严重或不可逆并发症。但作为一项新技术,BT的长期疗效和副作用、BT治疗的更多机制,以及BT是否具有更多更广泛的适应证及合适人群等,都有待深入的继续观察和研究。无论如何,这一新的治疗理念拓宽了哮喘治疗的领域,特别是对于常规药物治疗反应不佳的哮喘患者,如难治性哮喘、激素抵抗性哮喘,BT为我们提供了一种新的选择。相信随着新型电极的问世、射频发生器的更加完善、射频技术的改进和临床治疗经验的积累,BT将与其他哮喘治疗手段有机结合,发挥更好的效益。

◇ 参 ◇ 考 ◇ 文 ◇ 献 ◇

[1] Dolan CM, Fraher KE, Bleecker ER, et al. Design and baseline characteristics of the epidemiology and natural history of asthma: Outcomes and Treatment Regimens (TENOR) study: a large cohort of patients with severe or difficult-to-treat asthma[J]. Ann Allergy Asthma Immunol, 2004, 92(1): 32–39.

[2] Holgate ST, Polosa R. The mechanisms, diagnosis, and management of severe asthma in adults[J]. Lancet, 2006, 368(9537): 780–793.

[3] American Thoracic Society. Proceedings of the ATS workshop on refractory asthma: current understanding, recommendations, and unanswered questions[J]. Am J Respir Crit Care Med, 2000, 162(6): 2341–2351.

[4] Taylor DR, Bateman ED, Boulet LP, et al. A new perspective on concepts of asthma severity and control[J]. Eur Respir J, 2008, 32(3): 545–554.

[5] Mitzner W. Bronchial thermoplasty in asthma[J]. Allergol Int, 2006, 55: 225–234.

[6] Danek CJ, Lombard CM, Dungworth DL, et al. Reduction in airway hyperresponsiveness to methacholine by the application of RF energy in dogs[J]. J Appl Physiol, 2004, 97: 1946–1953.

[7] Miller JD, Cox G, Vincic L, et al. A prospective feasibility study of bronchial thermoplasty in the human airway[J]. Chest, 2005, 127: 1999–2006.

[8] Gudmundsson G, Gross TJ. Middle lobe syndrome[J]. Am Fam Physician, 1996, 53: 2547–2550.

[9] Brown RH, Wizeman W, Danek C, et al. Effect of bronchial thermoplasty on airway distensibility[J]. Eur Respir J, 2005, 26: 277–282.

[10] Brown RH, Wizeman W, Danek C, et al. In vivo evaluation of the effectiveness of bronchial thermoplaty with computed tomograph[J]. J Appl Physiol, 2005, 98: 1603–1606.

[11] Cox G, Miller JD, McWilliams A, et al. Bronchial thermoplasty for asthma[J]. Am J Respir Crit Care Med, 2006, 173: 965–969.

[12] Wahidi MM, Silvestri GA, Coakley RD, et al. A prospective multicenter study of competency metrics and educational interventions in the learning of bronchoscopy[J]. Chest, 2010, 137: 1040–1049.

[13] Cox PG, Miller J, Mitzner W, et al. Radiofrequency ablation of airway smooth muscle for sustained treatment of asthma: preliminary investigations[J]. Eur Respir J, 2004, 24(4): 659–663.

第四篇

呼吸介入
相关辅助技术

第十九章
硬质支气管镜在气道介入治疗中的应用

张 杰

硬质支气管镜技术（rigid bronchoscopy, RB）已经具有一百多年的历史,自19世纪末德国医生古斯塔夫·凯伦（Gustav Killian）与美国医生彻瓦里尔·杰克逊（Chevalier Jackson）开创硬质支气管镜技术以来,一直到20世纪法国医生简·弗朗西丝·杜忙（Jean Francois Dumon）将其进一步发展,这期间硬质支气管镜技术在气道疾病的治疗上经历了辉煌的时代。20世纪60年代日本医生池田茂人（Shigeto Ikeda）发明了可弯曲支气管镜技术（flexible bronchoscopy, FB）,随后可弯曲支气管镜技术的发展让支气管镜领域发生了显著的变化。从20世纪80年代末到20世纪90年代,北美地区的肺科医生对硬质支气管镜的使用出现了非常显著的下降,一系列的调查表明1989年仍有8%的医生在使用硬质支气管镜,而至1999年仅剩4%的医生在使用。但是近年来似乎越来越多的肺科医生重新开始对硬质支气管镜技术产生兴趣,这种趋势的出现与世界范围内肺癌的持续增多,与气管切开、气管插管、气道重建、气管和支气管内膜结核等感染性疾病对气道的破坏,以及由于各种气道疾病（如多发性软骨炎、结缔组织病、外源性压迫等）接受支架置入后导致瘢痕性气道狭窄的增多有关。对这些良、恶性气道狭窄的处理增加了临床医生对硬质支气管镜技术的需求,从而重新奠定了这种技术的重要作用。本章将介绍现代硬质支气管镜技术的临床应用。

一、应用指征及患者的选择

与可弯曲支气管镜相比,硬质支气管镜的优势包括维持气道通道的能力、咯血的处理、更短的介入治疗时间以及大块活检标本的获取等。实施现代硬质支气管镜时的全身麻醉避免了患者不必要的活动,因而使得在整个操作过程中患者更加舒适。患者的选择及该技术的应用指征是非常重要的,它可以帮助麻醉及肺科医生预测和预防可能的并发症。

1. 患者评估　患者的评估一般应包括病史、体检和辅助检查等（表19-1）。

表19-1　患者术前检查项目

病史和体检（应注意是否有下列疾病存在）	辅助检查
凝血疾病	血氧饱和度
合并存在心肺疾病	心电图

（续表）

病史和体检（应注意是否有下列疾病存在）	辅助检查
颞下颌关节异常	血常规、血生化、凝血检查
颈部固定（颈髓疾病）	动脉血气
与麻醉相关的并发症	胸部X线片、胸部CT

2. 应用指征　硬质支气管镜技术的应用指征见表19-2。

表19-2　硬质支气管镜应用指征

序号	应 用 指 征
1	取异物（各种吸入的异物，以及支气管内结石和置入的支架等）
2	气管和支气管狭窄（外伤后、感染后、炎症后、插管或气管切开后以及肺移植后的解剖性狭窄等）
3	气管和支气管软化及气管食管瘘
4	中心气道阻塞 　良性肿瘤（脂肪瘤、错构瘤、多发性乳头瘤、淀粉样变性等） 　恶性肿瘤（支气管癌、腺样囊性癌、类癌、黏液表皮样癌、转移癌等）
5	气道外压性狭窄（食管疾病、纵隔肿瘤、淋巴瘤、胸腺瘤、甲状腺瘤及主动脉瘤等）
6	各种气道介入治疗：球囊扩张、支架置放（Dumon、Freitag等支架）、激光（Nd∶YAG）、电凝切（电刀、电套圈）、冷冻及氩等离子体凝固等

3. 禁忌证　虽然在患者全身麻醉的情况下，由经验丰富的临床医生进行硬质支气管镜操作是一个相对安全的操作过程，但大多数从这种操作过程中潜在获益的患者经常会面临全麻对人体所带来的风险。硬质支气管镜技术的禁忌证见表19-3。

表19-3　硬质支气管镜的禁忌证

序号	禁 忌 证
1	难以纠正的急性缺氧性呼吸衰竭
2	不稳定的心血管状态或威胁生命的心律失常
3	头颈部活动范围显著减小，上颌面创伤，头颈部畸形，颈部固定（颈髓疾病）
4	未经正规培训的支气管镜医生、麻醉医生及支气管镜技师

二、操作人员与设备的准备

硬质支气管镜的操作地点一般在支气管镜室，如果支气管镜室的设备及环境条件不够，也可选择在手术室内进行。一组硬质支气管镜的操作人员应包括麻醉医生、支气管镜医生、助手及巡回技术员等至少四个人，对于复杂、危重的气道病变，必要时还需要增加人员。

硬质支气管镜设备已在前面的章节中详细描述，一般来讲，声门下气管上段病变是硬质支气管镜治疗的盲区，此处病变应选择喉罩并用可弯曲支气管镜的操作方法；对于气管中、下段及隆突病变应选择长度较短、直径较粗的硬质支气管镜；对于左、右主支气管及更远端的病变应选择更长的、直径相对较细、带有通气侧孔的硬质支气管镜，必要时还要并用可弯曲支气管镜，如上叶、中叶、舌叶及下叶基地（底）段等角度更大或更远端的病变。

0°角硬质支气管镜的视野在正前方，是最常用的，尤其是在插入时。对于某些角度较大的病变，也可选用视野在前侧方的30°角硬质支气管镜，但此时要注意的是，进入的手术器械，如硬质钳等的方向仍是朝向正前方的，与操作者的视野方向会有一定角度的差别，当然在使用习惯后，这并不会影响操作。对于某些角度很大的角落病变，插入可弯曲支气管镜并用软性器械仍是最方便的方法。

与硬质支气管镜配套的器械的准备要根据气道的病变类型来选择，对于气道肿瘤应选择大号光学钳，同时备好软性或硬质吸引器及带吸引管的硬质氩等离子束喷管来应对肿瘤切除后的出血，实际上工作孔道为2.6~2.8 mm的治疗型可弯曲支气管镜是最佳的清理气道出血的工具，因其可视性好，可以针对各种角度，同时工作孔道粗，吸引力强，并且不易堵塞。因此目前即使是应用硬质支气管镜治疗也是时时离不开可弯曲支气管镜的配合，这种软硬搭配的方式可使内镜下的介入治疗达到现有设备条件下的最佳状态。

对于气道瘢痕性狭窄病变，电刀是必须要准备的器械，用来松解瘢痕狭窄，随后需要的是球囊扩张器，这些器械与在可弯曲支气管镜下使用是相同的，并不需要硬质支气管镜的专用设备，因此对于这类气道病变，已经越来越少应用硬质支气管镜了，根据病变部位选择应用喉罩或气管插管。对于没有完全闭塞的支气管狭窄病变经常是在局麻下进行操作即可解决问题。

对于吸入气道内的各种异物，以及已经游离入气道内的支气管内结石和需要取出的置入支架等，硬质支气管镜是最佳的攫取工具，有很多类型的硬质钳可以选择，如各种各样的杯状、长鳄鱼嘴状异物钳及篮状收捕器等。

对于气道外压性狭窄、气管和支气管软化及气管食管瘘，放置气道支架是唯一的方法。在硬质支气管镜下置放支架比在可弯曲支气管镜下置放要方便得多，这也是硬质支气管镜的优势之一，而且有些支架必须在硬质支气管镜下才能释放，如Dumon、Freitag等支架，同时需要准备各种支架推送装置，如Dumon推送系统、Freitag释放钳等。对于气道外压性狭窄、气管和支气管软化，Dumon支架是比较常用的，这种支架方便取出，而对于恶性病变造成的气道狭窄可放置金属支架，金属支架往往难以取出。气管食管瘘经常放置Polyflex支架进行封堵，Polyflex支架也非常便于取出。隆突部位病变往往放置Y型支架，如Freitag支架或Y型金属支架，Freitag支架是动力型支架，其不限制气管膜部的运动，有助于排痰，并且可以取出。

其他常规需要准备的器械包括Nd：YAG激光及激光防护设备、氩等离子束及电凝设备、冷冻设备、喷射呼吸机等，物品包括各种气管和支气管支架、用于防治气道出血填塞气道的球囊、眼保护器、牙垫、润滑剂及盐水等。如果硬质支气管镜的操作地点选择在支气管镜室，上述这些设备及物品一般都是具备的。如果选择在手术室进行，应根据气道病变的特点和手术室已经具备的设备物品情况选择性地将器械设备及物品带入手术室，没有必要将上述全部设备及物品带入手术室。

充足而细致的人员与设备的准备是硬质支气管镜操作成功的必要条件，同时也是防治（防止）并发症的关键，必须给予高度重视。

三、硬质支气管镜的插入技术

（一）插入方法

1.麻醉　硬质支气管镜的麻醉和通气策略已在前面的章节中详细描述。虽然在局麻合并静脉应用镇静药的条件下也可进行硬质支气管镜的插入，但全麻是更好的方法。全麻可以提供一个无痛及肌肉松弛的状况，可防止在插入时由于患者咽腔部受刺激挛缩而造成的插入困难及由此可能导致的咽腔、牙齿及声门等的损伤。此外，患者在手术过程中不会出现任何肢体活动并且醒后对手术过程没有记忆。

诱导麻醉可以经静脉途径给药。大多数患者的静脉麻醉诱导是应用丙泊酚（propofol，1~2 mg）和芬太尼（fentanyl，50~100 μg）来达到的，在静脉诱导麻醉时患者面罩吸入100%的氧气，然后以0.6 mg/kg的速度静脉给予速效肌松剂如罗库溴铵（rocuronium），同时继续给氧5 min。罗库溴铵是一种非去极化的神经肌肉阻断剂，由于其有效的肌松作用以及20~30 min的效应时间，使其成为最适于这种病例的肌松剂。当足够的氧合及肌松效果达到后，即可开始硬质支气管镜的插入。

2.插入方式

1）直接插入：硬质支气管镜的插入有多种不同的方式，最古老的方式是支气管镜医生通过硬质支气管镜管道近端的开口看着其远端开口外咽部的解剖结构来直接插入，但一般由于硬质支气管镜远端的图像太小，有时再伴有分泌物，很难看清楚声门结构，并且在插入过程中由于术者的面部与患者口咽部很接近，有时可能会造成患者的分泌物溅到术者的面部。因此，在电视硬质内视镜被广泛应用后，很少再有医生采用这种古老的方式了。笔者在德国Hemer医院的内镜中心看到一些技术操作非常熟练的医生在第二次插入或患者需反复插入时，为了方便快捷而采用这种方法，但其他情况则很少应用了，尤其是对于插入困难的患者（图19-1A）。

2）经视频引导插入：现在硬质支气管镜插入的常规方法是将硬质内视镜插入硬质支气管镜内，然后医生通过视频监视器上放大的清晰的咽腔、声门及气道结构来插入硬质支气管镜。其插入的具体过程如下：右手持住硬质支气管镜近端及插入其内的硬质内视镜，左手放在患者的唇及牙龈处，并将其口尽可能张开，然后稳定地将硬质支气管镜远端插入口咽部。硬质支气管镜远端斜面朝向前面，与患者呈90°角垂直插入口咽部。当硬质支气管镜远端到达舌根部并看到悬雍垂时，再轻缓地向前推进1~2 cm，同时右手下压硬质支气管镜使之与患者呈平行方向。用硬质支气管镜前端斜面挑起会厌的前部，将声门暴露出来，此时将硬质支气管镜旋转90°，然后缓慢插入近端气管。进入气管后再回转90°，使硬质支气管镜前端斜面朝向气管前壁。再缓慢旋转着将硬质支气管镜推进更深的部位，以免损伤气管后壁的膜部（图19-1B）。

3）经喉镜插入：初学者如果采用这种方法找不到声门，也可应用直接喉镜技术来协助插入。首先应用喉镜暴露声门，然后像插入气管插管一样插入硬质支气管镜。但应注意硬质支气管镜前端斜面进入声门前亦应旋转90°，当硬质支气管镜通过声门后，即将喉镜撤出。随后插入硬质内视镜（也可插入可弯曲支气管镜），再根据视频监视器上放大的图像缓慢旋转着将硬质支气管镜推进更深的部位（图19-1C）。

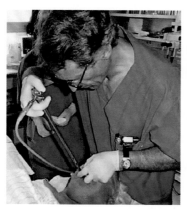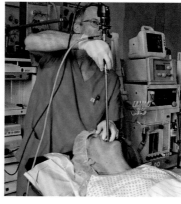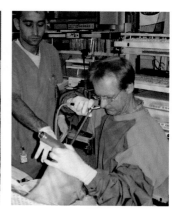

A   B   C

图19-1　硬质支气管镜的三种插入方法（From Dr. Gunther Reichle Hemer, Germany）
A. 直接插入；B. 经视频引导插入；C. 经喉镜插入

（二）困难气道的分级

困难气道的分级一般采用Mallampati 分级标准，主要分为四级（图19-2）：Ⅰ级，可见软腭、咽腭弓、悬雍垂；Ⅱ级，可见软腭、咽腭弓、部分悬雍垂；Ⅲ级，仅见软腭；Ⅳ级，看不见软腭。

与Mallampati 分级相对应的是喉镜下的观察分级（图19-3）：Ⅰ级可见全声门；Ⅱ级可见后半部分声门；Ⅲ级可见会厌（不见声门）；Ⅳ级声门及会厌均不可见。

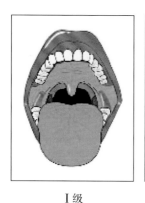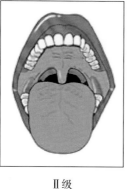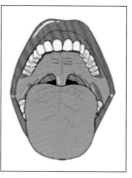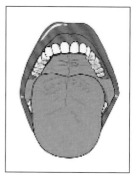

Ⅰ级   Ⅱ级   Ⅲ级   Ⅳ级

图19-2　Mallampati分级

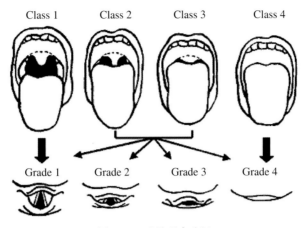

图19-3　喉镜观察分级

大多数人处在Ⅱ、Ⅲ级水平，Ⅳ级为困难气道，插入硬质支气管镜时会遇到困难，部分患者可能难以插入，因此在拟做硬质支气管镜前应充分对患者的气道分级进行评判，以便医生有充分的准备，使硬质支气管镜的插入过程能够顺利完成。

在插入硬质支气管镜的过程中，应持续监测患者的心电、血压及血氧饱和度，随时监测患者的生命体征，以防不测。硬质支气管镜插入后即可连接其近端的用于监测潮气末二氧化碳的侧管，持续监测患者呼出气（呼气中）的二氧化碳浓度及波形，防止患者发生二氧化碳潴留并随时采取应对措施（如调整通气参数等），以使手术顺利地进行。

四、患者的恢复、术后监护及并发症的处理

硬质支气管镜的操作过程中及术后均有可能发生气道相关的并发症，全麻后的恢复是整个手术过程中至关重要的一个方面。在手术即将结束时更需关注患者的血氧饱和度及呼气末二氧化碳浓度，必要时予患者行动脉血气分析检查，只有PaO_2、$PaCO_2$及血pH在正常范围时才考虑终止麻醉，让患者逐渐苏醒，否则患者在苏醒的过程中可能会出现一系列问题，如躁动或呼吸抑制等，给患者的生命造成威胁。在气道疾病得以解除以后，一般低氧的情况并不多见，更多见的是由于硬质支气管镜下开发通气的通气量不足导致的二氧化碳潴留，此时可改用经喉罩或气管插管的密闭通气，并增大通气量加速二氧化碳的排出，待患者$PaCO_2$及血pH恢复正常时，再考虑终止麻醉，使患者苏醒。

拔除硬质支气管镜后喉水肿的发生是最应该关注的问题，因其可危及患者生命，并且再行气管插管时比较困难。因此必须术前或术中就给予关注，除了在操作时尽量避免对患者喉部及声门过度刺激外，术前或术中应常规给予激素防止喉水肿的发生。一般可给予地塞米松10 mg或甲泼尼龙40 mg，静脉推注。对预防喉水肿有可靠的效果。

术后恢复期间最常见的症状是阵发性咳嗽，特别是在声门或隆突附近放置支架的患者，因此，通常在拔管前通过硬质支气管镜局部给予1%的利多卡因来减轻阵发性咳嗽，如患者阵发性咳嗽持续时间长，还可于拔管后给予利多卡因雾化以减轻症状。一般来讲，这种阵

发性咳嗽不会持续很久,如果患者术后第二日仍咳嗽不止并伴有憋气等症状,应立即进行支气管镜检查,以确定是否有坏死组织脱落或支架移位等并发症,便于及时处理。

一般来说,手术结束后患者即可转回普通病房,对于危重患者,如术后尚不能脱离呼吸机、术后可能会发生咯血等,应转到监护室并给予严密的观察与监测。此外,即使无任何并发症,也应在术后第三日复查支气管镜观察病变情况后,再决定患者是否可以出院,并根据患者气道病变的情况做出随访计划。

在一个具有丰富经验的支气管镜及麻醉技术的团队里,硬质支气管镜的并发症是极为少见的,病死率为0.4%~1.0%,直接由硬质支气管镜导致的并发症少见,为0.1%~1.8%。所有硬质支气管镜的操作者都应熟悉并能熟练处理其可能发生的并发症,包括低氧血症、心血管意外、气管和支气管穿孔、食管穿孔、喉水肿、喉痉挛、支气管痉挛、声带损伤、牙齿损伤、气胸、纵隔气肿、气道严重出血等。上述并发症大多数是非致命性的,经过及时处理即可解决。最常见的并发症是与缺氧相关的心律失常,多于术中发生或由全麻引起。

硬质支气管镜技术是治疗中心气道疾病的有力工具。这种操作技术较为复杂并具有一定的危险性,因此需要临床医生充分学习及不断训练。熟练的操作技术及丰富的操作经验是治疗成功的先决条件,同时也是减少并发症发生的关键。

五、硬质支气管镜操作病例介绍

(一)经硬质支气管镜切除气道肿瘤

【病例一】右中间段支气管错构瘤

简要病史:患者,男性,43岁,因右下肺不张就诊,支气管镜检查发现右中间段支气管被肿物完全阻塞,病理检查为脂肪瘤。遂转来我院行内镜下肿物切除术,全麻后插入硬质支气管镜,经活检钳将肿物全部取出,并冷冻处理肿物根部。术后肿物病理回报为错构瘤(图19-4)。

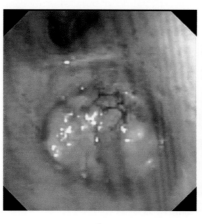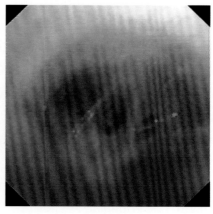

A   B

图19-4 经硬质支气管镜切除右中间段支气管错构瘤
A. 右中间段支气管被肿物完全阻塞;B. 肿物切除后,可见中叶、下叶基底段及背段开口,肿物根部即在背段开口外侧

（二）经硬质支气管镜取气道内异物

【病例二】右中间段支气管异物（脱落牙齿）的取出

简要病史：患者，女性，69岁。一年前无明显诱因出现咳嗽、咳痰，痰量少，黄色，不易咳出，体位改变时咳嗽加重。近半年咳嗽加重，伴喘息。于外院给予抗感染、解痉、平喘等治疗后不见好转，予PET-CT检查示右肺中间段支气管管腔变窄，腔内见一异常高密度影，CT值介于1 237~1 582 Hu，考虑为良性病变（异物可能性大），遂转来我院。经支气管镜检查：右中间段支气管黏膜充血增厚，管腔狭窄；异物表面呈黄黑色条纹样，质地坚硬；周围黏膜水肿、疏脆，触之易出血。全麻后插入硬质支气管镜，经硬质支气管镜光学钳取出异物，体外见异物大小约1 cm×1 cm×0.5 cm，形态不规则，一端光滑，一端粗糙，大体呈黄黑色，质地坚硬，后经仔细辨认为脱落的牙齿。术后：右中间段支气管通畅（图19-5）。

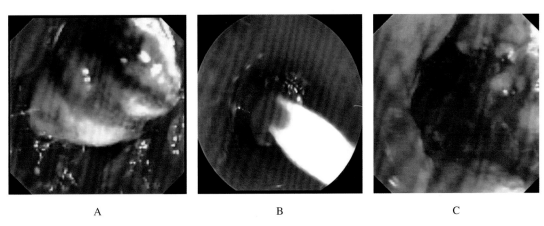

A　　　　　　　　　　B　　　　　　　　　　C

图19-5　经硬质支气管镜取右中间段支气管异物
A. 右中间段支气管异物（脱落牙齿）；B. 用硬质支气管镜光学钳取出异物；C. 取出后的右中间段支气管

【病例三】左下叶基底段（9段）支气管骨性异物伴肉芽组织增生

简要病史：患者，男性，57岁。术前一月余因食用羊蝎子，误将碎羊骨吸入气管，经多次清除，尚余一块羊骨卡在左下叶基底段（9段）支气管不能取出，并伴有肉芽组织增生，遂转来我院行硬质支气管镜手术。静脉全麻后，将硬质支气管镜插至左下叶开口处，接喷射通气。进异物钳至左下叶基底段（9段），经反复钳夹，取出不规则骨性异物一块，约1 cm×1 cm×0.5 cm，然后插入可弯曲支气管镜取出其余残留骨性异物五小块（图19-6）。

【病例四】断裂国产镍钛记忆合金支架的取出

简要病史：患者，男性，50岁。一年前在外院行支架置放术，于气管内放置一枚国产镍钛记忆合金支架，一个月后支架发生断裂，自此不断咳出断裂支架的金属丝，患者痛苦不堪。但因支架放置时间过长，部分支架已被黏膜覆盖，经治多家医院未能取出支架。遂转来我院经硬质支气管镜将断裂支架全部取出（图19-7）。

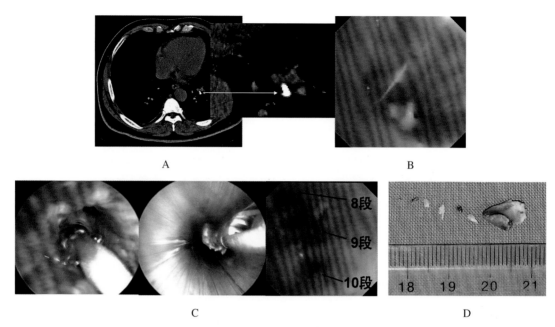

图19-6　硬质支气管镜取出左下叶基底段支气管骨性异物
A. CT示左下叶基底段（9段）支气管异物；B. 支气管镜下的异物形态；C. 硬质支气管镜取异物的过程及异物取出后的左下叶各段支气管；D. 取出的异物

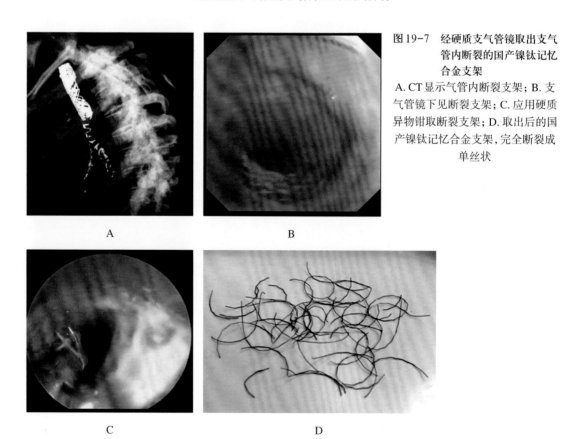

图19-7　经硬质支气管镜取出支气管内断裂的国产镍钛记忆合金支架
A. CT显示气管内断裂支架；B. 支气管镜下见断裂支架；C. 应用硬质异物钳取断裂支架；D. 取出后的国产镍钛记忆合金支架，完全断裂成单丝状

【病例五】断裂Ultraflex支架的取出

简要病史：患者，男性，57岁，美籍华人，患有原发性肝癌。一年半前出现呼吸困难，行支气管镜检查示气管、左主支气管狭窄，诊断为肝癌肺转移。在美国放置Ultraflex金属覆膜支架，术后呼吸困难缓解。半年前发现肝癌肝移植后右肺转移灶增大，2个月前来国内行胸腔镜下转移灶切除术，术后患者仍间断咳嗽，3周前出现痰中带血，复查支气管镜，发现气管支架断裂，为取出断裂支架转入我院。全麻后插入硬质支气管镜，于气管下段见断裂金属支架，可见断裂金属丝突向腔内，导致管腔狭窄。应用硬质异物钳反复钳夹断裂支架，最终逐渐将断裂的Ultraflex支架全部取出。取出后即刻在气管下段放置16 mm×60 mm国产镍钛记忆合金覆膜支架一枚，新支架扩张良好（图19-8）。

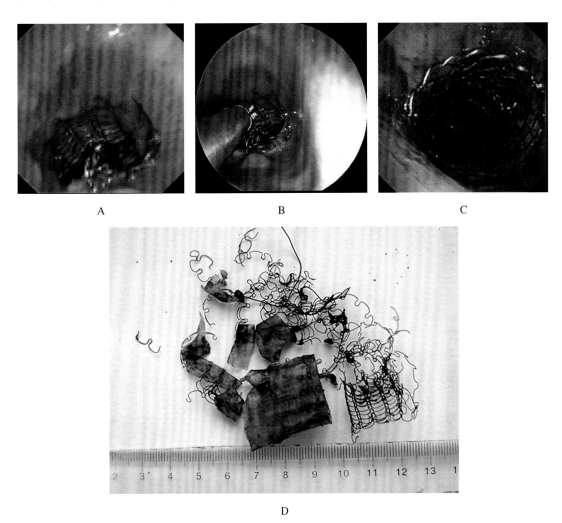

图19-8　断裂Ultraflex支架的取出

A. 气管内断裂的支架；B. 应用硬质异物钳钳夹断裂支架；C. 新放置的国产镍钛记忆合金覆膜支架；D. 取出的断裂Ultraflex覆膜支架

◇ 参 ◇ 考 ◇ 文 ◇ 献 ◇

[1] Beamis JF, Mathur PN, Mehta AC. Interventional Pulmonary Medicine[M]. USA: Marcel Dekker, 2004.

[2] Bolliger CT, Mathur PN. Interventional Bronchoscopy[M]. Switzerland: S. Karger, 1999.

[3] Ernst A, Silvestri GA, Johnstone D, et al. Interventional pulmonary procedures: Guidelines from the American College of Chest Physicians[J]. Chest, 2003, 123: 1693−1717.

[4] Bolliger CT, Mathur PN, Beamis JF, et al. ERS/ATS statement on interventional pulmonology[J]. Eur Respir J, 2002, 19（2）: 356−373.

第二十章
呼吸内镜中心布局和配置

王琴　徐蕾

近十年来，呼吸内镜在临床上的应用不断普及，其相关技术也迅猛发展，已经成为呼吸系统疾病重要的诊疗手段。因此，一个设计现代化、结构布局合理的内镜室对保证内镜工作顺利开展具有十分重要的意义。

一、呼吸内镜中心设计原则

（1）功能区域要齐全：内镜中心应包括预约台、候诊区、检查区、复苏区、内镜消毒区、医护办公区、内镜及附件储藏室、污物间、洗手间等；清洗消毒间应该离各个检查室较近；工作人员和患者洗手间要分开。

（2）人员和物流要合理：内镜中心的通道分为三个通道，工作人员通道和患者通道尽可能分开，物流通道尽可能避免与患者通道重叠。

（3）各个区域要尽量通风、透光，所用材料便于清洗消毒。

（4）各功能间要充分考虑到照明、空调、视频传输、负压吸引、供氧、供水、下水道、检查床、电话、呼叫等。

二、呼吸内镜中心总体布局

内镜室的总体布局主要根据医院的规模、年检查例数、开展的项目和现有的房间结构而定。

理想的内镜室应具备以下条件：① 房间布局便于工作，便于患者就诊；② 诊疗环境安静整洁、宽敞舒适；③ 各种设备齐全，安置适当；④ 设备系统安全可靠，利于维修和保管；⑤ 各种资料管理得当，便于查阅及总结；⑥ 教学医院和有培训任务的医院应具备教学条件。

内镜室各室布局合理，清洁区、污染区应区分明显，图示标志清楚。一个具有规模并规范的呼吸内镜中心应具备：接诊预约室、候诊室、操作室（若干间）、术后复苏观察室、清洁消毒室、内镜储藏室、内镜资料室、医生办公室、护技办公室、多媒体示教室、储物间、更衣室、患者及工作人员分开的卫生间等。

三、呼吸内镜中心设备系统的配置

为保证内镜诊疗工作的顺利开展，内镜中心的各种设备应完整齐全，安置应方便安全，并定时检测,保证性能良好,同时也要充分考虑到房间布局的美观以及本单位的具体情况,不能片面化设计,也不能为求面面俱到而使内镜中心如储藏室。

1）供电系统:最好采用大环境的稳压电源,保证内镜中心用电全部为稳电压。照明电与仪器设备用电分别布线,以免互相干扰。

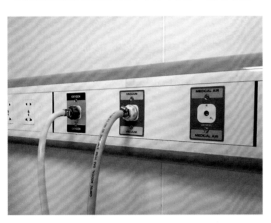

图20-1　供氧系统

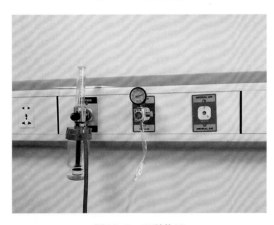

图20-2　吸引装置

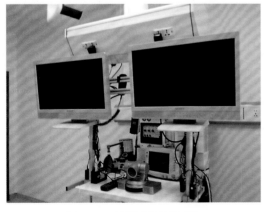

图20-3　视频图像处理系统

2）供水和排水系统:内镜中心的用水量较大,一定要安装良好的供水和排水系统,每个操作间、工作室和办公室都应安装供水和排水设备,入水要充足(直径约为6.4 mm),出水管口径大(直径为25.4 mm)。另外,城市自来水的水质往往难以满足内镜清洗消毒的要求,因而应安装自来水过滤装置,以软性水来满足内镜的清洗消毒用水需求。

3）供氧系统:内镜检查和治疗都有一定的风险,如遇重症患者检查过程中出现异常,应进行现场抢救,故每个内镜中心都应配备供氧设备,最好采用中心供氧,方便及时,并应注意定期维护(图20-1)。

4）吸引系统:内镜检查离不开吸引装置,中心吸引装置方便、可靠、简单,且噪声低,最大的优点是不对设备电源产生干扰,因此,各操作间均应安装中心吸引系统,最好是双吸引装置(图20-2)。根据医院情况,无中心吸引时亦可采用电动吸引器。

5）视频图像处理系统:主要是将内镜图像在显示屏上清晰地显示出来,同时将内镜图像及操作过程图像远程传输到控制中心,采用大型屏幕显示及记录下来,用于专家会诊、指导及学员观摩(图20-3)。

6）内镜诊疗排队系统:用于预检时分诊排队,能有效地改善中心服务环境,提高工作效率。

7）背景音乐系统:尽管内镜检查逐渐为患者接受,但患者仍然可能会紧张、焦虑。中心各操作间均可设置微型音响设备,可用于播放治疗性的轻音乐,以缓解患者紧张的情绪,体现人文关怀。

8)示教、会议室:较大型的医院会有教学任务,为加强教学,便于学术交流,提高管理水平,内镜中心应设置示教室、会议室。示教室内配备录像、投影、幻灯、多媒体影视设备、图像显示器等。图像显示器可以同步显示内镜专家的操作外景实况、内镜图像与X线等。

9)影像图文处理系统:内镜中心应具备一套功能强大的图文处理软件,用于进行内镜图像照片的处理及图文报告撰写打印,以便于资料的管理。

四、操作间的布局和物品配置

1.操作间外围布局和配置

1)接诊预约室:为了做到检查有计划、患者待诊有秩序和便于资料管理,设立预约登记制度是保障内镜检查工作顺利开展的首要条件。接诊预约室要有足够的空间,保证室内灯光明亮,宽敞舒适,空气流通,环境整洁,配有冷暖空调,并注意人文关怀,工作井然有序,减少喧哗。预约室大厅应提供候诊患者及家属休息的座位,预约台配备资料架、电脑、打印机等设备。电脑系统用于登记患者的信息,方便保存患者的资料。做好预约登记不仅能使内镜的检查工作有条不紊地进行,而且是以后查找资料以及进行资料统计处理的必要保证。资料架用于存放内镜预约单、预约登记本、内镜检查申请单、检查知情同意书、治疗知情同意书、门诊患者报告单等(图20-4)。

2)候诊区:为候诊患者提供一个宽敞明亮的候诊室,有利于患者休息和松弛紧张情绪。候诊间除配备候诊椅,墙上应贴有相关的医疗卫生宣传材料,使受检者了解内镜检查的意义和注意事项。呼吸内镜检查前患者需进行雾化吸入麻醉,候诊间需配备雾化吸入、中心供氧及吸引装置,以备重症患者及出现突发情况时急用。室内应注意通风和采光,冬天注意保暖。

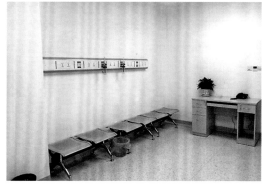

图20-4 接诊预约室

3)术后复苏观察室:现代内镜治疗项目开展越来越多,有些需要在深度麻醉状态下进行,因此术后对病情的观察就显得极为重要。复苏观察室主要用于患者术后短时的休息、观察、复苏和抢救,除了设置一定数量的观察床外,还应配备急救治疗车、监护仪、供氧和吸引装置。进行房间设计时应考虑到患者观察的连续性,尽量将观察室安排靠近操作间,以便护士观察(图20-5)。

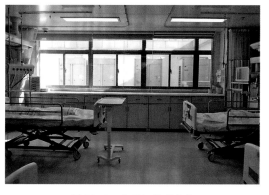

图20-5 术后复苏观察室

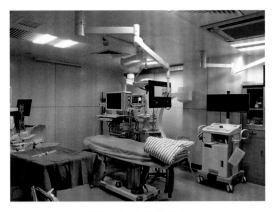

图20-6 内镜操作室

2. 操作间布局和配置 操作间是整个内镜室的核心部分,内镜室的主要设备均摆设在内。操作间常因为设备物品繁多、凌乱而显得拥挤,不利于医生和内镜护士诊疗工作。因此,设计时应尽量从整洁、舒适和便于工作来考虑,布局应更具科学性和实用性(图20-6)。

(1)操作间首先要求有足够的空间,连检查床在内面积应≥20 m²。室内光线明暗适中,安装可调节的灯光,采光过强,可在窗户上挂上窗帘,也可用百叶窗帘,目的是保持室内内镜图像或电视图像清晰。

(2)室内要有供水系统和排水系统。每个操作间都应在检查台附近设有洗手槽,以便工作人员洗手用。

(3)电源安装应将照明电和动力电分开布线,照明电供室内照明用,动力电供内镜及各种辅助设备用电。室内应多置动力线插座,便于各种辅助设备用电,注意绝对不能将内镜主机与其他设备同插一个插座上,避免其他设备发生短路时影响主机工作。

(4)检查床的位置视检查室的空间而定,检查床两边应留有足够的空间,方便医护人员进行各种操作。急症患者可将平车推入检查室在平车上直接进行检查,避免搬动延误时间。如房间不够大,检查床也可靠墙横置,以增加医护操作空间。建议最好配置可以调节高低和床头可抬高的检查床。

(5)内镜主机台车或吊臂应置于检查床的头侧,监视器最好放在检查床的另一侧正对操作者,有条件可根据不同视角配备多个监视器,方便医生观看内镜图像。根据医院的具体情况,可选择便于推动的台车,也可选用吊臂,放置主机和内镜(图20-7)。

(6)检查室的另一侧应置有器械柜,存放常用的内镜附件、物品和急救药品。内镜附件包括:一次性活检钳、细胞刷、穿刺针等;常用物品包括:各种注射器、供氧管、吸引管、吸痰管、一次性床单、口罩、帽子等;常用药品为生理盐水、利多卡因、止血用的肾上腺素等,急救药品为注射用血凝酶、凝血酶粉、垂体后叶素、冰水(如条件允许每个操作间备一台小冰箱,该类药品放置在冰箱内)、解痉剂、抢救用药等。

(7)靠近检查床的附近放置一辆治疗台,治疗台可分为多层。上层先铺无菌治疗巾,放置治疗盘、弯盘、牙垫、载玻片、固定病理标本的小瓶、液基细胞瓶、纱布、滤纸等。

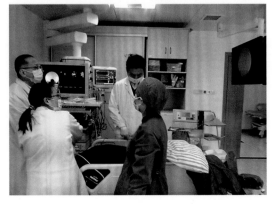

图20-7 监视器放在检查床的另一侧

下层可放各种内镜检查和治疗附件：活检钳、细胞刷、穿刺针、圈套器、电凝探头、电刀、球囊扩张导管、各种型号的异物钳等，各种附件分开放置，并标有明显标识。

（8）一辆小型治疗车，治疗车里放置消毒液、棉签、砂轮、注射器、输液器、头皮针、输液贴及套管针等。

（9）内镜中心应配备一辆急救车，车内备齐各种常用急救药品和器材，一旦需要，应随手拿到，并立即展开急救。

（10）操作室内应配备中心供氧和吸引装置，最好是双吸引装置。

（11）每个操作间都应配备生命监护仪，检查中常规进行生命体征监测，一旦出现病情变化，应及时处理。

（12）对于开展无痛和全麻内镜检查的操作间，应配备麻醉机和麻醉车。

（13）根据医院具体条件而定，有条件者应配备高压球囊枪泵、APC工作站、高频电发射器、冷冻治疗机、激光治疗机等。

（14）开展X线监视下进行的操作，需配备C形臂X线机，操作间应严格按照防辐射设计，房间四边围墙及屋顶、地面应加厚至30 cm以上并在墙壁内铺设铅板，以防止放射线辐射污染。并配备足够的铅衣、铅帽、铅围脖、铅眼镜、铅手套，做好人员的保护和隔离。

（15）检查室内中央顶部安装明亮的日光灯，四个角顶部最好安装可调节光线的卤素灯。操作室内还需安装紫外线灯管，其高度、距离应在规定范围内，有条件也可安装层流设备消毒。

（16）内镜外套管是由聚氨酯类塑料制作的，需在一定的温度条件下才能保持其柔软性，过热或过冷皆对内镜使用寿命有影响，故检查室须配备空调设备。室内温度一般为20~25℃。为保护内镜，检查室内应空气清新，内镜中心应安装一个大功率的排风系统，每个检查室内都有调节开关，加强空气流通，排除异味。如条件允许，还可安装净化系统。

（17）每间操作室需配备办公桌、椅和电脑台，用于书写、输入和打印内镜报告和其他记录。

五、其他区域的配置

1. 内镜储藏室　内镜消毒完毕后的存放关系到内镜下次使用的卫生和其工作寿命。内镜储藏室应配备多个密封效果较好的器械橱柜，挂镜橱配有多层挂架，带有干燥、排气、紫外线消毒功能。挂镜橱既能使内镜使用寿命延长，又能起到卫生防护作用。由于内镜储藏室储藏了多条价格昂贵的内镜，因此，应专人保管好钥匙，每日清点内镜总数。室内应配置紫外线灯管、通风设备、除湿设备（图20-8）。

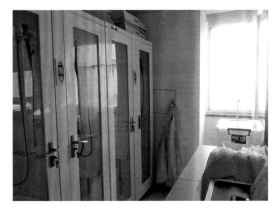

图20-8　内镜储藏室

根据国家卫计委规范的要求,内镜存放须干燥、无菌,因此,存放内镜时应考虑以下几个方面:内镜存放必须是悬吊式,这有利于内镜管腔的干燥,操作部与连接部的镜身必须自然弯曲,否则影响内镜的使用寿命;柜子高度大于镜身,底部镶嵌具有缓冲作用的材料;柜子本身必须清洁,最好是不锈钢做成以便每周进行清洁消毒;柜子必须密封,防止潮气和灰尘进入;带有干燥、排气、紫外线消毒功能,为避免内镜受紫外线照射而老化,可在储柜空置时开启紫外线照射功能清毒;柜子的设计应既方便存放,又尽可能多放内镜,且不损伤内镜。

2. 多媒体示教室　较大的医院常有教学任务,最好设立示教室,除了学员的桌椅外,应备电教系统,如电脑、录像、投影、幻灯等,有条件的单位最好建立多媒体影视示教室进行内镜图像及操作实况的实时转播。该室主要是作为内镜技术交流及各种内镜新技术学习班的观摩场所。在多媒体影视示教室内观看内镜专家的操作演示,如临现场,对提高内镜医生的水平、推广内镜新技术有重要作用。

3. 资料储存室　规模较大的内镜中心都应配置一间内镜资料储存室,方便储存患者的资料,也为以后的教学、科研提供资料。具体要求为房间空气流通,并且要防潮,专人加锁管理。资料柜可用层叠形式的铁柜,按照检查年份或患者检查号的顺序排放资料,若条件许可,可采用数码方式保存数据,以便查询。

4. 贵宾休息室　贵宾休息室主要用于接待特殊患者,应做到室内环境优雅、舒适、独立。室内配置有电视机、报纸杂志、饮水机、独立的洗手间等。

5. 仓库　内镜中心还需配备一个仓库,用于存放内镜消毒使用的消毒剂以及存放各种杂物盒备用物品,如清洁剂、各种附件及器械等。

6. 消毒间的布局和配置　随着内镜检查的推广,经内镜传播疾病的事件也时有发生。内镜是一种重复性使用的精密检查器械,而近年来医院感染的病原体也在不断改变着,细菌耐药株增多,菌种变异,使内镜的消毒灭菌难度增加。因此,内镜的清洁消毒问题已经越来越受到医学界和患者的关注。一个规范的消毒间对保证有效地清洁、消毒内镜具有极其重要的作用(图20-9)。

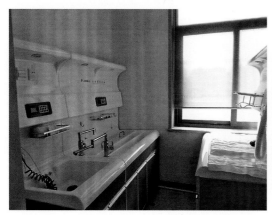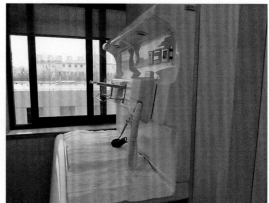

图20-9　消毒间的布局和配置

消毒间分清洁区和污染区,应充分利用空间,保持整洁,通风条件好,便于工作。

1)内镜清洗消毒数据管理系统:该系统根据《内镜清洗消毒技术操作规范(2004年版)》的标准设计,采用多槽分级、独立操作,整个过程实现流水化操作。该系统包含了全自动化控制五槽清洗池,测漏装置(在对内镜进行清洗消毒前应先进行漏水测试)、高压水喷射系统、高压气喷射系统、吸引器、自动灌流器、电子定时器、吹干机、多媒体操作指南,并附有无菌水过滤消毒系统。使用电子标签与内镜或操作员一一对应,无线射频识别清洗操作人员姓名及内镜的编号等信息,通过专用识别器记录和监控每条内镜、每个步骤所使用的时间,对不按操作流程的错误步骤提醒改进,并对整个过程进行存储、打印,亦可进行数据分类查找、统计分析,实现真正的清洗消毒可追溯。系统采用一体化微电脑智能化控制,主机、触摸显示屏、打印机集成为一体化,免除了电脑鼠标等其他操作附属设施。彩色液晶显示屏为10英寸,具备手写笔或触摸操作功能,可显示多达20条实时清洗数据,可记录包括初洗、酶洗、水洗、消毒、末洗的各个步骤的使用时间及总用时。

该系统可同时连接、管理、记录内镜清洗中心及全自动清洗消毒机的清洗消毒情况,每位操作员每条内镜都配有专一的电子标签,有利于数据的详细保存;自带语音提示系统,并自带相关流程时间控制提醒、报警功能,如相关时间未达到预定时间或操作人员强行进行下一步骤时,系统将有语音提示并且不进行下一流程的记录;软件内含有系统设置、日常维护、数据管理、系统说明、洗消及音乐播放模块;可设置医院名称、系统连接设备、IP地址,消毒结束后可选择打印或保存,打印或保存内容包括操作人员名称、内镜编号以及各流程洗消时间、日期和时间;数据管理系统可连接图文工作站及院内网络。

2)全自动内镜清洗消毒机:根据条件配置多台全自动内镜清洗消毒机,并能与内镜清洗消毒数据管理系统连接,记录内镜清洗消毒情况。全自动内镜清洗消毒机取代目前的医务人员手工清洗浸泡消毒的落后方式,其洗消效果好,速度快,并可有效防止洗消过程中引起的交叉感染和接触感染,是目前先进的、深受医务人员欢迎的设备。

3)超声波振荡器:反复使用的活检钳瓣、附件插入部螺纹管、各种接头部用手工清洗很难洗干净,应用超声波振荡器可将藏于这些地方的污垢清洗干净。

4)干燥台:内镜清洗消毒完毕后,应待其干燥后再放入挂镜橱,干燥台可用于放置消毒后的内镜。

5)转运车:清洗消毒好的内镜放在转运车上,然后再送至检查间。再用另一辆转运车将污染的内镜运回消毒间。清洁和污染内镜的转运车应分开,并有明显的标识。

6)其他用物:各种防护用品。防护服:可为联体式或者分体式结构(图20-10),穿脱方便,结合部严密,袖

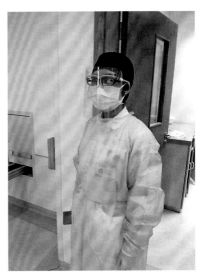

图20-10 防护服

口、脚踝口应当为弹性收口,具有良好的防水性、抗静电性、过滤效果和无皮肤刺激性。防护口罩:可分为长方形和密合型拱形,具有良好的表面抗湿性,对皮肤无刺激性。也可以选用符合N95或者FFP2标准的防护口罩。防护帽、防护眼罩或面罩:使用弹性佩戴法,视野宽阔,透亮度好,有较好的防溅性能。手套:为医用一次性乳胶手套。鞋套:为防水、防污染鞋套。清洗消毒剂:如多酶洗液、适用于内镜的消毒剂、75%乙醇溶液。还有软性清洁刷、注射器、纱布等。

六、呼吸内镜中心相关人员配置

1. 内镜专业医师　从事临床工作2年以上、经过内镜培训、考核合格并达到一定水平者,才能真正成为内镜专业医师。内镜室相对要有固定的医师,每位医师一般半个工作日可做10个左右内镜检查。

2. 内镜专业护士　内镜室的工作专业性强,需经过专业培训才可担当。内镜室的护士除需有熟练的护理操作技能外,还应掌握内镜及各种辅助设备的性能、使用方法及维护、保养知识,了解各种内镜检查的适应证、禁忌证以及并发症,熟悉各种内镜诊断、治疗操作程序及所使用的器械,只有如此才能在检查过程中密切配合医师完成检查任务;术后还要观察患者可能出现的并发症等。另外,资料的收集、整理、保管、查找,内镜护士也都需要熟悉。工作量大的内镜室,如工作量5 000例次/年以上的内镜中心,常规需配备专业护士4~6名,原则上是每个检查台需有一名专业护士配合,工作量少的内镜室也至少需要1~2名固定的专业护士。

3. 资料员　资料员的任务是对内镜各种资料包括各种卡片、记录、图像资料进行收集、整理、保存,并进行统计。资料员应掌握计算机使用技术,对内镜诊疗等需有一定知识。

4. 消毒员　内镜中心应配置1~2名消毒员,其主要职责是负责各种内镜清洁、消毒的工作以及内镜中心整体的消毒,定期领取消毒剂,制订消毒计划,做好消毒登记、管理和监督工作。消毒员必须由经过严格消毒培训的护士或技师担任。

5. 卫生员　卫生员主要负责内镜中心的卫生清理及各项杂务工作,如被服的清洗、放置及管理,医疗垃圾的处理、登记,废物的排放及处理等。

第二十一章
呼吸介入的病理学

易祥华　范德生　朱旭友　范莉超　韩　非

第一节　概　述

近年来,随着常规支气管镜下活检和刷检技术在临床上的广泛应用,很多传统方法难以诊断的呼吸系统疾病得以明确诊断,而一些新技术的发展和应用,更使得呼吸系统相关疾病病理诊断的准确性得到了进一步的提升。如经支气管针吸活检术(TBNA)的应用,使得快速微创获得结节病、纵隔淋巴结结核、纵隔脓肿及囊肿等少见疾病的病因诊断成为可能。利用支气管镜下超声(EBUS)技术不仅能够清楚显示气道内肿瘤的浸润深度和浸润范围,而且可以实时引导TBNA,极大地提高了TBNA诊断的敏感度和准确度。许多前瞻性研究显示,EBUS联合TBNA对于纵隔及肺门肿大淋巴结诊断的敏感度、特异度和准确率分别可高达85.0%~95.7%、100%和89%~97%。电磁导航系统的应用也极大地提高了经支气管镜进行肺外周结节活检的准确性和安全性。

然而,经上述技术获得的肺部活检标本体积小,所含组织量有限,加之肺癌组织异质性等问题,使得经支气管镜钳取活检或穿刺吸取活检的标本诊断、分类困难。同时由于大约70%的肺癌患者在做病理诊断时已属晚期或已发生转移,只能通过小活检和细胞学标本诊断,因此对病理学发展提出了新的挑战。病理医生为了满足临床诊断的需要,常常要借助免疫组化、特殊染色和分子病理学技术协助诊断。此外,临床肺癌的靶向治疗向病理学提出了更高的要求,病理医生不仅要为临床提供准确的诊断,还要提供必要的肿瘤靶向治疗的生物学信息,这些都促使了病理学的进一步发展。

一、肺腺癌国际多学科分类

近10年来,肺腺癌分子生物学和影像学等方面取得了明显的进步,新的诊断技术和治疗药物以及新的治疗模式不断产生,迫切需要一个肺癌的多学科分类以满足临床治疗和研究的需要。为此,国际肺癌研究学会(IASLC)、美国胸科学会(ATS)和欧洲呼吸学会(ERS)于2011年公布了肺腺癌的国际多学科分类(表21-1),首次提出了分别适用于手术切除标本、小活检及细胞学的分类方法。

表21-1　2011年IASLC/ATS/ERS肺腺癌国际多学科分类（手术标本）

浸润前病变
非典型腺瘤性增生
原位腺癌（原来≤3 cm的细支气管肺泡癌）
非黏液性
黏液性
黏液和非黏液混合型
微浸润性腺癌（≤3 cm，以伏壁样生长方式为主且浸润灶≤5 mm的小腺癌）
非黏液性
黏液性
黏液和非黏液混合型
浸润性腺癌
伏壁状为主（原来的非黏液性细支气管肺泡癌，浸润灶>5 mm）
腺泡状为主
乳头状为主
微乳头状为主
实性为主伴有黏液产物
浸润性腺癌的变异型
浸润性黏液腺癌（原来的黏液性细支气管肺泡癌）
胶样癌
胎儿型腺癌（低度恶性和高度恶性）
肠型腺癌

与2004年WHO肺癌的组织学分类相比（表21-2），肺腺癌新分类标准提供了较详细的针对小活检和细胞学标本的指导。

表21-2　2004年WHO肺腺癌组织学分类

腺癌　混合亚型8255*/3**
腺泡状腺癌8550/3
乳头状腺癌8260/3
细支气管肺泡癌8250/3
非黏液性（clara细胞，Ⅱ型肺泡细胞型）8252/3
黏液性（杯状细胞型）8253/3
黏液和非黏液混合型或不定型8254/3
伴有黏液的实性腺8230/3

（续表）

腺癌的变异型

　　胎儿性腺癌 8233/3

　　黏液（胶样）癌 8480/3

　　黏液性囊腺癌 8470/3

　　印戒细胞腺癌 8490/3

　　透明细胞腺癌 8410/3

注：＊为国际肿瘤性疾病分类形态学编码（ICD-O）和医学系统化命名；＊＊为生物学行为编码：/0是良性肿瘤，/3是恶性肿瘤，/1
　　是交界性肿瘤或性质不肯定

　　（1）肺癌组织学具有明显的异质性，小活检和细胞学标本不可能反映整个肿瘤的组织
学结构（亚型），是否存在浸润也难以判断，因此小活检和细胞学标本不能诊断"AIS"和
"MIA"（微浸润性腺癌）。同理，大细胞癌也无法依据小活检或细胞学做出诊断，此类诊断
须建立在对肿瘤进行全面取材的基础上。

　　（2）如果病理科医生不能在光镜的基础上对肿瘤进行明确分类，则应该借助免疫组织
化学和（或）组织化学染色等来进一步分类，同时在病理报告中要注明分类是在进行免疫组
织化学或组织化学染色的基础上得出的诊断，应该尽可能地少用组织学类型不明确的非特
指性NSCLC（NSCLC-NOS）这一术语。

　　（3）大多数NSCLC单独依据形态学可做出腺癌（图21-1）或鳞状细胞癌（图21-2）的
诊断，对于小活检标本是一个分化差的NSCLC，可依据纯形态学提示临床倾向腺癌或鳞状
细胞癌，需注明没有做特殊染色或免疫组织化学染色；10%~30%的NSCLC分化差，小活检和
（或）细胞学标本难以进一步分型，通常诊断为NSCLC-NOS，要借助免疫组织化学TTF-1
和p63等尽可能将NSCLC区分为倾向腺癌和倾向鳞状细胞癌，以便选择靶向药物治疗。

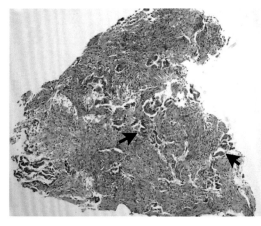
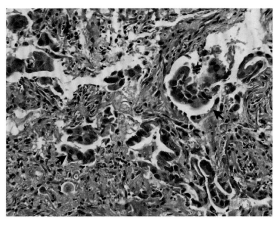

A　　　　　　　　　　　　　　　　　B

图21-1　肺浸润性腺癌

A. 经支气管镜活检，肿瘤细胞腺管状（箭头），形态不规则（HE染色，×40）；B. 为A图的放大（HE染色，×200）

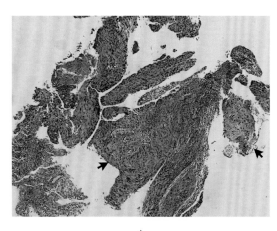
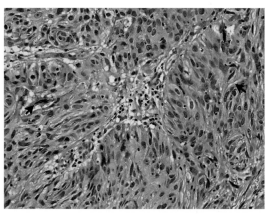

A　　　　　　　　　　　　　　　　　B

图21-2　肺　鳞　癌

A.经支气管镜活检,肿瘤细胞巢状排列(箭头)(HE染色,×40); B.经支气管镜活检,肿瘤细胞巢状排列,放大可见细胞间桥(箭头)(HE染色,×200)

（4）小活检和细胞学标本除用于病理学诊断外,还应适当留存一些标本做基因突变、扩增和染色体易位等分子检测,用于预测某些靶向药物治疗的疗效。

（5）新分类推荐细胞学检查最好与小活检组织学检测一起进行,以提高诊断的准确性。

二、分子病理学检查在临床的应用

近年来,随着分子生物学技术的发展和大量靶向治疗药物的临床应用,肺癌的治疗已经从"一刀切"的传统治疗模式转向以基因为导向的个体化治疗。目前单纯的肺癌组织学分型已不能满足个体化治疗的需要,肺癌的分子分型以及根据肺癌驱动基因突变谱指导分子靶点个体化治疗在指导临床治疗方案和药物选择上扮演着越来越重要的角色。因此,2011年发布的肺腺癌新分类对临床医生和病理医生均给出了一些建议:

（1）对晚期肺腺癌应进行表皮生长因子受体（*EGFR*）基因突变的检测,因为*EGFR*基因突变的晚期肺腺癌患者用酪氨酸激酶抑制剂（TKI）厄洛替尼或吉非替尼治疗均有显著疗效,无进展生存期比对照组明显延长。

（2）近年由于在肺癌化疗上的进展,应尽可能使用腺癌或鳞状细胞癌这样明确的诊断名称;不管是临床还是病理,都要尽可能少用NSCLC这个诊断术语。要借助于免疫组织化学和组织化学等技术尽可能将NSCLC区分为倾向腺癌或倾向鳞状细胞癌,以便选择靶向药物治疗。由于晚期肺腺癌对多靶点抗叶酸药物培美曲塞和抗血管内皮生长药物贝伐单抗治疗仍然有效,而鳞状细胞癌对培美曲塞治疗效果不如腺癌,用贝伐单抗治疗可引起鳞状细胞癌患者致命性的大出血。

（3）分子标志物的检测有利于肺腺癌的评估和治疗,这些标志物的检测除了*EGFR*基因突变外,还有*Kras*基因突变、*EGFR*基因扩增、*ROS1*基因重排和棘皮动物微管结合蛋白4-间变淋巴瘤激酶（*EML4-ALK*）基因融合的检测,对药物反应的预测有一定价值。最近有资料显示，印戒细胞数量＞10%的以实性为主腺癌患者中高达56%的肿瘤*EML4-ALK*基因阳性，有些易位的肿瘤与*EGFR*和*Kras*基因突变相互排斥，克唑替尼对出现*EML4-ALK*易位和*ROS1*基因重排的肺癌治疗有效。

（4）分子标志物的检测应该有计划性，要充分利用活检组织进行病理学诊断和分子分析，对活检组织病理标本要妥善处理和保存，尤其是对小活检和细胞学标本，应该提供尽可能多的、高质量的组织来进行分子研究。

第二节 呼吸介入病理学相关取材技术

病理学诊断是临床采取治疗的依据，有"金标准"之称，但是由于肺癌组织学具有明显的异质性，小活检和细胞学标本不可能反映整个肿瘤的组织学结构（亚型），是否存在浸润也难以判断，因此小活检和细胞学标本不能诊断"AIS"和"MIA"。同理，大细胞癌也无法依据小活检或细胞学做出诊断，此类诊断须建立在对肿瘤进行全面取材的基础上。鉴于上述因素，对于标本量过少、细胞形态不典型的病例，必要时需与临床商讨再次取材确诊。呼吸系统疾病的病理学诊断包括组织病理学诊断和细胞病理学诊断两个方面，下面介绍与病理学诊断有关的取材技术。

一、纤维支气管镜活检

自从1967年弹性纤维支气管镜应用于临床以来，经纤维支气管镜活检技术日益成为呼吸道疾病的主要诊断方法之一。纤维支气管镜可在直视下对支气管段或亚段气道病变进行小样本活检。近年出现的超细支气管镜，根据检查部位的不同，最深可插入第10级末梢支气管，可在CT或超声引导下对病灶部位直视活检，使得纤维支气管镜活检术更加安全，结果更加可靠，组织病理学诊断率可提高到72.7%。经支气管取样的诊断价值受到疾病情况和慢性炎症的影响，对恶性肿瘤的诊断准确率要比良性肿瘤高出约50%。诊断的成功率明显受到病变大小和取材数目的影响（图21-1、图21-2）。

间质性肺疾病（interstitial lung diseases，ILD），又称为弥漫性肺疾病，其病理学诊断有一定难度，尤其是特发性间质性肺炎（idiopathic interstitial pneumonia，IIP）。有时在支气管壁组织检查中并不能看到相应的病变，采样的成功率受限于不同的病变组织结构特点和相关的肺部反应（炎症和纤维化），但它仍然具有一定的诊断价值。除了一般炎症性疾病的诊断外，纤维支气管镜活检也有助于一些肉芽肿性疾病的诊断，主要是支气管内膜结核和真菌性感染。由于小的取材标本不能代表疾病复杂的病理进展过程，所以支气管活检术对于特发性间质性肺炎、淋巴组织增生病和肺尘埃沉着病的诊断具有一定局限性。

纤维支气管镜活检组织直径一般在0.1 cm以下，是所有内镜活检组织中体积最小的，因此提供的诊断信息非常有限。由于病理学诊断的准确性与纤维支气管镜活检组织的特殊性和肺癌异质性等因素密切相关，因此，建议临床医生取材时尽量准确足量钳取病变组织以提供充分准确的诊断信息。

活体组织一旦停止血液循环和物质代谢，就会因代谢障碍产生一系列的生物化学和组织化学的改变，因此为了保持离体组织细胞与体内的相似形态，必须及时固定，固定液的量一般应为组织的10倍以上。根据不同的制片目的需要不同的固定液，常规组织切片用10%福尔马林（4%甲醛溶液）固定，如需电镜观察则需用戊二醛固定，组织应在固定24 h内取材。

建议常规HE染色完成时同步做PAS染色。在特定的染色中，传统的抗酸杆菌染色用于检测分枝杆菌，革兰染色用于检测肺炎球菌，六胺银染色用于检测肺真菌及孢子菌（详见下述）。

二、纤维支气管镜刷检

纤维支气管镜刷检细胞学涂片因简便、快捷、经济而广泛用于肺部肿瘤的筛查。对于近端大气道内镜下可见的肿瘤，经支气管镜刷检的阳性率可达92%，据国外文献报道，总体而言刷检可使59%左右的肺癌得以明确诊断，支气管镜活检与支气管镜刷检相结合，在中央型肺癌的诊断中具有决定性作用。目前应用纤维支气管镜刷检技术只能对段及亚段以上支气管镜所见范围内的支气管黏膜取材，对于病变浸润管壁外及位于周围肺组织的病变（如周围型肺癌），由于支气管镜下仅能见管壁狭窄、局部支气管黏膜增厚、管壁局部外压性隆起等征象，因此诊断较为困难（图21-3~图21-8）。

可弯曲支气管镜刷检时只能刷取表浅的气道黏膜细胞，因此受取材部位、病变气道黏膜浸润程度、取材部位炎症及出血情况等因素影响，其阳性率在各报道中存在较大差异。例如刷检时如果气道黏膜表面存在较多黏液，黏液常常会将病变部位细胞和正常细胞堆积

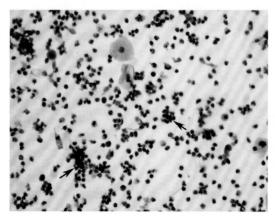

图21-3　支气管扩张合并急性炎症（HE染色，×200）
支气管刷检液基制片，可见大量中性粒细胞（核呈分叶状），少量巨噬细胞、淋巴细胞和呼吸上皮

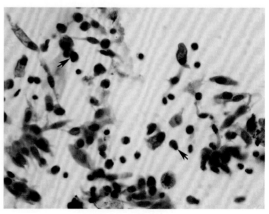

图21-4　嗜酸性粒细胞肺炎（HE染色，×400）
支气管刷检液基制片，可见较多的嗜酸性粒细胞（箭头），胞质内充满粗大、均匀的橘红色嗜酸性颗粒，折光性强

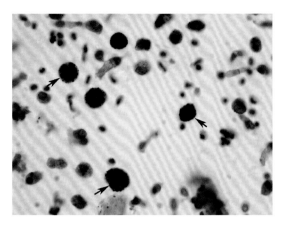

图21-5 肺巨噬细胞（HE染色，×400）
支气管刷检液基制片，细胞内可见黑色的碳沉积颗粒
（箭头）

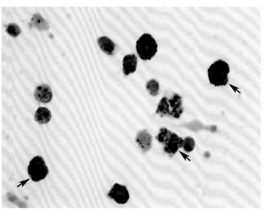

图21-6 肺含铁血黄素沉积症（HE染色，×400）
支气管刷检液基制片，可见较多的含铁血黄素细胞，细
胞内可见棕黄色至黄绿色颗粒，有折光性（箭头）

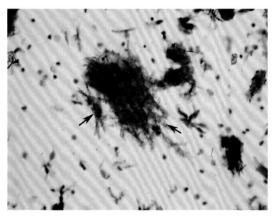

图21-7 曲菌（HE染色，×200）
支气管刷检液基制片，曲菌菌丝呈浅褐色，分枝呈45°
角是其特点

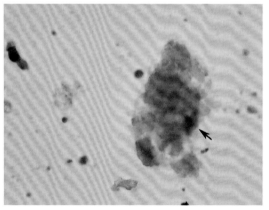

图21-8 淀粉样物（HE染色，×400）
支气管刷检液基制片，淀粉样物质为红染的颗粒状物
（箭头），邻近可见胞质红染的巨噬细胞，该例切片刚果
红染色阳性证实为淀粉样物质

混杂，导致涂片时无法在玻片上保留，造成病理细胞丢失；即使能在玻片上保留，也由于各
种细胞的堆积给病理学诊断增加困难。此外，如果刷检时病变部位出血较多，红细胞与病
理细胞混合，也会给诊断带来一定困难。

三、支气管肺泡灌洗液检查

支气管肺泡灌洗（bronchoalveolar lavage，BAL）又被称为液相活检，是一种经支气管镜
向局部支气管肺泡灌注生理盐水，随即抽吸获取回收液进行细胞学检查的方法，同时可进
行肿瘤标志物等检测，特别适合常规支气管镜未见异常的肺部病变的诊断。另外灌洗液对
超出支气管镜可视范围的周围型肺癌具有一定的诊断价值（图21-9）。

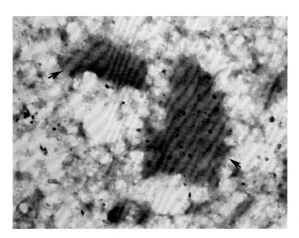

图21-9　肺泡蛋白沉积症（HE染色，×200）
支气管肺泡灌洗液液基制片，大片嗜伊红细颗粒状蛋白性物质，少量散在的巨噬细胞和退变的细胞

灌洗液的质和量均对病理学诊断有一定影响，合格的灌洗液应达到规定的回收量，不混有血液（红细胞数＜10%），不应混有多量上皮细胞（＜3%）。获得灌洗液后尽早送检。

四、经支气管针吸活检术

TBNA是一种通过穿刺针吸或切割以获取气管壁、肺实质以及气管、支气管相邻部位纵隔内病变的细胞学、组织学或微生物学标本的技术。这一技术的应用使得快速获得淋巴瘤、结节病、纵隔淋巴结结核、纵隔脓肿及囊肿等少见疾病的病因诊断成为可能。适用于：① 对纵隔和肺门淋巴结的取样，以明确诊断，同时对支气管源性肿瘤进行分期。② 对气管、支气管旁的肿块，黏膜下病变和肺外周结节进行取样。③ 支气管内坏死和出血性病灶的病理诊断。④ 预测气管、支气管源性肿瘤外科手术的切除范围。⑤ 纵隔囊肿和脓肿的病理诊断及引流。

受穿刺针本身和操作者技术水平等多方面的影响，TBNA各文献报告的阳性检出率存在较大差异。在诊断肺外周型结节方面，TBNA技术可比常规经支气管镜活检和刷检的检出率高20%~25%；应用TBNA对肺癌进行分期，其准确度为15%~83%，但其阳性预计值却高达90%~100%；此外，TBNA技术还可以显著提高黏膜下病变、结节病、结核及淋巴瘤等纵隔淋巴结增大的病因检出率。

五、经皮针吸和肺活检术

经皮针吸和肺活检术是一种经皮穿刺获取胸壁、肺实质和纵隔病变标本，从而进行细胞学、组织学及微生物学检查的技术，通常在CT引导下到达靶区获取组织样本，是肺部非血管介入技术的重要内容。经皮针吸和肺活检术对常规检查不能确诊的肺部占位性病变的诊断敏感性高，是肺部肿块诊断和鉴别诊断的重要手段之一。

经皮针吸和肺活检术适用于：① 痰细胞学检查阴性，纤维支气管镜未发现病变的肺周围型病灶。② 难以确诊的纵隔肿块或肺部病灶尤其是肺尖部病灶。

经皮针吸和肺活检术诊断的灵敏性和准确性与肺部病变的位置、大小、是否合并肺炎和肺不张、操作医师的临床经验和技术以及穿刺针的选择等诸多因素有关。从病理学诊断的角度，活检组织样本量越多越好，因此临床取样时应结合病变的位置、大小选择合适的穿刺针，适当增加穿刺次数，扇形多点取样，有多个病灶时还应分别取样，提高所取组织的代表性。穿刺针过细则组织标本过少，可影响病理学诊断。

有研究表明，经皮针吸和肺活检术的标本行细胞涂片对肺部疾病的定性诊断准确度为85.2%，活检组织切片的诊断准确度为86.2%，两者相结合可使诊断的准确度提高到91.4%。另外，穿刺活检组织切片对肺癌分型的诊断准确度为94.6%（图21-10）。

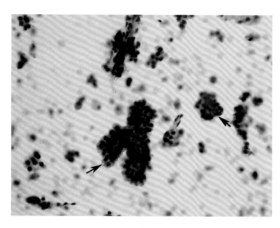
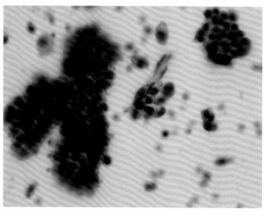

A   B

图21-10　肺硬化性血管瘤

A. 肺穿刺液基制片，肿瘤细胞呈立方形、乳头状增生（箭头），此外可见泡沫细胞（HE染色，×200）；

B. 为A图的放大（HE染色，×400）

六、支气管腔内超声技术

EBUS技术是通过一个具有放射状扫描功能的微型超声探头探测气管壁、管腔外邻近肺部组织和纵隔组织的结构，使气道壁的各层组织结构清晰显像，并且能够准确区分邻近的肿块、淋巴结和血管等结构。此外，EBUS还能够清楚地显示气道内肿瘤的浸润深度及黏膜下浸润的范围。EBUS的另一个重要用途就是实时引导TBNA，研究显示采用这一技术可极大地提高TBNA的诊断敏感度和准确度。

支气管腔内超声技术适用于：① 肺癌的诊断及TNM分期。② 气道一般病变和癌前病变的诊断。③ 判断肿瘤在气道壁及周围的浸润情况。④ 了解邻近的肺门和纵隔肿大淋巴结的性质。⑤ 对外周肺病变的诊断及引导穿刺。其总的诊断敏感度为68%~96%，其特异度可接近100%；对于所有大小的病灶来说，其诊断的准确度为74%~96%。通常病灶越小，诊断的准确度越低。

七、支气管镜导航技术

电磁导航支气管镜（ENB）可以引导内镜设备在肺组织外周区域进行支气管镜操作下的检查和取样。利用CT图像作为引导到达肺外周靶病灶，实现实时导航和操作。作为一种诊断手段，ENB技术提高了经气道诊断肺部病变的准确性，是对肺外周病灶诊断方法的重要补充。

第三节　呼吸系统疾病病理学检查的常用技术

一、组织块石蜡切片技术

组织制片是组织学、胚胎学、病理学等学科观察和研究组织、细胞正常形态和病理变化的常用方法，其基本原理是用固定剂固定组织、细胞以及各种亚细胞器，保持组织的细微结构，制成薄片，并用不同的染色方法增加各部分的色差，在显微镜下观察组织、细胞的形态结构。

石蜡切片是组织学常规制片技术中最为广泛应用的方法。病理组织经取材、固定、脱水处理，用石蜡包埋后制成蜡块，用切片机制作切片的过程称作为石蜡组织切片，是现代病理学诊断常用的切片方法。如需观察病变的发生、发展，需做连续切片。由于石蜡包埋的组织块便于长期保存，因此石蜡切片仍是当今各种切片制作中最常用、最普遍的一种方法。

石蜡切片后续可用于HE染色、免疫组织化学染色、荧光原位杂交等的检测。

二、肺细胞学检查的制片技术

（一）传统制片技术

1. 痰液　痰液的成分主要为黏液、呼吸道下段的上皮细胞及一些呼吸道分泌物。样本的合格性：应为含有一定数量的肺巨噬细胞（pulmonary macrophages）的深部痰液。

2. 样本的采集与保存　采集样本前应清洁口腔，指导患者深呼吸后用力咳痰，反复4~5次，将用力咳出的深部痰液放在干净的容器内，立即送往细胞室。如果标本不能及时送检，可加入50%~70%乙醇保存。痰检一般连续送检3日，以提高阳性率。

3. 痰液的种类及收集　认真观察标本性状，挑取有价值的成分制片。

1）黏液痰：多见于慢性支气管炎的缓解期、哮喘或肺癌患者。痰液无色、黏稠，可拉成很长的细丝。若其中有乳白色颗粒状物，则可能为癌细胞，必须选择这种成分制片。

2）黏液浓痰：痰液中既含脓液又含黏液，应挑取含黏液丝的成分做检查。可为炎症，但也有肿瘤可能。

3）脓液：黄色或黄绿色浓稠痰，因细菌种类不同，痰的黏稠度和颜色会有差异，镜下可见大量脓细胞和核碎片，常见于气管、支气管及肺组织化脓性感染，可建议抗感染治疗后复查。

4）泡沫痰：痰液呈泡沫状，这种类型的痰液应在去除泡沫后，采用其中的黏液丝制片检查。大量泡沫痰可见于晚期肺癌。急性心力衰竭咳粉红色泡沫痰或者白色泡沫痰，多因肺淤血、水肿使局部毛细血管通透性增加引起。

5）血丝痰：痰内含少量新鲜血液，这是支气管黏膜局部小血管破损出血或肺泡内出血所致。多见于肺癌或结核，也可见于支气管扩张症、支气管炎。应选择血丝处痰及附近部分痰制片检查。

6）铁锈色痰：因痰中含有变性的血红蛋白所致，可见于大叶性肺炎、肺梗死等疾病。

7）棕褐色痰：常见于阿米巴肺脓疡、慢性充血性心脏病肺淤血。

8）灰黑色痰：大量吸入煤炭粉尘或长期吸烟者较为常见，涂片时应避开色素颗粒。

4. 痰液细胞学检查的优缺点　优点：患者无痛苦，样本采集方便，且不容易变性（痰中所含黏液成分可防止细胞变性）。缺点：样本细胞成分较为杂乱，造成读片困难，有时取不到深部痰液，阳性率低。目前多采用诱导痰方法采集肺泡部痰液，常规涂片后，剩余痰液经消化液去除黏液后离心沉淀可用于做细胞组织块切片和电镜检查，诊断价值明显提高，对诊断肺泡蛋白沉积症等较特异（图21-11）。

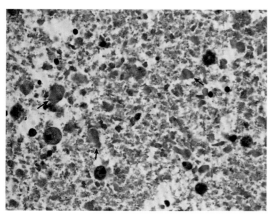

A

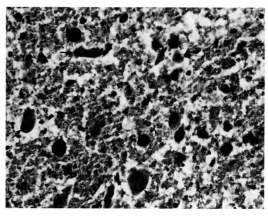

B

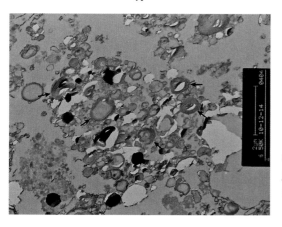

C

图21-11　肺泡蛋白沉积症
A. 诱导痰离心沉淀物石蜡包埋细胞块切片，散在片状嗜伊红颗粒状物质，周围散在的巨噬细胞和退变的细胞（HE染色，×200）；B. 片状嗜伊红颗粒状物质阳性染色（箭头）（PAS染色，×400）；C. 诱导痰透射电镜检查，可见很多具有诊断意义的环层小体（箭头）

5. 样本的制片

（1）核对姓名并标记玻片，用竹签挑取痰液的有效部分均匀地涂抹在玻璃片上，也可以采用两张玻片对压、左右对拉的方法，制成标本后立即置于95%乙醇固定。痰液涂片尽量薄而均匀，一般制片2~4张，有疑问的病例可多做涂片，进行组织化学染色，以提高检出率（图21-12）。

（2）挑取有诊断价值的痰液，加入30%乙醇15 ml，振荡混合，充分打碎黏液，以2 000 r/min离心5 min，去除上清液。若黏液较多，则重复上述步骤；若有组织微粒应剔除（可制作组织蜡块），重复上述步骤。最后，取1~2滴沉淀物直接涂片；也可移入液基固定瓶中保存待机器制片。

注意事项：涂片要均匀，固定要及时，姓名、编号要核对准确。

（二）离心涂片技术

将针吸材料用离心制片机制片，常规HE染色，也可以采用免疫组织化学染色和巴氏染色等进行细胞病理学诊断（图21-13）。

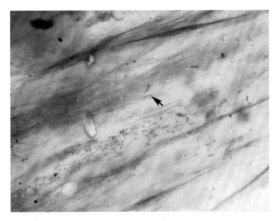
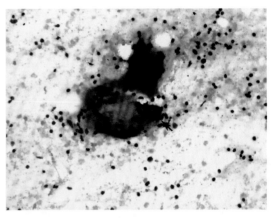

图21-12　抗酸杆菌（抗酸染色，×1 000）　　　　图21-13　肺结核性肉芽肿（HE染色，×400）
痰涂片抗酸染色，可见抗酸杆菌呈紫红色（箭头），有　　肺穿刺涂片可见一多核巨细胞（箭头），背景中为红染
分枝　　　　　　　　　　　　　　　　　　　　　　无结构的凝固性坏死物

（三）细胞团块技术

细胞团块技术是细胞学标本制备技术的又一个选择。细胞块制备是将穿刺液、体液中的细胞通过离心成团状，固定、脱水、石蜡包埋，常规切片。细胞块切片背景较为清晰，细胞很集中，便于观察，从而使细胞学诊断的阳性率大为提高。细胞块不仅可采用HE染色，还可以采用免疫组织化学染色、荧光原位杂交等技术检测（图21-11A）。

（四）液基细胞学（liquid-based cytology，LBC）技术

液基细胞学制片技术分为膜式液基薄层细胞制片技术（TCT）和离心沉淀式液基薄层细胞学技术（AutoCyte Prep）两种。TCT是通过采集穿刺液、痰液或支气管镜刷液，获得脱落细胞后浸入液基细胞处理试剂中进行处理，试剂中的裂解成分能对红细胞进行裂解，去除红细胞对检验结果造成的干扰；同时试剂中的固定成分能保存固定白细胞、脱落上皮细胞等有价值的细胞；并使包裹在黏液中的有效细胞充分分离出来，防止有价值细胞的丢失。将有效细胞制备成细胞悬液，最后通过过滤离心方法清除黏液对制片的干扰，制成脱落细胞薄片。可采用HE染色、巴氏染色或其他免疫组织化学染色等方法使细胞着色。其主要技术特点是：制片质量好，细胞采集量多，背景干净，清晰透明，厚薄均匀，染色效果好，易于显微镜观察。AutoCyte Prep是采取离心沉淀方法制片，与TCT制片方法和效果类似。目前，在我国LBC已经基本上取代了传统的直接涂片和直接离心涂片细胞制片技术，特别是在子宫颈细胞学检查和痰液样本的细胞学检查方面，LBC有明显的优势，可以大大提高阳性细胞的检出率（图21-3~图21-10）。

三、苏木精-伊红染色技术

任何组织的切片，如果不进行染色，就看不到组织的细微结构，看不到细胞核，更无法分辨出肿瘤的良、恶性，所以染色在病理组织形态学的诊断中具有重要意义。

苏木精-伊红染色，简称HE染色，是组织学技术的常规染色方法。苏木精经过氧化变成酸性染料苏木红，苏木红与二价或三价的金属盐或氢氧化物结合形成带正电荷的蓝色色精，与细胞中带负电荷的脱氧核糖核酸结合，细胞核、染色体、着丝粒、中心体、线粒体、髓鞘等可被染成蓝色甚至黑色。

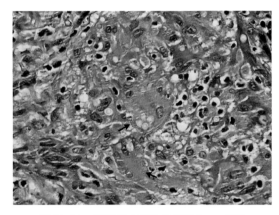

图21-14　隐球菌肉芽肿（HE染色，×400）
多核巨细胞内见大量大小不等圆形空泡（箭头）

伊红为酸性染料，在水中分解成带负电荷的阴离子，可与蛋白质的氨基正电荷结合而使细胞质、红细胞、肌肉组织、嗜伊红颗粒、结缔组织等被染成红色或粉红色，与蓝色细胞核形成鲜明对比。恒定优质HE切片应该是红蓝相映，层次浓淡均匀分明（图21-14）。

四、免疫组织化学技术

免疫组织化学是一种应用免疫学基本原理——抗原与抗体特异性结合，通过化学反应使标记抗体的显色剂（荧光素、酶、金属离子、同位素）显色来确定组织细胞内抗原（多肽和蛋白质），对其进行定位、定性及定量研究的技术。免疫组织化学技术按照标记物的种类可分为免疫荧光法、免疫酶法、免疫铁蛋白法、免疫金法及放射免疫自显影法等。

实验所用主要为组织标本和细胞标本两大类，前者包括石蜡切片（病理切片和组织芯片）和冰冻切片，称为免疫组织化学技术（immunohistochemistry）；后者包括细胞爬片和细胞涂片，称为免疫细胞化学技术（immunocytochemistry）。

免疫组织化学技术有如下优点：① 利用抗原抗体反应，使组织及细胞中很少量的特异成分也能被查出,所以其特异性和敏感性均较高。② 所得结果与传统的组织学形态密切相关,因此对光镜难以确诊的肿瘤具有非常重要的辅助诊断价值。③ 大多数情况下,石蜡切片可以使用,虽然石蜡切片制作过程对组织内抗原暴露有一定的影响,但可进行抗原修复,是免疫组化中首选的组织标本制作方法。由于不受检材的新旧限制,故免疫组化除在常规病理学诊断方面得到广泛的应用之外,还可应用于回顾性研究。

五、组织化学染色

组织化学染色(histochemical stain)即特殊染色,与肺部疾病诊断相关的特殊染色方法主要有下面几种。

(一)抗酸染色

抗酸染色是针对抗酸杆菌而言。抗酸杆菌属分枝杆菌,其细胞壁内含有大量的脂质,包围在肽聚糖的外面,所以分枝杆菌一般不易着色,要经过加热和延长染色时间来促使其着色。但分枝杆菌中的分枝菌酸与染料结合后,就很难被酸性脱色剂脱色,故名抗酸染色。抗酸染色法是在加热条件下使分枝菌酸与石炭酸复红牢固结合成复合物,用盐酸乙醇处理也不脱色。当再加碱性亚甲蓝复染后,分枝杆菌仍然为红色,而其他细菌及背景中的物质为蓝色。该法主要应用于结核病与类结核病及麻风病的诊断和鉴别诊断(图21-12)。

(二)高碘酸希夫染色(periodic acid-Schiff,PAS染色)

高碘酸是一种氧化剂,能够破坏多糖类结构的碳键,使存在于组织内多糖分子的乙二醇基或氨羟基的碳键打开生成醛类化合物。其后,暴露出来的游离醛基与无色品红作用,生成新的红至紫红色复合物而得到定位。因此PAS染色法在组织学上,主要用来检测组织中的糖类、中性黏液物质、某些酸性黏液物质,还可显示软骨、垂体、真菌、基底膜等物质,故PAS染色在病理学上可用于研究多种疾病。

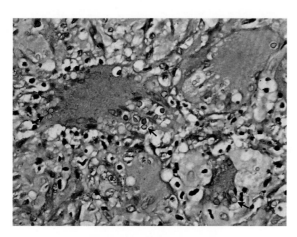

图21-15　PAS染色(×400)

肉芽肿病灶见大量红染的孢子(箭头)

在肺部疾病中主要用于真菌感染的检测(图21-11B、图21-15)。

(三)六胺银染色

真菌的细胞壁富含多糖,经过碘酸氧化后释放出醛基,将硝酸银还原成金属银,使真菌或肺孢子菌细胞染成棕黑色,用于真菌感染的检测(图21-16)。该法使网状纤维和纤维素也被着色,但比真菌更细,临床诊断中勿与真菌混淆。

(四)网状纤维染色(reticulin stain)

网状纤维染色显示"网状纤维"和基底膜物质。网状纤维主要由纤细的Ⅲ型胶原纤维

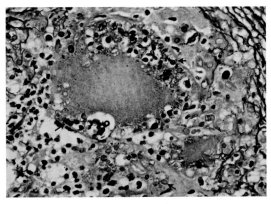
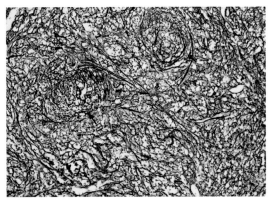

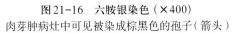

图21-16　六胺银染色（×400）
肉芽肿病灶中可见被染成棕黑色的孢子（箭头）

图21-17　网状纤维染色（×100）
肉芽肿结节内见网状纤维

组成,基底膜主要由Ⅳ型胶原和层粘连蛋白构成,对诊断肉芽肿结节具有十分重要的意义,通过观察结节内及结节周围的网状纤维对疾病进行鉴别（图21-17）。

（五）刚果红染色

刚果红能把纤维素染成红色复合物,其染色样本在标准光和偏振光显微镜下检查（呈现显著的苹果绿色双折光）被认为是检测淀粉样物最可靠和最实用的技术（图21-8）。

（六）弹力纤维染色

弹力纤维由弹力蛋白构成,新鲜时呈黄色又称黄纤维。量较多时HE染色上呈折光强的粉红色,与胶原纤维不易区别,量少不显色。弹力纤维染色主要用于观察弹力纤维有无增生、肿胀、断裂、破碎及萎缩或缺乏等病变。

（七）革兰染色

革兰染色是细菌学中广泛使用的一种鉴别染色法,革兰阳性菌呈紫色,革兰阴性菌呈红色。

（八）巴氏染色

巴氏染色法能够清晰地显示细胞结构,特别是核染色质的着色更为清楚,可以反映出细胞在炎症刺激下和癌变后的形态学变化。主要用于临床脱落细胞学检查,如呼吸道和胸腔积液等部位的细胞涂片的病理学诊断。

六、分子病理学技术

（一）荧光原位杂交技术

荧光原位杂交技术（fluorescence in situ hybridization, FISH）是近年来较为常用的分子细胞遗传学技术,其原理是根据已知微生物不同分类级别上种群特异的DNA序列,基于碱基互补配对的原理,利用荧光标记的特异寡聚核苷酸片段作为探针,与染色体上相应的特定核酸序列特异性结合,通过荧光显微镜观察荧光杂交信号,确定中期或间期细胞是否有已知的染色体或基因数目和结构异常,前者包括染色体的增加、缺失及基因扩增、缺失,后

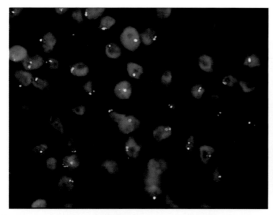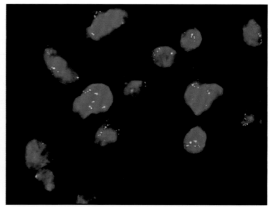

图21-18 肺腺癌FISH检测*EGFR*阴性反应　　　　图21-19 肺腺癌FISH检测*EGFR*阳性反应

者主要包括染色体易位、转位及由此导致的基因重排。FISH探针根据检测目的不同而不同，着丝粒探针或位点特异性探针用于检测染色体或基因数目的异常，而双色融合或分离探针用于检测染色体易位及基因重排（图21-18、图21-19）。

该技术可直接在组织切片、细胞涂片、染色体制备标本或培养细胞爬片上杂交，操作简单快速，灵敏性高，广泛应用于遗传性疾病和肿瘤的诊断。

（二）PCR技术

聚合酶链反应（polymerase chain reaction），简称PCR，是一种分子生物学技术，可以把微量的靶DNA特异性地放大几百万倍，从而提高对目的DNA的检测能力。此项技术自1985年由美国Mullis发明以来，由于其具有简单、易行、快速、敏感、特异及高效等优点，在分子生物学领域的应用得到了飞速的发展，目前已被广泛应用于遗传学疾病、病毒、细菌、原虫等疾病的检测。在肿瘤基因异常分析，以及部分肿瘤的基因诊断、疗效观察等方面显示了巨大的生命力。

PCR技术实际操作中一般要先提取样本RNA，再逆转录为cDNA，由于RNA易受RNase的影响而降解，且临床上常见石蜡包埋样本在甲醛处理过程中造成核酸交联和片段化，因此PCR技术对于样本RNA质量有着较高的要求。

（三）突变检测技术

基因突变是指由于DNA碱基对的置换、增添或缺失而引起的基因结构的变化，亦称点突变。主要分类方式包括：① 根据基因结构的改变方式，基因突变可分为碱基置换突变和移码突变两种类型。② 根据遗传信息的改变方式，基因突变又可以分为同义突变、错义突变和无义突变三种类型。基因突变的检测方法：从基因突变的性质来看，检测方法分为显性突变法、隐性突变法和回复突变法三类。

影响突变检测结果的因素主要有两个，肿瘤组织的取材是影响个体化检测的基本因素，另外组织样本的处理方法在一定程度上也影响基因突变的检测。

（四）基因重排检测技术

基因重排是指将一个基因从远离启动子的地方移到距启动子很近的地方从而启动转录的方式。基因重排分为基因内重排和基因间重排。基因结构重排的机制是一种DNA双链断裂（double-stand break）的修复过程，在等位基因内或等位基因之间，出现了重复单位复杂的转换式移动（conversional transfer）。

基因重排检测即是通过特殊手段来检测基因是否发生了重排，或者确定发生了基因重排的细胞是否来源于同一始祖细胞。我们可以通过检测来确定特殊的肿瘤类型或疾病，判定细胞的单克隆性，从而帮助我们理解疾病的发生和疾病的诊断。

七、电子显微镜技术

电子显微镜（electron microscope）是利用电子与物质作用所产生的讯号来鉴定微区域晶体结构、微细组织、化学成分和电子分布情况的电子光学装置。常用的有透射电子显微镜和扫描电子显微镜。与光学显微镜相比，电子显微镜用电子束代替了可见光，用电磁透镜代替了光学透镜，并使用荧光屏将肉眼不可见电子束成像。大部分生物标本都是以超薄切片的形式在透射电镜下进行观察。

电子显微镜技术已经成为临床疾病诊断的重要工具，在肿瘤病理诊断中电镜发挥着特殊的功能，通过观察肿瘤细胞的超微结构，有助于识别肿瘤的组织类型及细胞质中的细胞器与分泌颗粒的结构、数量及分布等情况，对于肿瘤的鉴别诊断具有重要意义。

◇ 参 ◇ 考 ◇ 文 ◇ 献 ◇

[1] El-Bayoumi E, Silvestri GA. Bronchoscopy for the diagnosis and staging of lung cancer [J]. Semin Respir Crit Care Med, 2008, 29（3）: 261-270.

[2] Kinsey CM, Arenberg DA. Endobronchial ultrasound-guided transbronchial needle aspiration for non-small cell lung cancer staging[J]. Am J Respir Crit Care Med, 2014, 189（6）: 640-649.

[3] Travis WD, Brambilla E, Noguchi M, et al. International association for the study of lung cancer/american thoracic society/european respiratory society international muhidisciplinary classification of lung adenocarcinoma[J]. J Thorac Oncol, 2011, 6（2）: 244-285.

[4] 方霞, 易祥华. 肺腺癌国际多学科最新分类解析[J]. 中华结核和呼吸杂志, 2012, 35（2）: 135-138.

[5] Ou SH, Bartlett CH, Mino-Kenudson M, et al. Crizotinib for the treatment of ALK-rearranged non-small cell lung cancer: a success story to usher in the second decade of molecular targeted therapy in Oncology[J]. Oncologist, 2012, 17（11）: 1351-1375.

[6] Lindeman NI, Cagle PT, Beasley MB, et al. Molecular testing guideline for selection of lung cancer patients for EGFR and ALK tyrosine kinase inhibitors: guideline from the College of American Pathologists, International Association for the Study of Lung Cancer, and Association for Molecular Pathology[J]. J Mol Diagn, 2013, 15（4）: 415-453.

[7] Camidge DR, Theodoro M, Maxson DA, et al. Correlations between the percentage of tumor cells showing an ALK（anaplastic lymphoma kinase）gene rearrangement, ALK signal copy number, and response to crizotinib therapy in ALK fluorescence in situ hybridization-positive non-small cell lung cancer[J]. Cancer, 2012, 118（18）: 4486-4494.

[8] Yoshida A, Tsuta K, Nitta H, et al. Bright-field dual-color chromogenic in situ hybridization for diagnosing echinoderm microtubule-associated protein-like 4-anaplastic lymphoma kinase-positive lung adenocarcinomas [J]. J Thorac Oneol, 2011, 6（10）: 1677-1686.

[9] Casal RF, Ost DE, Eapen GA. Flexible bronchoscopy[J]. Clin Chest Med, 2013, 34（3）: 341-352.

[10] 易祥华. 重视间质性肺疾病的病理学[J]. 中华病理学杂志, 2006, 35（7）: 386-388.

[11] Cao C, Sun SF, Lv D, et al. Utility of VEGF and sVEGFR-1 in bronchoalveolar lavage fluid for differential diagnosis of primary lung cancer[J]. Asian Pac J Cancer Prev, 2013, 14（4）: 2443-2446.

[12] Tamiya M, Okamoto N, Sasada S, et al. Diagnostic yield of combined bronchoscopy and endobronchial ultrasonography, under LungPoint guidance for small peripheral pulmonary lesions[J]. Respirology, 2013, 18（5）: 834-839.

[13] Zhu T, Zhang X, Xu J, et al. Endobronchial ultrasound guided-transbronchial needle aspiration vs. conventional transbronchial needle aspiration in the diagnosis of mediastinal masses: A meta-analysis[J]. Mol Clin Oncol, 2014, 2（1）: 151-155.

[14] 王德田, 董建强. 实用现代病理学技术[M]. 北京: 中国协和医科大学出版社, 2012.

[15] Yi X, Li H, Zeng Y, et al. Transmission electron microscopy of sputum deposition in the diagnosis of pulmonary alveolar proteinosis[J]. Ultrastruct Pathol, 2012, 36（3）: 153-159.

第二十二章
支气管镜技术在肺部感染性疾病中的应用

黄怡 李奕

一、在肺部感染性疾病诊断中的应用

（一）经支气管镜下呼吸道直接采样

对于呼吸道感染的患者，在临床工作中绝大多数都以痰的细菌培养作为病原学诊断基础，然而由于咳出的痰受到上呼吸道微生物的污染，无法真正反映出下呼吸道的致病菌。即便是气管插管或气管切开的患者，吸痰管亦难以到达病变区域，故采取的标本意义也不大。

支气管镜检查是搜集相对未污染标本的一种可行和安全的方法。经支气管镜采集下呼吸道标本目标性强，损伤小，避免吸痰管吸痰的盲目性。可在直视下选择性到达下呼吸道感染区域，准确采集病灶部位的分泌物进行细菌学检查和药敏试验，结果更为准确可靠，为选择敏感有效抗生素提供依据。经支气管镜采样标本细菌培养结果的特异度可高达80%~100%，敏感度达70%~90%，明显高于经喉口咳痰的准确性。

有报道表明，在起始或调整抗生素治疗前，根据支气管镜获取标本进行定量培养而决定抗生素的使用策略，优于单纯依赖临床评估所指定的治疗策略，而且抗生素的使用量更低，效果更好。

（二）防污染毛刷采样

为了避免采集的下呼吸道标本被上呼吸道细菌污染，近年来采用了保护性标本刷（protected specimen brush，PSB）经支气管镜采集标本，大幅度地减少了污染的机会。保护性套管刷检，包括单套管毛刷、双套管毛刷、加塞或不加塞等方法，其中双套管加塞毛刷的效果最好。但也有研究认为各种类型的套管刷检查的阳性率无显著差别。

在PSB采样过程中需注意的是：① 采样前不能进行吸引操作，也不能从活检孔追加麻药，前者可加重吸引管道的污染，后者可将进入活检孔和附着于支气管镜末端的污染菌带到下呼吸道，增加污染的机会。② PSB伸出支气管镜末端1~2 cm后再推出内套管，顶掉PSB末端的保护塞，尽量将保护塞丢弃到采样区域以外，内套管再伸出2 cm，然后推出毛刷采集标本。③ 采样后将毛刷缩回到内套管中，内套管再缩回外套管中，然后再整体从支气管镜中拔出，接种前先用75%乙醇溶液消毒套管末端，用无菌剪刀剪去毛刷以前部分套管，伸出毛刷后，将毛刷剪入至1 ml林格液或生理盐水中，充分振荡，使标本在溶液中分布均匀,将标本进一步稀释后进行定量培养。

用PSB通过支气管镜刷检,采集下呼吸道分泌物同时进行较精细的实验室处理,可提高病原学诊断的敏感性和特异性。主要是用于下列情况:① 医院获得性肺炎抗生素治疗不佳者;② 痰培养结果的临床意义难以判定者;③ 怀疑厌氧菌感染者;④ 肺部感染性或非感染性疾病难以判断者;⑤ 下呼吸道感染不排痰者。PSB采样定量培养的判断标准目前尚未统一。多数学者认为,以每刷分泌物分离菌数 $\geqslant 10^3$ CFU/ml 为高浓度,以 $< 10^3$ CFU/ml 为低浓度,以此来区别病原菌和非病原菌。混合感染或已用抗生素者,病原菌可 $< 10^3$ CFU/ml。危重住院患者、COPD稳定期、支气管扩张患者感染控制后以及由于肺癌等因素造成支气管阻塞者,下呼吸道常有少量细菌定植,菌量亦可能在 10^3 CFU/ml 以下。当然菌量在 10^3 CFU/ml 以下也可能为污染菌。用PSB通过支气管镜刷检,是目前公认的防污染采样方法,我国自20世纪80年代末已在多家医院开展此项检查,并已被列为医院获得性下呼吸道感染的病原学诊断方法。大量文献表明,用PSB通过支气管镜刷检是获取肺部病原学的较理想方法。其诊断下呼吸道感染病原菌的敏感度和特异度分别为82%和89%。

(三)支气管肺泡灌洗

支气管肺泡灌洗(BAL)检查是利用支气管镜向支气管肺泡内注入生理盐水并随即抽吸,收集肺泡表面衬液,检查其细胞成分和可溶性物质的一种方法。该技术很早就被用于肺部感染的病原学诊断上,因灌洗液可直达远端肺实质,较PSB采集标本的区域扩大,所以能采集到PSB所不能达到的肺实质病灶的标本,被誉为“液体活检”。由于肺泡的表面积远大于其引流支气管的表面积,因此,BAL能获取更多的标本。研究发现每个PSB取材的标本量为0.001~0.01 ml,而BAL回收液中至少含有1 ml的下呼吸道分泌物,是前者的100~1 000倍,所以其敏感性更高。

2005年,美国胸科学会与感染病学会发布的指南指出:在呼吸机相关性肺炎(VAP)中,由于其具有多病灶的特性,相比只有单一支气管采样的PSB而言,BAL能提供更具代表性的样本。指南共汇总23项前瞻性研究,结果显示以 10^4 CFU/ml 或 10^5 CFU/ml 为诊断阈值,在疑似VAP患者中BAL的敏感度为42%~93%,平均为73%±18%,特异度为45%~100%,平均为82%±19%。因此推荐在此类患者中使用支气管镜检查收集下呼吸道分泌物进行定量培养,有助于明确病原学诊断,从而帮助制订抗感染治疗策略。

在艾滋病患者以及非HIV感染的免疫缺陷疾病患者中,BAL可以提高肺孢子菌肺炎(PCP)的诊断率。在临床或影像学高度怀疑肺结核,而患者无痰、无法留痰或者痰涂片阴性的患者中,收集支气管肺泡灌洗液(BALF)直接进行抗酸染色检查,诊断的敏感度为60%,特异度为100%。如结合支气管活检和支气管镜后痰涂片检查,则敏感度可上升至94%,但在此类患者中需要注意可能会有引起结核播散的风险。

此外,BAL已经成为肺和播散性真菌感染诊断的重要辅助手段。2008年EORTC/MSG在修订后的“侵袭性真菌病定义”中指出,GM试验可应用于支气管灌洗液标本作为拟诊

（probable）标准之一。

尽管如此，由于存在呼吸道寄生菌的污染，BALF中不可避免含有大量污染菌，影响其特异性。美国全国感染监控（NNIS）系统比较了292例患者BALF的培养结果，其敏感度为84%，特异度为69%。近年来，随着保护性支气管肺泡灌洗技术（protected bronchoalveolar lavage, PBAL）的应用，有效避免了上呼吸道菌群的污染，目前该技术已经被广泛应用。

除了对BALF进行病原检测和细胞成分分析外，许多非细胞成分与肺部感染性疾病也有一定的相关性，如可溶性髓样细胞触发受体（the soluble triggering receptor expressed on myeloid cells, sTREM）。它可以从巨噬细胞的细胞膜表面脱落溶解进入支气管肺泡分泌物中，其浓度水平与细菌代谢产物的存在呈正相关。有学者认为，sTREM-1的存在本身比任何临床症状或实验室检查更能快速确定细菌或真菌性肺炎的存在（敏感度为98%，特异度为90%）。

二、在肺部感染性疾病治疗中的作用

（一）气道清理

严重肺部感染如支气管扩张症、肺化脓症、肺炎等，由于支气管黏膜充血、肿胀及脓性分泌物增加，引流支气管被阻塞，全身用药难以在局部达到有效药物浓度，感染往往难以控制。及时清除分泌物，保持呼吸道通畅，提高抗生素效果，是治疗成功的重要手段。应用支气管镜可直视病灶部位，准确清除气道内炎性分泌物、痰栓，解除气道阻塞。支气管镜能够到达段或段以下的支气管，从而能够逐级对支气管内分泌物进行吸取，有较好的吸痰效果。

有研究表明，支气管镜不但能够较大程度地减少气管切开的概率，而且可大大降低患者再次感染的概率，还能够缩短患者的住院时间。

采用支气管镜对气管和支气管有分泌物阻塞的呼吸衰竭患者进行分泌物冲洗、吸引，由于分泌物被冲洗、吸出，通气/换气功能明显改善，低氧血症、高碳酸血症得以纠正。由于分泌物引流通畅，亦有利于感染的控制，从而使病情缓解。其近期有效率为100%。对分泌物阻塞呼吸道、肺不张所致急性呼吸衰竭，应用支气管镜吸引下呼吸道分泌物，对于通畅气道、促使肺复张、纠正呼吸衰竭，亦有良好效果。因此，肺脓肿、支气管扩张、炎症所致肺不张、慢性支气管炎呼吸道分泌物阻塞等患者，若经抗感染、吸痰等综合治疗效果不佳，必要时可应用支气管镜吸引，清除气管内分泌物，使气道通畅。

特别是在ICU中，危重患者由于长期卧床、昏迷、抵抗力差、咳嗽反射减弱甚至消失，手术患者因切口疼痛不敢咳嗽也可引起排痰不畅，使原有肺部感染难愈，或并发新的肺部感染，或由于呼吸机应用而导致呼吸机相关肺炎的产生，此时单纯雾化吸入、常规吸痰和化痰药物等往往难以奏效，而支气管镜则可在直视下有选择地吸引、灌洗，清除黏稠分泌物及引起肺不张的痰栓、痰痂、血痂，促使痰液引流通畅，缩短了治愈肺部感染及肺复张的时间。研究表明；与没有行支气管镜诊治的患者相比，采用支气管镜进行气道管理治疗的患者其抗生素的用量明显减少。

（二）支气管肺泡灌洗及局部药物注入

在开展BAL的早期，该技术就已经开始应用于治疗那些分泌物蓄积相关的疾病，如肺泡蛋白沉积症、囊性纤维化和细菌学肺炎。但由于在急性感染期，BAL操作有导致感染播散的可能，因此其临床应用受到了一定的局限。目前，在感染性疾病中，BAL主要用于肺脓肿、重症肺炎、老年人吸入性肺炎、呼吸机相关肺炎、慢性阻塞性肺疾病等临床常规治疗效果不佳的难治性肺部感染。

在肺脓肿患者的治疗中，相比于传统的体位引流，支气管镜局部灌洗能够深入病灶，通过大量生理盐水反复灌洗，减少局部炎症刺激和毒素吸收，减轻症状，促进支气管保持通畅，尤其对黏稠脓液效果相对体位引流更好。此外，通过支气管镜局部注入抗生素，可增加脓肿部位抗生素浓度，直接杀灭病原菌，促进坏死组织脱落和肉芽组织修复。有研究表明，BAL治疗的总有效率达100%，高于对照组，且住院时间及抗生素应用时间均明显缩短。

对于难治性肺部感染者，在常规控制感染的基础上，利用支气管镜进行支气管肺灌洗加局部用药，其疗效明显优于单纯的常规抗感染治疗。其优势表现在：

（1）可直接留取下呼吸道病灶部位的分泌物标本，进行病原学检查，准确性更高，对抗生素的选择更具指导意义。

（2）在可视状态下吸痰，减少盲目吸痰造成气道黏膜的损伤，同时可以到达常规吸痰管不能到达的部位，有效地清理痰栓、血痂，促进肺不张的复张，清除分泌物、坏死组织及感染病灶，解除气道阻塞，恢复通气功能。

（3）采用化痰药物进行灌洗，可促进黏稠痰液迅速溶解稀释，易于吸出，同时能改善气道廓清能力，帮助恢复支气管上皮纤毛清理气道的功能。

（4）局部注入高浓度抗生素，直接起到杀菌作用，减少了常规静脉给予抗生素局部药物浓度低所致的细菌耐药，有利于局部炎症的吸收及病灶愈合。

通过BAL治疗，可使患者的痰菌阴转率明显提高，胸部影像学显著好转，且肺功能及血气分析指标显著改善，明显优于对照组。进一步的研究也发现，BAL后灌洗液中中性粒细胞数、IL-8及TNF-α显著降低。因此BAL治疗可改善气道的炎症状态，促进肺部感染的控制吸收。

在结核病的治疗方面，近年来亦有报道，经支气管镜局部给予抗结核药物治疗肺结核空洞、支气管结核获得较好疗效。有研究者认为，采用支气管镜局部给药联合全身化疗可清除局部分泌物及坏死组织，大大增加抗结核药物的有效浓度，使细菌清除和病变的吸收明显加快。从而使痰菌阴转率达到100%，支气管结核病灶完全好转，症状改善的时间缩短。因此经支气管镜局部给药可作为全身用药的一种辅助治疗手段。

此外，随着支气管镜新的介入诊疗手段的开展，近年来有报道采用支气管镜下封堵术治疗顽固性支气管胸膜瘘，能促进由此引起的脓胸的恢复。

◇ 参 ◇ 考 ◇ 文 ◇ 献 ◇

[1] Fagon JY, Chastre J. Diagnosis and treatment of nosocomial pneumonia in ALI/ARDS patients[J]. Eur Respir J Suppl, 2003, 42: 77s-83s.

[2] American Thoracic Society; Infectious Diseases Society of America. Guidelines for the management of adults with hospital-acquired, ventilator-associated, and healthcare-associated pneumonia[J]. Am J Respir Crit Care Med, 2005, 171(4): 388-416.

[3] 叶任高, 陆再英. 内科学[M]. 第6版. 北京: 人民卫生出版社, 2004: 31-34.

[4] 王巍. 电子纤维支气管镜灌洗治疗肺脓肿疗效观察[J]. 河北医科大学学报, 2011, 32(4): 449-451.